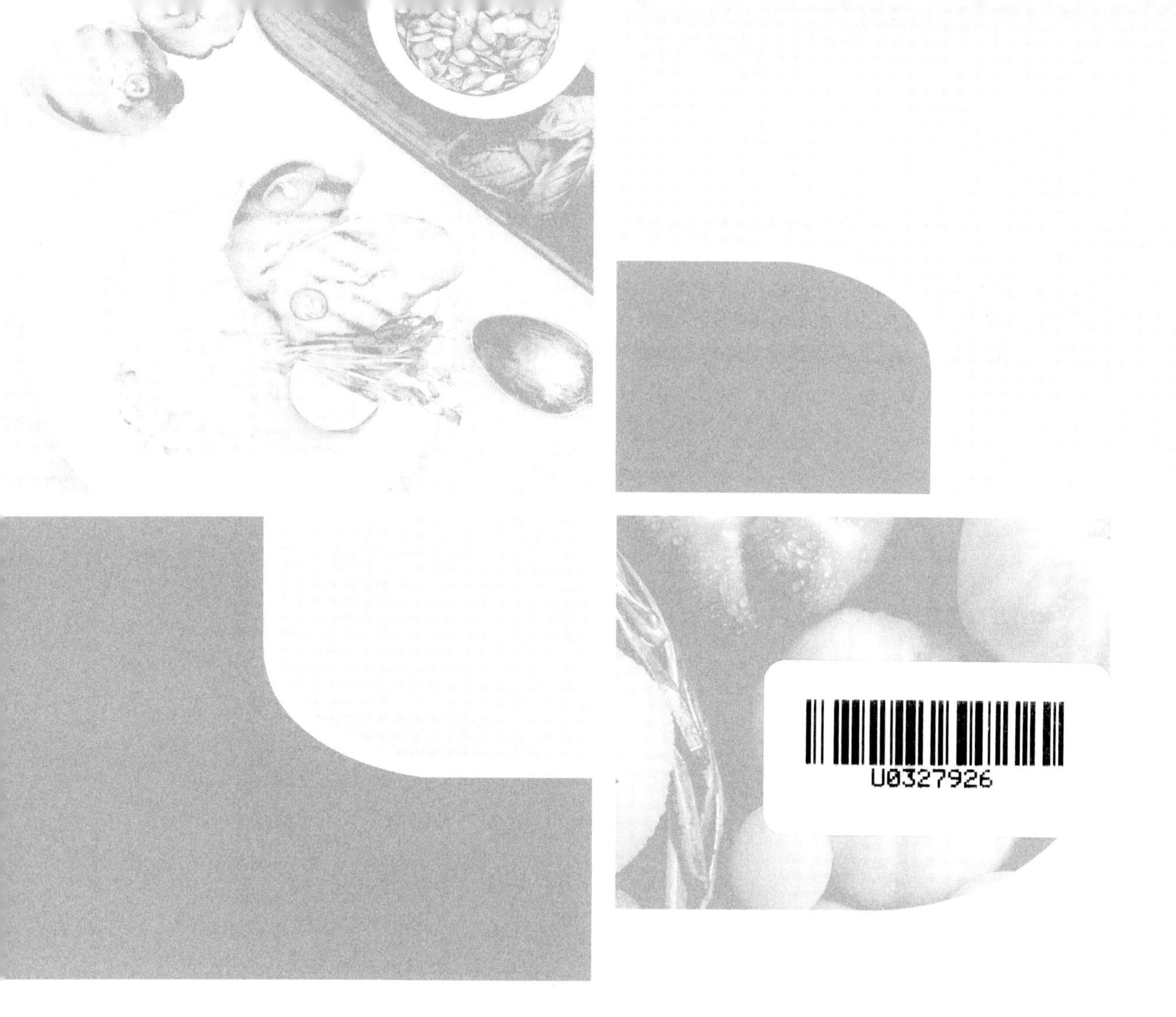

饮食营养与配餐

阎文实　代雨晗　**主编**

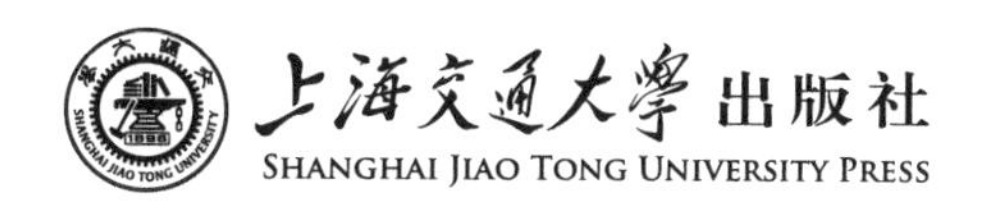

内容提要

本书旨在普及基本营养、配餐知识和提高西式烹饪工艺专业、酒店管理与数字化运营专业学生的营养配餐技能及管理能力。本书共有6个项目，分别为项目1认知基础营养、项目2探究食物的营养价值、项目3认知营养配餐基础、项目4设计营养食谱、项目5设计普通人群食谱、项目6设计餐饮企业营养配餐。本书既可作为高等学校尤其是职业院校西式烹饪工艺专业及酒店管理专业的学生教材，也可作为酒店在职厨师和餐饮服务人员提高营养配餐知识和技能的主要参考书，还可作为公共营养师和营养配餐员培训的辅助教材。

图书在版编目(CIP)数据

饮食营养与配餐/阎文实，代雨晗主编. —上海：上海交通大学出版社，2024.12. — ISBN 978-7-313-31784-1

Ⅰ. R155.1

中国国家版本馆 CIP 数据核字第 20245RV920 号

饮食营养与配餐
YINSHI YINGYANG YU PEICAN

主　　编：阎文实　代雨晗
出版发行：上海交通大学出版社
地　　址：上海市番禺路951号
邮政编码：200030
电　　话：021-64071208
印　　制：上海景条印刷有限公司
经　　销：全国新华书店
开　　本：787mm×1092mm　1/16
印　　张：14.25
字　　数：353千字
版　　次：2024年12月第1版
印　　次：2024年12月第1次印刷
书　　号：ISBN 978-7-313-31784-1
电子书号：ISBN 978-7-89424-936-4
定　　价：58.00元

本书编写委员会

主　编　阎文实　代雨晗

副主编　张　薇　马思文

参　编　程　芳　张溢轩

编　委　周　冰　李　亮　刘　鹏

前言

营养是人类维持生命、促进发育和保持健康的重要物质基础，关乎人们身体素质的提升和经济社会的发展。随着我国人民生活水平不断提高，国民的营养供给能力大幅增强，营养健康状况得到了显著的改善，但仍面临着营养不足与营养过剩并存、营养相关疾病多发、营养健康生活方式尚未普及等问题。因此，亟需针对国民营养状况，结合我国食物资源的具体情况，大力开展公共营养干预工作，积极引导公众参与改善膳食营养搭配。人们在吃饭问题上已经走过了“吃饱求生存”的阶段，也不再停留于“吃好求美味”，而是更多追求“吃好求健康”。因此，积极主动学习营养与配餐相关课程的人数日益增加，对营养学相关教材的需求也在不断提高。

本书在编写过程中，坚持适应高职院校教育改革和发展的需要，立足于提高学生的整体素质，培养学生的综合能力，贯彻了科学性、实用性、先进性、规范性原则，吸纳了行业发展新知识，采用了营养学新成果，包括健康教育和公共政策的相关基础性文件，注重知识的应用性和可操作性。本书侧重理论指导下的实际应用，同时坚持全面系统、先进实用的原则，既注重阐述有关营养学理论，又系统地介绍营养配餐的应用性和可操作性。本书注重突出高职教材的特征，适应高等职业教育以能力为核心，以培养技术应用型人才为根本任务，使学生达到基础理论适度、技术应用能力强、知识面宽、综合素质高的目标。

本书由辽宁生态工程职业学院阎文实、代雨晗任主编；张薇、马思文任副主编；程芳、张溢轩任参编，具体分工如下：项目 5、项目 6 由阎文实编写，全文由阎文实、代雨晗统稿；项目 3 任务 3.3 至任务 3.6 及项目 4 由代雨晗编写；项目 1 任务 1.1 至任务 1.6 由张薇编写；项目 1 任务 1.7、任务 1.8 和项目 2 任务 2.1 由程芳编写；项目 2 任务 2.2、任务 2.3 由张溢轩编写；项目 2 任务 2.4、项目 3 任务 3.1 和任务 3.2 由马思文编写；同时，本教材邀请鞍山职业技术学院现代服务分院副院长周冰、沈阳瑞士酒店西厨房厨师长李亮、济南富力凯悦酒店行政总厨刘鹏担任编委，负责编审工作。本书在编写过程中参考了国内外有关论著，并得到了许多业内人士的帮助，在此，向他们一并致以诚挚的感谢。同时，因作者自身水平有限，书中难免存在不足之处，恳请广大读者不吝指正。

目　　录

项目1 认知基础营养

饮食营养与配餐概论

项目描述

人的整个生命过程都离不开营养，营养不仅与人类生长发育、智力提升、延年益寿及下一代的成长有关，而且对国家和民族的发展具有重要意义。良好的营养和健康状况既是经济社会发展的基础，也是经济社会发展的目标。人体必需的营养素蛋白质、碳水化合物、脂类、矿物质、维生素、水、膳食纤维，通常被称为七大营养素。每一种营养素在体内发挥着不同的营养学作用。通过本项目的学习，同学们可了解目前国内外的相关状况，知晓目前我国相关政策和目前存在的营养问题；了解食物中各种营养素的生理功能、食物来源、供给量和缺乏症等知识，这是实现合理饮食营养与配餐的基础。

学习目标

1. 知识目标

(1) 理解营养、营养素的含义。

(2) 了解中国居民膳食营养素参考摄入量(DRIs)的基本概念；了解食物的消化与吸收过程。

(3) 理解蛋白质、脂肪及碳水化合物营养价值的评价方法。

(4) 理解各营养素的主要食物来源。

(5) 理解能量及各营养素与人体健康的关系，了解营养素与营养缺乏症的关系。

2. 能力目标

(1) 能够初步比较不同食物的营养密度。

(2) 能够辨别营养价值与营养密度的区别与联系。

(3) 能够说出目前国内外的营养状况。

(4) 能够确定健康成年人的营养需要量。

(5) 能够选择富含某种营养素的食物，指导预防营养缺乏病。

(6) 能够计算混合膳食血糖生成指数(GI),并能应用 GI 为特殊人群选择合适的食物。
(7) 能够运用蛋白质营养价值的评价方法来指导膳食中食物的合理选择与搭配。
(8) 能够根据动植物油脂的不同营养价值,于烹饪时合理使用各种油脂。
(9) 能够坚持科学合理地饮用水。
3. 思政目标
(1) 通过对营养素的了解,培养学生养成良好的饮食习惯和生活习惯,进而提高学生的身体素质。
(2) 培养学生职业责任感和用发展的眼光看问题的能力。

任务 1.1 探究营养生理

任务引入

食品营养不单关乎生存。人们每天必须摄取一定数量的食物来维持自己的生命与健康,保障身体的正常生长、发育和从事各项活动。早期,人类对食品营养的认识仅仅是为了生存,之后逐渐发展到利用食物来治病,争取健康长寿。"医食同源""药食同功"表明食品营养和药物治疗在治疗疾病方面有着相似功效。《黄帝内经·素问》提出的"五谷为养,五果为助,五畜为益,五菜为充"仍是当今营养学家公认的营养饮食原则。越来越多的科学研究证实,人的健康和寿命既受先天遗传因素的影响,又与每个人的生活方式,尤其是人们的膳食选择和身体活动量密切相关。由此可见,合理的膳食营养能够预防疾病和控制疾病。同时,国民营养状况也是反映一个国家或地区经济与社会发展、卫生保健水平和人口素质的重要指标。作为将来可能会从事相关岗位的学生,要明确营养、营养素的含义,中国居民膳食营养素参考摄入量(DRIs)的基本概念以及食物的消化与吸收过程,承担起相应的营养宣传和推广的责任。

1.1.1 营养的基本概念

1. 食品

根据《中华人民共和国食品安全法》附则第一百五十条的定义,食品是指各种供人食用或者饮用的成品和原料以及按照传统既是食品又是中药材的物品,但是不包括以治疗为目的的物品。我国将按照传统既是食品又是药品的情况称为"药食同源",此类物质富含蛋白质、维生素、微量元素等,兼具营养价值和药用保健价值双重作用。《中华人民共和国食品安全法》第三十八条规定,生产经营的食品中不得添加药品,但是可以添加按照传统既是食品又是中药材的物质。按照传统既是食品又是中药材的物质目录由国务院卫生行政部门会同国务院食品安全监督管理部门制定、公布。

食品是人类生命活动的物质基础，关乎人的身体健康及生命安全。食品应具备三个基本属性。首先是卫生属性，食品应当无毒、无害，无毒、无害是指正常人摄入可食状态的食品，不会对人体致病，食品是安全可靠的。其次是营养属性，食品符合应当有的营养要求，能够促进人体健康。最后是感官属性，食品具有相应的色、香、味等感官性状。

2. 营养

“营”意为谋求，“养”意为滋养。因此，从字义上来理解，“营养”应当是谋求滋养生命的行为或活动；或者说，营养是生物体摄取、消化、吸收和利用食物中的养料，以维系生命活动的整个过程。根据我国卫生行业标准 WS/T 476—2015，营养的定义为：人体从外界环境摄取食物，经过消化、吸收和代谢，利用其有益物质，供给能量，构成和更新身体组织，以及调节生理功能的全过程。营养不仅适用于人类，同样也适用于植物、动物及其他一切生命系统。例如“植物的营养与施肥”“动物的营养”“微生物的营养”等，但本书所探讨的仅是人体的营养。

简而言之，营养是人类从外界摄取食物满足自身生理需要的过程，也可以说是人体获取并利用其生命运动所必需的物质和能量的过程。营养学主要是研究人们“吃”的科学，主要研究人们应该“吃什么”，“如何吃”才能更好地保证机体健康，保证机体正常地生长、发育、繁衍以及其他各种机能活动和劳动。“如何吃”与食品加工密切相关。

3. 营养素

人类在生命活动过程中需要持续地从外界环境摄取食物，从中获取生命活动所要的营养物质，这些营养物质在营养学上被称为营养素，即食物中具有特定生理作用，能维持机体生长、发育、活动、生殖以及正常代谢所需的物质。在日常生活中，我们常常把食物中含有营养素的多少，误称为“营养”，例如“某种食物富有营养”或“某种食物缺乏营养”，正确的表述是“某种食物富有营养素”或“某种食物缺乏营养素”。

目前已知人体必需的营养素有 40～45 种，均存在于食物之中。人体需要的营养素有蛋白质、脂类、碳水化合物、矿物质（无机盐）、维生素、膳食纤维及水共七大类，其中蛋白质、脂类、碳水化合物（糖类）因储藏化学潜能，又被称为产热营养素或“三大营养素”。营养素在体内的功能可概括为：作为能量物质，供给人体所需的能量；作为结构物质，构成和修补身体组织；作为调节物质，维持正常的生理和生化功能。

食物中除含有营养素外，还含有其他对人体有益的物质，称为非营养素（营养成分）。比较受关注的非营养素主要指植物化学物质，如番茄中含有的番茄红素、紫甘蓝中含有的花青素等。

4. 营养价值

食品的营养价值通常是指特定食品中的营养素及其质和量的关系。营养价值是食物中营养素含量的多少以及它被生物体消化、吸收和利用程度高低的一种相对指标。比如两种食物所含营养素的种类、数量基本上相似或相近，但由于被消化、吸收、利用的效率不同，因此它们的营养价值也存在差异。

高价的食品并不一定含营养素多，营养价值也未必很高。譬如燕窝的价格昂贵，却属于不完全蛋白质食品，可能缺少人体所必需的某些氨基酸。相反，价格低廉的黄豆及豆制品，是一种完全蛋白质食品，其中含有人体所需要的多种氨基酸，与肉、蛋类相比较，也毫不逊色。

5. 营养密度

食品的营养密度是指食品中以单位热量为基础所含重要营养素的浓度。重要营养素包括维生素、矿物质和蛋白质三类。乳类和肉类，就其每焦耳(J)所提供的营养素来说既多又好，故营养密度较高。而食用油脂营养密度低，因其每焦耳所提供的上述营养素很少。对于硬糖块，全是能量而无其他营养素，则无营养密度可谈。

1.1.2 膳食营养素参考摄入量(DRIs)

营养素需要量是指维持人体健康与生长所需要营养素的数量，亦称营养素生理需要量，其受年龄、性别、生理特点和劳动状况等多种因素的影响。人体只有每天从膳食中获取一定量的营养素，才能满足机体的正常营养需求。倘若人体长期摄入某种营养素不足或过量，就会引起该营养素缺乏症或产生毒副作用的危险。

膳食营养素推荐供给量(recommended dietary allowance，RDAs)是依据膳食提出的针对特定人群的适宜摄入量。它在生理需要量基础上考虑了人群安全率，主要用于衡量群体营养素摄取量是否合理，但尚未考虑到预防某些慢性病的问题，也未考虑过量的危害。美国于1941年制订了美国第一个RDAs，它是在当时的科学知识基础上提出的。当时正值第二次世界大战，其主要目的是预防营养素缺陷病。此后，RDAs历经多次修订。

随着经济的发展，膳食模式的转变致使一些慢性疾病高发。为此，以防慢性疾病为目标，在RDAs基础上，膳食营养素参考摄入量(dietary reference intakes，DRIs)应运而生，它是一组每日平均膳食营养素摄入量的参考值。中国营养学会于2000年正式公布了《中国居民膳食营养素参考摄入量(2000版)》，为指导居民合理摄入营养素、预防营养缺乏和过量提供了重要参考。2023年，鉴于国内外营养学界获得的最新研究成果，考虑到中国居民的生活环境、生活方式及膳食结构在不断发生变化，人们对于某些营养素的需求量有所改变，中国营养学会发布了《中国居民膳食营养素参考摄入量(2023版)》(也可称《中国居民DRIs(2023版)》)。

DRIs包含以下几个重要推荐数据。

1）平均需要量

平均需要量(EAR)是指满足某一特定性别、年龄及生理状况群体中50%个体需要量的摄入水平，即群体中各个体需要量的平均值。摄入量达到EAR水平可以满足群体中半数个体对该营养素的需要，而不能满足另外半数个体的需要。

2）推荐摄入量

推荐摄入量(RNI)是指满足某一特定性别、年龄及生理状况群体中的绝大多数(97%～98%)个体需要量的摄入水平。长期摄入RNI水平，能够维持组织中适当的储备。RNI是以EAR为基础制定的。RNI的主要用途是作为个体膳食营养素摄入量的目标值。

3）能量需要量

能量需要量(EER)是指能长期保持良好的健康状态、维持良好的体型、机体构成以及理想活动水平的个体或群体，达到能量平衡时所需要的膳食能量摄入量。EER的制定须考虑性别、年龄、体重、身高、体力活动和生长发育等因素。

4）适宜摄入量

适宜摄入量(AI)是通过观察或实验获得的健康人群某种营养素的摄入量，亦可用作个体摄入量的目标。例如纯母乳喂养的足月产健康婴儿，从出生到4～6个月，他们的营养素全部来自母乳，母乳中供给的各种营养素量就是他们的AI值。

AI与RNI的共同点在于都可用作个体摄入量的目标,能够满足目标人群中几乎所有个体的需要。二者的区别在于AI的准确性远不如RNI,可能明显地高于RNI。

5) 可耐受最高摄入量

可耐受最高摄入量(UL)是平均每日能够摄入某营养素的最高量,此摄入水平对一般人群中的几乎所有个体都不至于损害健康,但并不意味着是有益的。UL并不是一个建议的摄入水平。当摄入量超过UL而进一步增加时,损害健康的危险性随之增大。

由此可见,营养素发挥的作用与其剂量是有关系的。

6) 宏量营养素可接受范围

宏量营养素可接受范围(AMDR)指蛋白质、脂肪和碳水化合物理想的摄入量范围,该范围可以满足这些宏量营养素的需要,并且有利于降低发生非传染性慢性疾病(NCD)的风险,AMDR以占摄入总能量的百分比(%E)表示。AMDR显著的特点之一是具有上限和下限,如果个体的摄入量高于或低于推荐范围,可能引起宏量营养素缺乏或患NCD的风险增加。

7) 预防非传染性慢性病的建议摄入量

膳食营养素摄入量过高导致的NCD一般涉及肥胖、高血压、血脂异常、中风、心肌梗死以及某些癌症。预防非传染性慢性病的建议摄入量(PI-NCD),简称建议摄入量(PD),是以NCD的一级预防为目标提出的必需营养素的每日摄入量。当NCD易感人群某些营养素的摄入量达到PI时,能够降低发生NCD的风险。

8) 特定建议值

传统营养素以外的某些膳食成分,主要为植物化合物,具有改善人体生理功能、预防NCD的生物学作用。特定建议值(SPL)是指膳食中这些成分的摄入量达到或接近建议水平时的值,这时有利于维护人体健康。

1.1.3 食物消化与吸收

案例1-1 多酶片

批准文号:国药准字H5102××××

中文名称:多酶片

生产企业:×××制药有限公司

功效主治:用于消化不良、食欲缺乏。

化学成分:本品为复方制剂,每片含胰酶300 mg、胃蛋白酶13 mg。

药理作用:胰酶中含有胰脂肪酶、胰淀粉酶、胰蛋白酶。胰脂肪酶可使脂肪分解为甘油及脂肪酸,胰淀粉酶能使淀粉转化为糖,胰蛋白酶能使蛋白质转化为蛋白胨;胃蛋白酶能使蛋白质转化为蛋白及蛋白胨。胃蛋白酶和胰酶合用,可促进消化,增进食欲。

问题:多酶片药理作用与人体消化机理相似,人体消化系统含有哪些消化酶?消化机理是怎样的?

1. 人体消化系统

1) 消化与吸收的概念

人体所摄取的食物天然营养素中,只有水、无机盐、维生素、单糖、氨基酸等小分子物质能够直接被人体吸收，而食物中的蛋白质、脂肪、多糖类等大分子物质不能被人体直接吸收，必须先在消化道内分解为小分子物质（如葡萄糖、甘油、脂肪酸、氨基酸等），才能被人体吸收利用。食物在消化道内分解成能被生物体吸收利用的小分子物质的过程称作消化。消化有两种方式：一种是物理性消化，是指消化道对食物的机械作用，包括依靠咀嚼、吞咽和各种形式的蠕动来磨碎食物，使消化液与食物充分混合，并推动食团或食糜下移等；另一种是化学性消化，是指依靠消化腺分泌的消化液（唾液、胃液、胰液和肠液）中各种酶对食物进行催化水解，把大分子变成小分子。

消化后的小分子物质透过消化道黏膜进入血液或淋巴液循环的过程叫作吸收。消化和吸收是两个紧密联系的过程，不能被吸收的食物残渣则由消化道末端排出体外。

2）消化系统的组成

消化系统由消化道和消化腺两大部分组成，消化道是一条自口腔延至肛门的很长的管道，包括口腔、咽、食管、胃、小肠（十二指肠、空肠、回肠）、大肠（盲肠、结肠、直肠）和肛门，全长 8～10 m，是食物被消化吸收的场所。消化腺是分泌消化液的器官，主要包括三对大的唾液腺（腮腺、舌下腺、下颌下腺）、肝和胰，它们均借助导管将分泌物排入消化管内。

2. 食物的消化、吸收过程

1）口腔消化

口腔是消化道的起始部位，与咽连通。人的口腔内有三对大的唾液腺，还有无数散在的小唾液腺。食物进入口腔后，首先刺激唾液腺的分泌，在牙齿的切割、咀嚼和舌的搅拌下，唾液与食物一起混合成食团，唾液中的淀粉酶对淀粉进行初步分解。食物在口腔内主要进行物理性消化，伴有少量的化学性消化，并且能反射性地引起胃、肠、胰、肝、胆囊等器官的活动，为后续的消化做准备。

2）胃内的消化吸收

胃是消化道最为膨大的部分，胃上端与食道相连的入口处称作贲门，胃下端与十二指肠相连的出口处称为幽门。胃的主要作用之一是暂时储存食物，使人体具有饱腹感，成年人的胃一般可容纳 1～2 L 的食物。其另一种作用是消化食物，进行物理性消化和化学性消化。当食物进入胃时，胃壁肌肉通过蠕动作用将食物搅动，使其和胃液充分混合，成为粥状食糜，胃的蠕动还能把食糜推送到十二指肠。胃黏膜内胃腺分泌的胃液中的重要成分有盐酸（胃酸）、胃蛋白酶原、黏液和“内因子”（与维生素 B_2 吸收有关）。其中，胃蛋白酶原被胃酸激活后，可以对食物中的蛋白质进行初步分解。

胃酸主要有以下功能：使蛋白酶原转变为有活性的蛋白酶，并为蛋白酶的消化作用提供适宜的酸性环境；胃酸造成的酸性环境，使钙、铁等矿物质处于游离状态，有助于小肠对矿物质的吸收；胃酸可以杀灭随食物进入胃内的细菌和微生物；使食物蛋白质发生变性，更易于被消化酶分解；胃酸可以促进胰液、胆汁和小肠液的分泌。

胃的吸收功能较弱，正常情况下仅吸收少量的水分和酒精。

3）小肠内的消化吸收

小肠上端起自胃的幽门，下端与盲肠相连，成人小肠长 5～7 m，从上到下分为十二指肠、空肠和回肠。十二指肠长约 25 cm，在中间偏下处有胆总管的开口，胰液及胆汁经此开口进入小肠，开口处有环状平滑肌环绕，防止肠内容物流入胆管。食糜进入小肠后，在胰液、胆汁、小肠液的化学性消化以及小肠运动的机械性消化下，基本完成食物的消化和吸收过程。小肠是食物消化的主要场所。

胰液的分泌消化。胰腺是人体的第二大消化腺，胰液是由胰腺的外分泌腺分泌的，pH值为7.8～8.4，日分泌量为1～2 L。胰液进入胰管，流经胰管与胆管合并成的胆总管，进入十二指肠。胰腺分泌消化三大营养物质的消化酶，即胰淀粉酶、胰脂肪酶、胰蛋白酶原和糜蛋白酶原。胰淀粉酶可将淀粉水解为麦芽糖及葡萄糖等。胰脂肪酶可水解甘油三酯为脂肪酸、甘油一酯和甘油。胰蛋白酶原不具有活性，只有当胰液进入十二指肠后，胰蛋白酶原被肠液中的肠致活酶激活成为具有活性的胰蛋白酶，而糜蛋白酶原则由胰蛋白酶激活为糜蛋白酶。胰蛋白酶和糜蛋白酶都可使蛋白质水解为更小分子的多肽和氨基酸。胰液中重要的无机成分是碳酸氢盐，其主要作用是中和来自胃部的酸性食糜，使肠黏膜免受胃酸侵蚀，并为小肠内多种消化酶的活动提供最适宜的pH环境(pH值为7～8)。

胆汁的分泌与消化。肝脏是人体最大的消化腺，胆囊位于肝脏下面，是储存和浓缩肝脏分泌的胆汁的囊状器官。胆汁是金黄色或深绿色、味苦的碱性液体。它平时储存在胆囊中，当食物进入小肠后，引起胆囊收缩，胆汁就排入十二指肠中，成年人每天分泌胆汁1～1.5 L。胆汁中最重要的成分是胆盐，它是胆汁酸与甘氨酸或牛磺酸结合的钠盐或钾盐。胆盐的主要作用是使脂肪乳化成许多微滴，从而增加胰脂肪酶的作用面积，有利于脂肪的水解。

小肠液的分泌与消化。小肠液是由小肠黏膜中的小肠腺分泌的，呈弱碱性，pH值约为7.6，成人每天分泌量为1～3 L。小肠液中的消化酶为肠激酶，它可以激活胰液中的胰蛋白酶原。小肠上皮细胞的刷状缘上含有多种消化酶，如肽酶，将二肽、三肽等小分子多肽最终消化为氨基酸；还有水解双糖的酶，如蔗糖酶、麦芽糖酶、乳糖酶等，将这些双糖最终分解为能被人体小肠吸收的单糖。

小肠的吸收。小肠的内壁黏膜上布满了环形皱褶，并有大量绒毛及微绒毛，使小肠的吸收面积可达200 m^2。小肠的这种结构使其内径变细，增大了食糜流动时的摩擦力，延长了食物在小肠内的停留时间，有利于食物在小肠内的充分吸收，通常食物在小肠内停留3～8 h。小肠细胞膜的吸收作用主要依靠被动转运与主动转运两种形式来完成。

4) 大肠内的消化吸收

人类的大肠没有消化功能，其主要作用是吸收水分、无机盐及由大肠内细菌合成的维生素(如硫胺素、核黄素及叶酸等B族维生素和维生素K)。大肠内存在许多细菌，这些细菌主要来自食物和大肠内的繁殖。在大肠内最终形成的粪便，包括经细菌分解作用后的食物残渣、肠黏膜的分泌物、脱落的肠上皮细胞、大量的细菌及食物消化吸收的胆色素等。

1.1.4 食物与人体健康

食物作为物质与能量的主要来源输入人体系统，而输出的是汗、尿、体温散发、粪便等排泄与排遗物质。食物的性质、种类、数量及消化、吸收的难易必然会强烈地影响人体结构和功能的各个方面，例如消化、呼吸、循环、排泄等。同时，由于体内外环境不断地变化，人体系统必须对有关器官和系统进行相应调整，使其功能能够和新的环境条件相适应，这样也就必然涉及食物的种类和性质。具体来说，每个人每天所需的营养素种类、数量等会随每个人的年龄、性别、健康状况、怀孕、哺乳等生理状况，以及劳动强度和工种等因素而有所变化。虽然严重的营养缺乏病症在我国已很少见，但某些营养物质摄入不足或过剩的不平衡现象(如食用选择或处理不当的食物、偏食或忌食及消化系统消化、吸收不良等)，都随着人民生活水平的提高而迅速增多。这种由食物营养导致的人体系统的不平衡，必然会影响人体健康，甚至出现病态。食物与人体健康的关系主要表现在以下方面。

1. 食物与个体发育

个体的每一项特征，均受到先天和后天多种因素的影响。但在特定条件下，许多因素中某一项或几项因素往往起到主导作用。

(1) 身高和体重：原卫生部从1975年开始，每10年组织对我国9个城市及其郊区儿童生长发育状况进行抽样调查。2005年的第四次儿童体格发育调查，选择与前3次调查的相同地区，包括北京、哈尔滨、西安、上海、南京、武汉、福州、广州、昆明9个市的城区及郊区县，共调查了7岁以下健康儿童138775人，男女各半。2006年12月30日，原卫生部公布我国第四次儿童体格发育调查结果，调查结果表明，我国儿童生长发育水平10年来又有明显提高，并呈现逐年加快的趋势。根据调查数据分析，我国主要城市儿童生长发育平均水平已达到了世界卫生组织提出的儿童生长发育的标准。以6岁组为例，平均身高和平均体重如表1-1所示。2015年，国家卫生计生委委托首都儿科研究所开展了第五次儿童体格发育调查，共调查9市7岁以下健康儿童161774人。10年来我国儿童体格发育水平进一步提高。以5～5.5岁年龄组为例，平均身高和平均体重如表1-2所示。这说明人民生活水平大幅提高，儿童的营养状况持续改善，儿童的生长发育呈现出快速增长的良好趋势。

表1-1 6岁组儿童1975年与2005年平均身高和平均体重数据对比表

	男童平均身高/cm	男童平均体重/kg	女童平均身高/cm	女童平均体重/kg
1975年	112.3	18.7	111.5	18.1
2005年	118.7	21.7	117.7	20.8
30年增加值	6.4	3.0	6.2	2.7

表1-2 5～5.5岁组儿童2005年与2015年平均身高和平均体重数据对比表

	男童平均身高/cm	男童平均体重/kg	女童平均身高/cm	女童平均体重/kg
2005年	111.9	19.18	110.7	18.4
2015年	113.6	20.17	112.5	19.29
10年增加值	1.7	0.99	1.8	0.89

(2) 智力发育：智力与遗传、脑的发育状况、记忆、思考锻炼等多种因素有关。但幼儿期脑的发育则与母体营养状况和出生后1年左右的哺育条件有密切关系。据研究，如果母亲在妊娠期间蛋白质输入量不足，胎儿脑的发育也就不能正常进行。成人后脑细胞的数量也较正常人少。有人做过测定，当母亲严重营养不足时，初生婴儿的脑细胞数目仅能达到正常婴儿的80%左右，脑细胞的组成也欠正常。在成年人的膳食组成中如果较长时期缺乏磷脂类(如卵磷脂、脑磷脂、神经磷脂等)食物，也会不同程度地影响大脑的功能，使记忆力提早衰退并影响思

维能力。

在相同情况下，出生体重轻的婴儿(低于 2 kg)的大脑细胞数量减少 60%。在生命初期患消瘦症的婴儿头围小，这表明大脑体积按比例减少。当饥饿发生在 2 岁以后，对学习的影响是暂时的，因为一旦大脑完全发育，大脑组织不受影响。

2. 食物与衰老

衰老是一个相对的概念，意味着人体内环境的稳定性被破坏和组织的退化。在外部形态上当然也会有相应变化，譬如人到中年以后，胡须会呈现出灰白色，鼻毛白化，眉毛外侧 1/3 处的眉毛特别粗长(俗称"寿眉")，眼角鱼尾纹增多，皮肤也逐渐变薄并失去弹性。当纤维细胞减少到一定程度，吞噬细胞不能形成，影响到外渗血液的消化时，在手背、前臂甚至面部便会出现所谓的老年紫癜等。但人的衰老在个体间是有差异的，通常所谓的退休年龄，譬如英国男子为 65 岁、女子为 60 岁；我国脑力劳动工种男子为 60 岁、女子为 55 岁，只能被认为是一种"行政"的老年标准。

人们正在通过各种努力探寻延缓衰老进程的方法，其中包括食物(膳食)组成。关于衰老的原因，约有 200 种说法，目前比较盛行的有劳损学说，认为衰老是由于体内不能更换的组织逐渐劳损的缘故。比如人到 70 岁时肾脏的肾单位估计至少损失 40%，这就使得一些主要经肾排出的药物如地高辛和链霉素等对老年人毒性更大。内分泌变化学说认为，内分泌变化是衰老过程中内环境稳定能力下降的关键因素。比如甲状腺功能随衰老而降低，老年人对胰岛素的反应较弱，加压素对老年人肾脏的作用降低。还有自由基学说，认为细胞成分尤其是不饱和脂肪酸的氧化作用，导致一系列自由基反应，引起一些细胞非特异成分的积累性损伤，使细胞功能衰退。基于这一学说，如果适当为人或动物提供抗氧化剂，便有可能减缓衰老的速度。针对以上理论，人们从食物中发现了许多具有特殊功能的成分，比如据日本科学家研究，蜂王浆能刺激间脑、脑下垂体和肾上腺，促进组织的供氧和血液循环，因而有一定防止衰老的作用。芝麻含有丰富的维生素 E，维生素 E 是一种抗氧化剂，有防止过氧化脂质生成的作用，因而它既是食物，也是一种抗衰老的药物。茯苓可以提高人体的免疫功能。蛇肉含有能够增强脑细胞作用的谷氨酸和能够清除疲劳的天门冬氨酸。黑木耳里含有一种能够防止血液凝固的物质，对防治心、脑血管疾病有一定作用。白萝卜、胡萝卜含有木质素，能使巨噬细胞的活力提高 3 倍，可以增强巨噬细胞吞噬癌细胞的能力等。如果能够根据不同年龄的生理变化特点，适当调整食物(膳食)组成，通过多种营养素的共同作用，延缓衰老的效果将会很好。

3. 食物与疾病

(1) 食物组成中营养素过多或过少引发疾病。营养过剩或不足，导致人体系统失去平衡所引起的疾病主要有肥胖症、高血压、冠心病、糖尿病等。维生素严重缺乏时，还会引起各种维生素缺乏症，常见的有维生素 A 缺乏时引起的眼干燥症，维生素 B_1 缺乏时引起的脚气病、多发性神经炎，维生素 C 缺乏时引起的坏血病，维生素 D 和钙、磷缺乏时引起的软骨病、佝偻病或骨骼畸形等。美国是国民经济收入比较高的国家之一，也是目前世界上食物组成中营养素过多的典型。在他们的膳食中，普遍存在着动物性食品多、食用油脂量高、食糖量大、谷类食物过少的现象。这种营养素过多、热量过剩的膳食组成，造成美国居民高血压病多，肥胖病多，冠心病发病率也高。

(2) 重金属污染物随食物进入人体，影响人体健康。环境中有些元素或难分解的物质，起始的浓度可能很低，但经过"植物—动物—人"或"植物—动物—动物—人"的逐级转化以及长时间的累积，由于它们在代谢上不够活泼，最后在动物或人体中的数量，可以达到原来浓度的10万倍，甚至百万倍，从而危及人体健康。这种现象在生态学上叫作“生物的富集作用”，也称为“生物放大”。比如1953年在日本水俣镇发现的一种病症“水俣病”，即是因为工业废水排放，使水域中生活的浮游生物、昆虫、鱼类身体中的含汞量逐级增多，当地人长期食用含高汞量的鱼和贝类，使人发病，出现手脚麻木、听觉失灵、运动失调等症状；孕妇吃了被有机汞污染的海产品后引起婴儿患先天性水俣病，出生后不久即出现不同程度的瘫痪和智力障碍。轻者表现为生长缓慢，发病起三个月内约有半数重症者死亡。

合理的食物组成能够增进人体健康、减少疾病发生、延缓衰老进程，或者说，合理的食物组成能够助力人们实现健康长寿。

1.1.5 国内外的营养状态

1. 世界性营养问题

当今世界的营养问题，按照不同地区的经济和社会发展状况，大致可分为两种类型。

一种是在不发达的发展中国家，由于贫困、灾荒和战乱所导致的营养问题，主要包括营养不良和营养不足、营养缺乏，如铁缺乏及贫血，维生素D缺乏，碘及微量元素缺乏等。据2012年世界卫生组织报道，在贫困的发展中国家有超过10亿的人口遭受着长期的食物短缺、饥饿和严重的营养不良。2006年5月2日，联合国儿童基金会在纽约发表《儿童营养进展报告》，指出国际社会消除儿童营养不良的努力正在失败，发展中国家超过1/4的5岁以下儿童体重严重不足，营养不良导致每年全球560万儿童死亡。

另一种营养问题是在发达国家中因营养不平衡和营养过剩导致的肥胖症而引发的“富贵病”，如高血压、冠心病、动脉粥样硬化、糖尿病等。

2. 我国的营养状况

随着全球经济社会发展和卫生服务水平的不断提高，居民人均预期寿命逐年增长。营养水平和健康状况持续改善。与此同时，人口老龄化、城镇化、工业化进程加快以及不健康生活方式等也影响着人们的膳食模式与健康。自19世纪起，世界上许多发达国家均定期开展国民营养与健康状况调查，膳食营养与健康状况指标是国家级公共卫生及疾病预防控制策略不可缺少的信息。我国于1959年、1982年、1992年进行了全国营养调查，2002年进行了中国居民营养与健康状况调查，2015—2017年完成了中国居民营养与健康状况监测，中国居民营养与慢性病状况报告(2020年)也已完成公布。

1）城市居民营养与健康状况持续改善

表现在：①谷类、动物性食物和蔬菜摄入趋于平稳，盐和食用油在大城市的摄入量有所降低。②居民的平均身高持续增长。我国18～44岁的男性和女性平均身高分别为169.7 cm和158 cm，与2015年相比分别增加1.2 cm和0.8 cm。6～17岁的男孩和女孩各年龄组平均身高分别增加了1.6 cm和1 cm。③营养不足的问题得到持续改善。6岁以下儿童生长迟缓率降至7%以下，低体重率降至5%以下，均已实现2020年国家规划目标。特别值得一提的是，我国农村儿童的生长迟缓问题得到了根本改善，农村6岁以下儿童生长迟缓率由2015年的11.3%降至5.8%；6～17岁儿童青少年生长迟缓率从4.7%降到了2.2%。④人群微量营养素缺乏症也得到了持续改善。以贫血为例，本次监测的结果显示，我国18岁及以上居民贫血率为 8.7%，6～17 岁儿童青少年贫血率为 6.1%，孕妇贫血率为 13.6%，与 2015 年发布的结果相比均有显著下降。⑤我国城市居民慢性病防控意识有所增强。以高血压、糖尿病的知晓率和控制率为例，成人高血压知晓率为 52.7%，治疗率为 47.9%，控制率为 17.9%，与 2002 年的 41.4%、35.1% 和 9.7% 相比均有显著提高；成人糖尿病知晓率为 55.3%，控制率为 35.0%，比 2002 年的 53.7% 和 26.6% 有所提升。

2）城市居民营养与健康问题仍需关注

（1）膳食结构依旧不合理。我国城市居民动物性食物消费总量基本充足，但结构不合理，猪肉摄入过多，禽肉和鱼虾类摄入偏低。近 10 年间，居民人均猪肉的摄入量从 60 g 增加至 69 g，而禽肉的摄入量从 23 g 减少至 17 g，鱼虾类摄入量从 45 g 减少至 33 g。奶类、豆类和水果的摄入量一直不足，人均奶类摄入量仅为 38 g，大豆及制品摄入量为 12 g，水果摄入量为 48 g，远低于中国居民膳食指南推荐的 300 g、40 g 和 200～400 g 的水平。

盐的摄入量虽有所降低，但 2012 年调查显示，我国居民人均每日食盐摄入量仍为 10.5 g（世界卫生组织推荐值为 5 g）。居民家庭人均每日食用油摄入量仍为 42.1 g；居民膳食脂肪提供能量比例达到 35.5%。城市居民糖类的供能比仅为 46.3%，与 2002 年相比进一步下降。

（2）营养不良和营养缺乏在某些人群中占比仍然较高。城市居民维生素 A、硫胺素、核黄素、钙、锌等微量营养素摄入不足。人均每日视黄醇当量的摄入量为 514.1 μg，人群中约有 71% 的人存在摄入不足的风险；85% 的人存在硫胺素和核黄素摄入不足的风险。钙的平均摄入量为 412.8 mg，仅达到推荐量的 52%；锌的平均摄入量为 10.6 mg，低于推荐摄入量。

18～44 岁女性中体重过低比例为 8.4%，育龄妇女、孕妇和老年人贫血患病率分别为 15.0%、16.9% 和 12.5%，应予以关注。

（3）不健康生活方式较为普遍。成年居民喝酒率较 2002 年上升，达到 35.1%，饮酒者人均消费酒精量为 22.4 g/d，男性消费酒精量高于中国居民膳食指南建议量。成年居民中过量饮酒率由 2002 年的 4.7% 上升到 10.3%。我国城市居民的吸烟率为 26.5%，男性高达 50.2%，女性为 2.3%，吸烟率较 2002 年增加了 12%。城市居民饮料消费迅速增加，每周消费 1 次以上者所占比例由 2002 年的 24.7% 上升到 65.1%，人均每天消费量达 97 mL，其中以 12～17 岁儿童青少年最高，达到每天 203 mL。

更多的城市居民选择乘车出行，从 2002 年的 21.6% 增加到 45.0%；闲暇时，有 76.1% 的居民不锻炼，有锻炼习惯的仅占 9.2%；城市居民中身体活动充足者仅占 10.0%。职业人群身体活动充足率从 2002 年的 40.1% 降至 28.1%。

（4）相关慢性病对城市居民健康造成的威胁愈发严重。

① 居民不健康生活方式依旧普遍存在。水果、豆类及豆制品、奶类消费量仍然偏低，膳食摄入的维生素 A、钙等不足依然存在。家庭人均每日烹调用盐与每日 5 g 的推荐量相比差距仍然较大。家庭人均每日烹调用油达 43.2 g，超过一半的居民高于每天的推荐值上限 30 g。同时，居民在外就餐比例不断上升，食堂、餐馆、加工食品中的油、盐也应引起关注。儿童青少年经常饮用含糖饮料问题已经凸显，18.9% 的中小学生经常饮用含糖饮料，应重视其对儿童健康的影响。15 岁及以上居民吸烟率超过四分之一。

② 居民超重及肥胖问题不断凸显，慢性病患病、发病仍呈上升趋势。18 岁及以上居民男性和女性的平均体重分别为 69.6 kg 和 59 kg，与 2015 年发布结果相比分别增加 3.4 kg 和 1.7 kg。城乡各年龄组居民超重肥胖率继续上升。高血压、糖尿病、慢性阻塞性疾病患病率和

癌症患病率和2015年相比有所上升。

1.1.6 我国的营养工作

1978年,改革开放促使国民经济迅猛发展,到20世纪90年代,实施了近40年的粮食统购统销制度已完成其历史使命。国家制定了一系列适应新时期人民群众健康需要的食物与营养相关政策和法规,包括《九十年代中国食物结构改革与发展纲要》《中国营养改善行动计划》,将营养目标纳入国家政策和法规的轨道。中国营养学会于1989年首次发布了《中国居民膳食指南》,对我国居民日常膳食给予指导性建议。1994年,国务院发布的《食盐加碘消除碘缺乏危害管理条例》对纠正我国居民碘缺乏、防止新发克汀病发挥了重要作用,这是我国第一个由政府强制实施的全民强化项目,并取得了显著成效。

20世纪90年代中后期,原卫生部及有关部门相继制定了《学生营养餐计划》《国家大豆行动计划》《学生饮用奶计划》及《东北三省中小学生豆奶计划》,以改善我国青少年营养健康状况、提高身体素质,但无论哪一种计划的实施,都受到很多因素影响,如经济状况、农业产出和居民收入等。由于我国经济发展的不平衡、对食物营养认知不足等原因,实施效果未达预期。

进入21世纪,中国营养学会发布了《中国居民膳食营养素参考摄入量》和《中国居民膳食指南》。为指导我国食物结构调整,促进食物生产与消费的均衡协调发展以及改善营养结构,国务院联合有关部委起草并于2001年11月颁布了《中国食物与营养发展纲要(2001—2010年)》,提出了我国之后十年食物与营养发展的指导思想、基本原则和目标。2004年,原卫生部发布了《中国居民营养与健康现状》,我国城乡居民温饱问题得以保障,膳食质量有所提升,但某些微量营养素仍摄入不足。2005年,原劳动和社会保障部发布公共营养师等11个新职业,公共营养师职业就是适应社会健康的需求而产生的。2007年,中国营养学会发布了《中国居民膳食指南(2007)》,与《中国居民膳食指南(1997)》相比,强调了"每天吃奶类、豆类或其制品"以弥补膳食钙严重不足的缺陷,提倡居民注重食品卫生,增强自我保护意识;并根据孕妇、乳母(哺乳期妇女)、婴幼儿等不同人群特点制定不同人群的膳食指南要点。

2014年,国务院办公厅颁布了《中国食物与营养发展纲要(2014—2020年)》,在主要任务中明确提出构建定期监测、分类指导、引导消费的居民营养改善体系,建立健全居民食物与营养监测管理制度,加强监测和信息分析,将营养监测工作提升到了一个新的高度,也为我国未来开展人群营养监测确立了目标。2016年5月13日,由国家卫生计生委疾控局发布的《中国居民膳食指南(2016)》,是我国的第四版膳食指南,是符合我国居民营养健康状况和基本需求的膳食指导建议。

国务院办公厅于2017年颁发的《国民营养计划(2017—2030年)》,坚持以人民健康为中心,以普及营养健康知识、优化营养健康服务、完善营养健康制度、建设营养健康环境、发展营养健康产业为重点,立足当下,着眼长远,关注国民生命全周期、健康全过程的营养健康,将营养融入所有健康政策,不断满足人民群众营养健康需求,提高全民健康水平,为建设健康中国奠定坚实基础。

2019年7月,国务院正式公布了《国务院关于实施健康中国行动的意见》,一个以"健康中国战略"为顶层设计,以《"健康中国2030"规划纲要》为行动纲领,以"健康中国行动"为推进抓手的大国国民健康保护体系全面形成。《健康中国行动(2019—2030年)》提出合理膳食行动目标：到 2022 年和 2030 年，成人肥胖增长率持续减缓；居民营养健康知识知晓率分别在 2019 年基础上提高 10%和在 2022 年基础上提高 10%；5 岁以下儿童生长迟缓率分别低于 7%和 5%、贫血率分别低于 12%和 10%，孕妇贫血率分别低于 14%和 10%；合格碘盐覆盖率均达到 90%及以上；成人脂肪供能比下降到 32%和 30%；每 1 万人配备 1 名营养指导员；实施农村义务教育学生营养改善计划和贫困地区儿童营养改善项目；实施以食品安全为基础的营养健康标准，推进营养标准体系建设。

任务 1.2　认识蛋白质

任务引入

蛋白质是一切生命的物质基础，占人体体重的 16%～19%，是人体细胞、组织和器官的重要组成部分，在生命活动中占据特殊地位。生命表现形式的本质是蛋白质功能的体现，没有蛋白质就没有生命，蛋白质是生命现象的物质基础。近年来，由于各种分析技术的发展，对蛋白质结构与功能的研究已经深入到分子水平，成为分子生物学的重要内容。那么，蛋白质有哪些生理功能？哪些食物富含蛋白质？身体缺乏蛋白质又会怎样？

1.2.1　蛋白质的组成

1. 蛋白质的组成与结构

1）蛋白质的组成

蛋白质(protein)是一种极为复杂的有机化合物，从元素组成上看，主要是由碳、氢、氧、氮四种元素组成，这是任何种类蛋白质所共有的。有些蛋白质还含有硫、磷、铁、铜、锌、锰等元素。这些化学元素先以一定的方式形成氨基酸，然后不同种类和数量的氨基酸分子再结合形成蛋白质分子。蛋白质在人体细胞中的含量仅次于水，约占细胞干重的 50%。

蛋白质可被酸、碱或酶水解，在水解过程中，蛋白质逐渐降解成短链的肽，再逐渐降解成三肽、二肽等越来越小的碎片，最后形成各种氨基酸。所以，氨基酸是构成蛋白质的最小结构单位。

在蛋白质分子中，氨基酸通过一种特殊的化学键——肽键连接在一起，形成肽链，这是蛋白质的初级结构，称为一级结构。在肽链一级结构的基础上，通过卷曲、折叠、螺旋等过程，蛋白质形成了线形、球形、弯曲等不同立体结构，也就是蛋白质的二级、三级、四级结构。这样一来，虽然组成蛋白质的基本成分氨基酸只有 20 多种，但由于一个完整的蛋白质分子氨基酸组成的种类、数量、排列顺序和立体结构的差异，就产生了千差万别功能各异的多种蛋白质，从而造就了自然界丰富多彩的物种体系。

2）氨基酸的种类

氨基酸(amino acid)是组成蛋白质的基本单位，在人体营养和生理上占有重要地位，人体对蛋白质的需求实际上就是对氨基酸的需求。构成人体蛋白质的氨基酸有 20 种，根据机体氨基酸的来源，营养学上将氨基酸分为必需氨基酸、非必需氨基酸、条件必需氨基酸（半必需氨基酸）。具体见表 1-3。

表 1-3 氨基酸的种类

必需氨基酸		非必需氨基酸		条件必需氨基酸
异亮氨酸(Ile)	苏氨酸(Thr)	天门冬氨酸(Asp)	脯氨酸(Pro)	半胱氨酸(Cys)
亮氨酸(Leu)	色氨酸(Trp)	天门冬酰胺(Asn)	丝氨酸(Ser)	酪氨酸(Tyr)
赖氨酸(Lys)	缬氨酸(Val)	谷氨酸(Glu)	精氨酸(Arg)	
蛋氨酸(Met)	组氨酸(His)	谷氨酰胺(Gln)	丙氨酸(Ala)	
苯丙氨酸(Phe)		甘氨酸(Gly)		

(1) 必需氨基酸(essential amino acid，EAA)：人体不能合成或合成速度过慢，不能满足机体需要，必须从食物中获取的氨基酸。成年人的必需氨基酸有八种，即异亮氨酸、亮氨酸、赖氨酸、蛋氨酸（甲硫氨酸）、苯丙氨酸、苏氨酸、色氨酸、缬氨酸。对于婴儿，除了上述氨基酸外，组氨酸也是必需氨基酸。

(2) 条件必需氨基酸(conditionally essential amino acid，CEAA)或半必需氨基酸(semi-essential amino acid，SEAA)：人体内的半胱氨酸和酪氨酸分别由蛋氨酸和苯丙氨酸转化而来，如果膳食中能够提供足量的以上两种氨基酸，则人体对蛋氨酸和苯丙氨酸两种必需氨基酸的需求量可分别减少 30%和 50%，此类氨基酸称为条件必需氨基酸或半必需氨基酸。在计算食物必需氨基酸组成时，常将蛋氨酸和半胱氨酸、苯丙氨酸和酪氨酸合并计算。近年来研究发现，牛磺酸（氨基乙磺酸）亦是人体的条件必需氨基酸，它对婴儿的智力发育有非常重要的影响。

(3) 非必需氨基酸(nonessential amino acid，NAA)：除上述氨基酸以外的其余氨基酸，机体可以利用一些物质自身合成，称为非必需氨基酸，其并非机体不需要，其作用是为机体提供氮源。

3) 氨基酸模式

组成人体各种组织蛋白质的氨基酸是按一定比例组成的，当每日膳食中蛋白质所提供的各种氨基酸与此比例大体相一致时，人体才能有效地合成机体蛋白质。营养学上将某种蛋白质中各种必需氨基酸的构成比例（包括种类和含量）称为氨基酸模式。计算方法是将该种蛋白质中的色氨酸含量定为 1，计算出其他氨基酸的相应比值，见表 1-4。

表 1-4 几种常见食物和人体蛋白质氨基酸模式

氨基酸	全鸡蛋	牛奶	牛肉	大豆	面粉	大米	人体
异亮氨酸	3.2	3.4	4.4	4.3	3.8	4.0	4.0
亮氨酸	5.1	6.8	6.8	5.7	6.4	6.3	7.0
赖氨酸	4.1	5.6	7.2	4.9	1.8	2.3	5.5

（续表）

氨基酸	全鸡蛋	牛奶	牛肉	大豆	面粉	大米	人体
蛋氨酸＋半胱氨酸	3.4	2.4	3.2	1.2	2.8	2.8	2.3
苯丙氨酸＋酪氨酸	5.5	7.3	6.2	3.2	7.2	7.2	3.8
苏氨酸	2.8	3.1	3.6	2.8	2.5	2.5	2.9
缬氨酸	3.9	4.6	4.6	3.2	3.8	3.8	4.8
色氨酸	1.0	1.0	1.0	1.0	1.0	1.0	1.0

膳食蛋白质的氨基酸模式越接近人体蛋白质的组成，被人体消化吸收后，必需氨基酸被机体利用的程度就越高，食物蛋白质的营养价值也相对越高，如动物性蛋白质中蛋、奶、肉、鱼等以及大豆蛋白。因此，被称为优质蛋白质。鸡蛋蛋白质和人乳蛋白质与人体蛋白质氨基酸模式最为接近，在比较食物蛋白质营养价值时常被作为参考蛋白质。

2. 蛋白质的分类

在不同研究领域，有不同的蛋白质分类方法。营养学上常根据蛋白质的营养价值进行分类。

1）完全蛋白质

所含必需氨基酸种类齐全、数量充足，且氨基酸比例接近人体需求，不但能维持成人的健康，而且能够促进儿童生长发育。动物来源的蛋白质大多为完全蛋白质，如乳类中的酪蛋白、乳白蛋白，蛋类中的卵白蛋白、卵黄磷蛋白，肉类中的肌蛋白和大豆中的大豆蛋白等。

2）不完全蛋白质

所含必需氨基酸种类齐全，缺少一种或几种人体必需的氨基酸，当仅用这种蛋白质为唯一蛋白质来源时，既不能维持生命，也不能促进生长发育。如玉米中的玉米胶蛋白，动物结缔组织和肉皮中的胶质蛋白，豌豆中的豆球蛋白等。

3）半完全蛋白质

半完全蛋白质介于上述两种蛋白质之间，所含必需氨基酸种类比较齐全，但氨基酸组成比例不平衡，若将其作为唯一蛋白质来源，可以维持生命，但不能满足机体正常生长发育的需要，如小麦、大麦中的麦胶蛋白。

3. 氮平衡

氮平衡是指一定时间（24 h）内，人体摄入与排出的氮大致相等。即摄入氮和排出氮相等，为零氮平衡；摄入氮大于排出氮，为正氮平衡；摄入氮小于排出氮，为负氮平衡。通常以氮平衡来测试人体蛋白质需要量和评价人体蛋白质营养状况。关系式为

$$B = I - (U + F + S)$$

其中，B 为氮平衡；I 为摄入量；U 为尿素氮；F 为粪氮；S 为皮肤等氮损失。

1.2.2 蛋白质的生理功能

1. 构成和修补机体组织

蛋白质是人体所有组织、细胞的主要成分，身体的生长发育可视为蛋白质的不断积累过

程。人体的瘦组织(非脂肪组织)中,例如肌肉组织和心、肝、肾等器官均富含大量蛋白质;骨骼和牙齿中含有大量的胶原蛋白;指(趾)甲中含有角蛋白;细胞从细胞膜到细胞内的各种结构中均含有蛋白质,蛋白质约占细胞干物质的 80%。人体内各种组织细胞的蛋白质始终在持续更新。儿童的生长发育需要蛋白质来实现组织细胞的新生,因此,需要大量的蛋白质。成年人虽然身体不再增长,但组织蛋白质却在不断更新,也需要一定量的蛋白质。另外当有疾病和组织损伤时,要依靠蛋白质来补充修复。

2. 维持生命活动和调节生理机能

蛋白质是体内各种重要物质的组成成分,如体内催化一切物质代谢的酶,使体内环境稳定并调节着许多重要生理过程的激素,以及能够抵抗外来微生物和其他有害物质入侵的抗体等等,均由蛋白质构成;另外,血浆蛋白具有调节血液渗透压的作用。血液的凝固、视觉的形成、人体的运动等也都与蛋白质有关。所以,蛋白质是生命的物质基础,是生命存在的一种形式。

3. 供给能量

蛋白质在体内分解代谢时,也能释放出能量供人体利用。1 g 食物蛋白质在体内氧化可产生 16.7 kJ(4 kcal)的热能。但是,将蛋白质作为身体热能的来源是颇为不经济的,会增加肝、肾的负担,蛋白质的这种功能可以由碳水化合物、脂肪所代替,供给能量是蛋白质的次要功能。

1.2.3 食物蛋白质的营养价值评价

1. 蛋白质的含量

各种食物中蛋白质的含量、氨基酸模式皆不相同,人体对不同的蛋白质的消化、吸收和利用程度也存在差异,因此,其营养价值不完全相同。在其基本的组成元素中,氮的含量比较稳定,约占蛋白质总量的 16%。在任何生物样品中,每克氮相当于 6.25 g 蛋白质(折算系数)。因此,只要测定生物样品中的含氮量,就可以计算出其蛋白质的大致含量。多数使用凯氏定氮法测定食物中的氮含量。一般情况下,动物性食物中蛋白质含量高于植物性食物。植物性食物中大豆的蛋白质含量相对较高。

$$\text{蛋白质含量} = \text{蛋白中氮含量} \times 6.25$$

2. 蛋白质的消化率

消化率是指在消化道内能够被肠道中消化酶分解、吸收的程度。蛋白质的消化率越高,被人体吸收的可能性就越大,营养价值就越高。因此,蛋白质的消化率也是评价食物蛋白质营养价值的一项重要指标。通常,动物性蛋白质的消化率高于植物性蛋白质,这是因为植物性蛋白质被纤维素包围而不易被消化酶作用。根据是否考虑内源粪氮(粪代谢氮)因素,可分为真消化率和表观消化率。

蛋白质真消化率考虑到粪中排出的氮除了未被消化吸收的食物蛋白质外,还有来自脱落的肠黏膜细胞以及肠道细菌等所含的氮,即内源粪氮(粪代谢氮)。计算公式如下:

$$\text{蛋白质真消化率}(\%) = [I - (F - F_k)]/I \times 100\%$$

式中:I—摄入氮;F—粪氮;F_k—粪代谢氮。

粪代谢氮需要采用无氮膳食一周后测定,操作具有一定难度。在实际应用中,为计算方便，往往忽略粪代谢氮，一般多测定表观消化率。按下式计算：

$$蛋白质表观消化率(\%)=(I-F)/I\times 100\%$$

式中：I—摄入氮；F—粪氮。

3. 蛋白质的利用率

利用率是指食物蛋白质被消化吸收后在体内被利用的程度。测定蛋白质利用率的指标和方法众多，其中常用的是蛋白质的生物价。

蛋白质的生物学价值(BV)，简称生物价，是指机体的氮储量与氮吸收量之比，用于表示蛋白质被机体吸收和利用的程度。它是评定食物蛋白质营养价值高低的常用方法。按下式计算：

$$BV=(氮储量/氮吸收量)\times 100=[I-(F-F_k)-(U-U_m)]/[I-(F-F_k)]\times 100$$

式中：I、F、U—摄入氮、粪氮、尿氮；F_k—粪代谢氮；U_m—尿内源氮。

尿内源氮是机体在无氮膳食条件下尿中所含的氮，源自体内组织蛋白质的分解。蛋白质被人体利用越多，表明食物氨基酸模式与人的氨基酸模式越接近，生物价也就越高，营养价值也就越高。蛋白质生物价受很多因素的影响。一般来说，动物性食物蛋白质的生物价要高于植物性蛋白质，而以鸡蛋蛋白质的生物价为最高。常见食物蛋白质的生物价见表1-5。

表 1-5 常见食物蛋白质的生物价(%)

蛋白质	生物价	蛋白质	生物价	蛋白质	生物价
全鸡蛋	94	大米	77	小米	57
鸡蛋白	83	小麦	67	玉米	60
鸡蛋黄	96	生大豆	57	白菜	76
脱脂牛奶	85	熟大豆	64	红薯	72
鱼	83	扁豆	72	马铃薯	67
牛肉	76	蚕豆	58	花生	59
猪肉	74	白面粉	52		

①注：资料来源：邓泽元《食品营养学》4版。北京：中国农业出版社，2016。

4. 必需氨基酸含量和比值

食物蛋白质必需氨基酸含量及比值越接近人体需求模式，就越容易被人体吸收利用，该蛋白质则为优质蛋白，如蛋奶、水产品和肉类等，以及大豆蛋白质。

1.2.4 蛋白质的互补作用

自然界不存在任何一种食物的蛋白质完全契合人体需要。因此，单独增加食物中某种蛋白质的量无法提高蛋白质的生物价。如果将多种食物混合食用，食物蛋白质氨基酸之间的互相补偿，使氨基酸比值更接近人体需要，从而提高膳食蛋白质的生物价。这种由于多种食物混合食用，从而提高蛋白质生物价的现象称为蛋白质的互补作用。例如，玉米、小米、大豆单独食用时，生物价分别为60、57、64，如按23%、25%、52%的比例混合食用，生物价可提高到73(见表1-6)。这是因为玉米、小米蛋白质中赖氨酸的含量较低，蛋氨酸的含量相对较高，而大豆蛋白质恰恰相反，混合食用时赖氨酸和蛋氨酸可相互补充。若动植物性食物混合，蛋白质的生物价还会提高。蛋白质的互补作用在烹饪原料的选择、调配和改善膳食蛋白质的营养价值上具有重要的意义。

表1-6　几种食物混合后蛋白质的生物价(%)

混合食物及其比例	混合前的生物价	混合后的生物价
玉米(23%)	60	73
小米(25%)	57	
大豆(52%)	64	
大豆(33%)	64	77
小麦(67%)	67	
大豆(20%)	64	73
玉米(40%)	60	
小米(40%)	57	

1.2.5　蛋白质摄入量对人体健康的影响

膳食中蛋白质的摄入量不足或过多，都会对人体健康产生不利影响。

1. 蛋白质缺乏症

蛋白质摄入量不足时，早期的临床表现为消化不良、腹泻、脱水、失盐。随后肝脏受影响，血浆白蛋白下降，进而引发水肿、肌肉萎缩、贫血、发育迟缓。儿童可引起智力障碍，成人出现疲倦、体重减轻、抵抗力下降、伤口愈合不良等。

2. 蛋白质过多症

当膳食中蛋白质的供给量长期超出人体需要量时，蛋白质并不能被全部吸收利用，多余的蛋白质在体内反而需要通过肝脏进行转化，再经肾脏从尿液中排出体外。这样一来，不但造成能量的浪费，还加重了人体肝脏、肾脏的负担。

1.2.6　蛋白质食物来源与推荐摄入量

1. 食物来源

蛋白质广泛存在于动、植物性食物中。动物蛋白主要来源于鱼、肉、蛋、乳等食物；植物蛋白主要来源于谷物和豆类等食物(见表1-7)。我国以谷类作为主食，由于数量大，目前我国居民膳食中来自谷类的蛋白质仍占据相当大的比例。

表1-7 动物蛋白质含量和植物蛋白质含量对比

动物蛋白	蛋白质含量	植物蛋白	蛋白质含量
肉类	10%～20%	粮谷类	6%～10%
蛋类	12%～14%	大豆	36%～40%
奶类	1.5%～4%	硬果类(花生、核桃、葵花籽、莲子等)	15%～20%

2. 推荐摄入量

按热能计算，蛋白质摄入量占膳食总热能的10%～15%为宜。蛋白质的推荐摄入量为每千克体重1.0～1.2g，按此标准，轻体力劳动者，成年男性为75g/d，女性为65g/d；中等体力劳动者，成年男性为80g/d，女性为70g/d。一般情况下，至少应有1/3来自动物蛋白和豆类，这样对人体健康较为有利。另外，特殊生理期的人，如孕妇、乳母和生长发育期的青少年，蛋白质的供给量应适当增加。

任务1.3 认识脂类

反式脂肪酸

任务引入

案例1-2 减肥的代价

一提起脂肪，大家往往将它与肥胖、慢性疾病的发生联系在一起，而忽视了它的营养价值。某女孩身高1.68m，体重50kg，虽然体型还算匀称，但她认为自己跟女明星比还是太胖了。为了追求所谓的“骨感美”，她给自己制订了减肥计划：不吃肉、不吃炒菜、不吃任何含脂食物，只吃生的蔬菜和少量主食，争取减掉5kg。一个月后，她的体重降低了，然而却表现出皮肤暗淡、干燥，眼角还出现了皱纹。有一天，她晕倒在卫生间里，被送到医院，医生诊断该女孩得了蛋白质-能量营养不良症。

问题：该女孩为什么得了蛋白质-能量营养不良症？脂类的生理功能是什么？一般成人供给量是多少？脂类的主要来源是什么？

脂类是脂肪和类脂的统称，由碳、氢、氧等元素组成，属于小分子有机化合物。它们的共同特点是难溶于水，易溶于有机溶剂，可以溶解脂溶性维生素及其他脂溶性物质。脂类有哪些生理功能？摄入量对健康有何影响？哪些食物富含脂类？

1.3.1 脂类的分类

脂类依据其结构和功能，通常分为甘油三酯、磷脂、糖脂、固醇类和脂蛋白等。脂类、糖类和蛋白质共同构成人体三大产热营养素。食物中的脂类主要由甘油三酯(95%)和类脂(5%)组成，因其常与脂肪同时存在，在营养学上为方便起见常把脂类统称为脂肪。在人体储存的脂类中，甘油三酯可达到99%，占正常人体重的14%～19%，是构成人体成分的重要物质。它除了能向机体提供能量外，还具有其他方面的作用。正常人体内脂类的含量仅次于蛋白质，但个体间含量变化的差异较大。

1. 甘油三酯

甘油三酯也称脂肪或中性脂肪，由一分子甘油和三分子脂肪酸构成。甘油所连接的脂肪酸分子结构不同，造成甘油三酯的性质也有所不同，因此，脂肪酸的性质决定了甘油三酯的性质。

脂肪因其所含的脂肪酸链的长短、饱和程度和空间结构不同，而呈现不同的特性和功能。按脂肪酸碳链长度的不同，分为长链脂肪酸（含14碳以上）、中链脂肪酸（含8～12碳）和短链脂肪酸（6碳以下）。按脂肪酸饱和程度的不同，分为饱和脂肪酸（SFA）、不饱和脂肪酸（UFA）。

（1）饱和脂肪酸　饱和脂肪酸是指组成脂肪酸的碳链中不含双键的脂肪酸，一般动物性脂肪中，饱和脂肪酸的含量比较高。脂肪酸的饱和程度越高，熔点就越高，所以，动物性脂肪大多在常温下以固体和半固体状态呈现。

（2）不饱和脂肪酸　当组成脂肪酸的分子中含有双键时，就称为不饱和脂肪酸。如果碳链结构中只含有一个双键，称为单不饱和脂肪酸；若含有两个或两个以上的双键，则称为多不饱和脂肪酸。植物性脂肪中不饱和脂肪酸的含量较高，由于不饱和脂肪酸的熔点低于饱和脂肪酸，因此大多数植物性脂肪在常温下呈液态。所以，习惯上将动物性脂肪称为脂，植物性脂肪称为油。

在不饱和脂肪酸中，有一些人体无法合成而又不可缺少的必须从食物中获得的脂肪酸称为必需脂肪酸。目前可以肯定的必需脂肪酸有亚油酸，虽然亚麻酸和花生四烯酸也有必需脂肪酸的活性，但可以由亚油酸合成得到。

必需脂肪酸对人体具有重要的生理功能，它是细胞膜的重要构成物质，对细胞膜的结构特别重要。必需脂肪酸还参与体内胆固醇的代谢，胆固醇必须与必需脂肪酸结合后，才能在体内运转进行正常代谢，故必需脂肪酸具有降低血液胆固醇浓度的作用。另外，对于射线造成的皮肤损伤，必需脂肪酸也具有一定的保护作用。长期从事放射工作的人，应多吃一些含必需脂肪酸丰富的食物。

亚油酸主要来源于植物种子油，花生四烯酸来源于动物性脂肪，亚油酸在大豆油中含量较多。

另外，按脂肪酸空间结构的不同，分为顺式脂肪酸和反式脂肪酸。天然食物中的油脂，其脂肪酸结构多为顺式脂肪酸。人造黄油多用于烘焙食品中，是植物油经氢化处理制成，其结构往往由顺式变为反式。反式脂肪酸会增加心血管疾病的风险，所以目前不主张过多食用人造黄油。

据调查，目前我国居民的反式脂肪酸人均日摄入量在0.6 g左右，远低于欧美国家的水平。根据《食品安全国家标准　预包装食品营养标签通则》(GB 28050—2011)，以氢化油为配料的食品营养成分表中，必须标出反式脂肪酸的含量。

2. 磷脂

磷脂是指甘油三酯中的一个或两个脂肪酸被含有磷酸的其他基团取代的脂类物质。其在体内有多种形式，如存在于组织和血浆中的甘油磷脂蛋黄中的磷脂酰胆碱（卵磷脂）、磷脂酰乙醇胺(脑磷脂)、神经细胞的神经鞘磷脂以及糖脂等。最重要的磷脂是卵磷脂,其分子常以两性离子形式存在,这种结构使它具备亲水性和亲脂性的双重特性。磷脂是细胞膜的主要构成成分,是细胞进行物质代谢的重要载体,同时对脂肪的代谢和转运具有重要意义。

3. 固醇类

固醇类是具有环形结构的脂类化合物,依其来源可分为植物固醇和动物固醇。植物固醇中,主要有谷固醇、豆固醇、麦角固醇等;动物固醇主要是胆固醇。胆固醇存在于所有动物中,在动物的脑及神经组织中特别丰富,在蛋黄和动物的内脏中含量也较高。胆固醇是最重要的固醇,是形成类固醇激素、胆盐、维生素 D 和细胞膜等不可或缺的物质,尤其是青少年生长发育中必不可少。胆固醇可以在人体内合成,因此一般情况下不会缺乏。它可在胆道中沉积成结石,并在血管壁上沉积,因此如果摄入过多,还会对机体健康产生不利影响,在动脉粥样硬化病灶中,堆积在动脉壁的脂类以胆固醇最多。调查表明,体内胆固醇含量较高的人群发生高脂血症、动脉粥样硬化和心脏病的可能性也较大。由于胆固醇与高血脂、心脏病等相关,因此人们往往比较关注体内胆固醇过多的危害性。

1.3.2 脂类的消化吸收

1. 脂类的消化过程

膳食中的脂肪,必须分解为单个的甘油分子和脂肪酸,才能通过消化壁上皮细胞转运到血液和淋巴循环中,供给机体各种组织细胞利用。

人体的胃中只有少量的脂肪酶,故胃对脂肪的消化作用很小,只限于初步的乳化,然后将其排入肠腔。脂肪的含量越高,在胃中的停留时间越长。

2. 脂类的吸收过程

脂肪进入小肠后,来自胆囊中的胆汁首先将其乳化成细小的颗粒,再加上小肠蠕动所起的搅拌作用,使脂肪与胰腺分泌的胰脂酶充分混合,逐渐将其分解为甘油分子和脂肪酸,而后被小肠黏膜细胞吸收。

当吸收的甘油和脂肪酸大大超出人体的需要量时,则以甘油三酯的形式存在于腹腔、皮下等脂肪细胞中,且没有量的限制。因此,长期脂肪摄入量过多会导致脂肪的不断积累,引发肥胖。

1.3.3 脂类的生理功能

1. 储存和供给热能

脂肪是一种高热能营养素,是人体能量的主要来源之一,脂肪酸可经 β-氧化有节奏地释放能量供给生命细胞应用。平均每克脂肪在体内彻底氧化可提供 37.6 kJ(9.0 kcal)的热能,相当于碳水化合物和蛋白质的两倍多。脂肪每天向人体提供的热能占热能摄入总量的 20%~30%。这是由于脂肪分子中碳、氢元素的比例较高,而氧元素的比例较低,体内能量的释放几乎全是通过碳、氢元素的氧化来实现的。

同时,脂肪又是极好的能量储备形式,若机体摄食能量过多,食物中糖类、脂肪、蛋白质产生的全部过剩能量都以甘油三酯的形式储存在体内的脂肪细胞中,1 g 脂肪储存的能量是 1 g 水合糖原储存能量的 6 倍,并且糖原对能量的储存是有限的,但脂肪的储存几乎是无限的。久而久之就会使人发胖；反之，则人就会消瘦。研究表明，人在空腹时有50%的热能来自储存脂肪的氧化，绝食1～3天，有85%的热量来自脂肪。

2. 构成组织细胞

脂肪是构成人体细胞的重要成分，人体内的脂肪细胞主要储存的是脂肪。磷脂和固醇是细胞膜的主要组成部分，尤其是在脑组织和神经组织中含量较高。细胞膜是细胞的保护层，也是细胞与外界交流的重要通道。

3. 维持体温与保护脏器

成年人脂肪在体内占体重的10%～20%，肥胖者达30%～60%，它是体内过剩能量的储存形式，主要存在于人体皮下组织、腹腔大网膜、肠系膜等处。脂肪的导热性能不佳，是热的不良导体，可以防止体内热量的过度散失，具有保持体温的作用。胖人相对而言冬天怕冷而夏天怕热就是这个原因。

人体的皮下脂肪组织，广泛存在于皮下、内脏和关节周围，可以作为保护器官的缓冲层，如脂肪组织可以对心脏、肝脏和其他重要器官的机械性撞击起到一定的缓冲作用。关节腔内还有滑液，具有一定的润滑作用。

4. 帮助脂溶性维生素的消化吸收

脂肪是脂溶性维生素A、维生素D、维生素E、维生素K和胡萝卜素的溶媒，它们只有溶于脂肪，才能随着脂肪的吸收而被机体吸收利用。因此，在制作含胡萝卜素较多的蔬菜时，应多加油脂。另外，脂肪中常含有脂溶性维生素，每日膳食中保证适量的摄入脂肪，可避免体内脂溶性维生素的缺乏。如鱼肝油、奶油可提供丰富的维生素A和维生素D。

5. 供给必需脂肪酸，调节生理功能

脂肪中含有必需脂肪酸，对人体具有重要的生理作用，它们大多同时存在。当脂肪供给不足时，可能会导致必需脂肪酸的缺乏。

6. 改善膳食的感官形状，使膳食具有较大的饱腹感

脂肪作为重要的烹饪原料，能够改善食物的色、香、味、形，增添食品的风味，促进食欲。同时，脂肪在胃中消化缓慢，停留时间较长，使人不易感到饥饿。因此，饱腹感较强。

1.3.4 动植物油脂营养评价(以大豆油与猪油为例)

1. 比较总脂肪含量

根据食物成分表，查得大豆油、猪油的总脂肪含量分别为99.9 g/100 g、99.6 g/100 g。

2. 分析必需脂肪酸含量(占总脂肪量的百分数)

通过查阅食物脂肪酸含量表，可以看出大豆油中油酸(C18∶1)和亚油酸(C18∶2)含量较高且基本相当，分别为39.2和34.3，亚麻酸(C18∶3)含量为6.9；猪油则含有较高的油酸和棕榈酸(C16∶0)，分别为44.2和26.0，亚麻酸含量几乎为零。相比之下，植物性油脂必需脂肪酸含量高于动物性油脂，特别是亚麻酸在猪油中含量极少。

3. 计算脂肪酸比例

分别查找或计算食物中饱和脂肪酸(S)、单不饱和脂肪酸(M)、多不饱和脂肪酸(P)占总脂肪的比例，以饱和脂肪酸为1.0计算S∶M∶P比值。大豆油为1.0∶3.1∶2.9；猪油为1.0∶1.1∶0.2。通过计算得知，大豆油以单不饱和脂肪酸、多不饱和脂肪酸为主；猪油则以饱和脂肪酸和单不饱和脂肪酸为主。

4. 对油脂进行评价

大豆油富含亚油酸，单不饱和脂肪酸、多不饱和脂肪酸含量丰富，是极为优质的多不饱和脂肪酸来源；猪油中饱和脂肪酸比例较高，多不饱和脂肪酸和必需脂肪酸含量较低。建议选择油脂时搭配使用，以相互弥补脂肪酸组成，提升脂肪的营养价值。

1.3.5 脂类摄入量对人体健康的影响

1. 脂类摄入过量的表现

随着生活水平的提高，膳食中动物性食物的比例持续增加，致使脂肪的摄入量也不断增加。而脂肪摄入过多，会造成热能过剩，以致过多的脂肪在体内堆积，从而使肥胖、高血压、高血脂、动脉粥样硬化等心血管疾病和某些肿瘤的发病率升高。

2. 脂类摄入过少的表现

当脂肪摄入量过低时，可能会出现皮下脂肪过少、皮肤干燥、湿疹等症状。因为缺乏必需脂肪酸，维生素也相对不足，但这种情况较为少见。适当控制膳食中脂肪的摄入量，对于健康是非常重要的。

1.3.6 膳食脂肪的来源与推荐摄入量

1. 食物来源

膳食中脂肪主要来自各种植物油及动物性脂肪。其中 2/3 的脂肪来自植物油，1/3 来自动物性脂肪。除此之外，在各种食物中，动物性脂肪主要来自畜禽肉、鱼、奶、蛋等原料(都含有一定量的脂肪)；植物油来自油料作物的种子和一些硬果类，其他植物的油脂含量一般都较低。

2. 推荐摄入量

按现行标准，我国成年人脂肪的每日推荐摄入量应占总量的 20%～30%，据此推算成人每人每天需要 50～60 g 脂肪(包括各种食物中所含有的脂肪及烹调用油)；儿童和青少年为 25%～30%；婴儿为 35%～50%。除此之外，还应考虑必需脂肪酸供给量，我国推荐一般应占总能量的 1%～2%，需每人每天 8 g 左右。同时，建议每人每天胆固醇摄入量不宜超过 300 g。

任务 1.4 认识碳水化合物

任务引入

碳水化合物(糖类)，是由碳、氢、氧三种元素组成的一类有机化合物，其中氢和氧的比例为 2∶1，与水(H_2O)相同，故而称为碳水化合物。它是植物进行光合作用的主要产物，也是人类获取能量的最主要和最经济的来源。在人类膳食中，有 40%～80%的能量来源于碳水化合物。碳水化合物是自然界中最丰富的有机化合物，如日常食用最多的淀粉类食品(大米、面粉、玉米、红薯、马铃薯等)、食糖(蔗糖、葡萄糖、蜂蜜等)和膳食纤维都属于这类化合物。它在人们每日膳食中的摄入量远远超过了蛋白质和脂肪,是人体供给热能的重要物质,占人体每日所需总热能的60%~70%。碳水化合物有哪些类别?具有哪些生理功能?

1.4.1 碳水化合物的分类

碳水化合物的分类

碳水化合物根据其在食物中的存在形式和化学结构不同,可分为单糖、双糖、低聚糖和多糖几大类(见表1-8)。

表1-8 碳水化合物的分类

分类	种　类
单糖	葡萄糖、果糖、半乳糖
双糖	蔗糖、麦芽糖、乳糖
低聚糖(寡糖)	低聚果糖、大豆低聚糖、异麦芽低聚糖、棉籽糖、水苏糖
多糖	淀粉、糖原、纤维素、果胶
糖醇(糖的衍生物)	山梨糖醇、木糖醇、麦芽糖醇

1. 单糖

单糖是糖的基本单位,是碳水化合物最为简单的组成形式,具有甜味、易溶于水、不经消化过程便可被人体吸收利用。单糖在结构上由3~7个碳原子构成,自然界中的单糖以4个、5个或6个碳原子最为普遍。食品中尤以己糖分布最广,己糖中最重要的有三种:葡萄糖、果糖、半乳糖。

葡萄糖是最重要的单糖,是为人体提供能量的主要来源。事实上,有些器官完全依靠葡萄糖供给所需的能量。例如,大脑中无能量储备,须由葡萄糖提供,每日需100~120 g葡萄糖。人体血液中的糖,称为血糖,就是葡萄糖,在人血浆中的浓度是5 mmol/L,是人类空腹时唯一游离存在的六碳糖。要维持大脑的正常工作,必须维持一定的血糖水平。因此,在早餐仅提供牛奶加鸡蛋这样的高蛋白质食物是不符合营养学要求的。有些碳水化合物完全由葡萄糖构成,如淀粉;有些则是由葡萄糖与其他单糖缩合而成,如蔗糖。葡萄糖广泛分布于大多数水果和蔬菜中,水果中含量较多,尤以葡萄中的含量最高。

果糖是天然碳水化合物中甜味最高的糖类,其甜度约为蔗糖的1.5倍,主要存在于蜂蜜和水果中,因此,蜂蜜的甜度很大。玉米糖浆含果糖40%~90%,是饮料、冷冻食品、糖果蜜饯生产的重要原料。果糖被吸收后,经肝脏转变成葡萄糖被人体利用,部分可转变为糖原、脂肪或乳酸。

半乳糖是乳糖的重要组成成分,稍有甜味。半乳糖在人体中先转变成葡萄糖后被利用。母乳中的半乳糖是在体内重新合成的,而不是从食物中直接获得的。半乳糖具有重要的生理作用,它是人体神经组织和软骨组织的重要组成成分。

2. 双糖

双糖由两分子单糖缩合而成。常见的天然存在于食物中的双糖有蔗糖、乳糖和麦芽糖等。

蔗糖是由一分子葡萄糖和一分子果糖连接而成的糖，在甘蔗和甜菜中含量较高，日常食用的绵白糖、砂糖、红糖都是蔗糖。多吃糖容易引起龋齿，因此，必须保持牙齿清洁卫生。大量摄入食糖可能致使肥胖症、糖尿病、动脉粥样硬化、冠心病等发病率上升。

麦芽糖又称饴糖，由两分子葡萄糖缩合而成，在麦芽中含量较高。人们吃米饭、馒头时，在细细咀嚼中感到的甜味就是由淀粉水解的麦芽糖。麦芽糖的甜度约为蔗糖的 1/2，是食品工业中的重要糖质原料。

乳糖是由葡萄糖和半乳糖连接而成的糖。乳糖主要存在于动物乳汁中，其甜味仅为蔗糖的 1/6，是婴儿糖类的主要来源。乳糖能保证肠道中最佳菌群结构，促进钙的吸收。有些成人喝牛奶会腹泻，是因为机体内缺乏分解乳糖的酶。

3. 低聚糖(寡糖)

低聚糖是由 3～10 个单糖构成的小分子多糖，其甜度通常是蔗糖的 30%～60%。比较重要的有棉籽糖和水苏糖。棉籽糖由葡萄糖、果糖和半乳糖构成。水苏糖由组成棉籽糖的三糖再加上一个半乳糖组成。

以上两种糖主要存在于豆类食品中，因在肠道中不易被消化吸收，从而产生气体和产物，可能造成肠胀气；而有些寡糖可被肠道有益细菌利用，能够促进这些菌群的繁殖。

4. 多糖

多糖是由 10 个以上单糖分子残基构成的大分子物质，一般不溶于水，无甜味，在酸或酶的作用下水解，水解的最终产物是单糖，包括能被人体消化吸收的淀粉、糖原和不被消化吸收的纤维素、果胶等。

淀粉是由许多葡萄糖组成的、能被人体消化吸收的植物多糖，主要存在于植物种子和根茎中，是人类碳水化合物的主要食物来源，也是最为丰富、最为廉价的能量营养素。根据其结构可分为直链淀粉和支链淀粉(糯性粮食含量较多)。

糖原也称动物淀粉，人体吸收的葡萄糖大约 20%以糖原的形式贮存于肝脏和肌肉中，是葡萄糖在人体内储存的主要形式。当机体需要时，糖原可迅速转化为葡萄糖参与体内代谢。肝糖原能够维持正常的血糖浓度，肌糖原可提供机体运动所需要的能量。

纤维素是广泛存在于植物组织中不被人体消化吸收的多糖。

1.4.2 碳水化合物的生理功能

1. 供给和储存能量

糖原是肌肉和肝脏中碳水化合物的储存形式，肝脏约储存机体内 1/3 的糖原，一旦机体需要，肝脏中的糖原即分解为葡萄糖以提供能量。碳水化合物在体内释放能量较快，供能也快，是脑和神经组织唯一的可利用的能源形式，也是肌肉活动时的主要燃料，对维持神经系统和心脏的正常供能、增强耐力、提高工作效率都有重要意义。每个人膳食中碳水化合物的比例没有规定具体的数值，我国营养专家认为碳水化合物产热量占总热量的 60%～65%为宜。平时摄入的碳水化合物主要是多糖，在米、面等主食中含量较高，摄入碳水化合物的同时，能获得蛋白质、脂类、维生素、矿物质、膳食纤维等其他营养物质。而摄入单糖或双糖如蔗糖，除能补充热量外，不能补充其他营养素。同时，应多食用复合碳水化合物淀粉、不消化的抗性淀粉、非淀粉多糖和低聚糖等碳水化合物；限制纯能量食物如糖的摄入量，提倡摄入营养素、能量密度高的食物，以满足人体能量和营养素的需求及改善胃肠道环境和预防龋齿的需要。

2. 构成组织及重要生命物质

每个细胞都有碳水化合物，其含量为2%～10%，主要以糖脂、糖蛋白和蛋白多糖的形式存在，分布于细胞膜、细胞器膜、细胞质及细胞间质中。糖可与脂类形成糖脂，是组成神经组织与细胞膜的成分；体液中的黏液含有糖蛋白，细胞核中的遗传物质DNA和RNA含有脱氧核糖或核糖，软骨、骨骼、角膜、玻璃体中含有糖蛋白，细胞间质和结缔组织含有氨基多糖；一些具有重要生理功能的物质，如抗体、酶和激素的组成成分也需要碳水化合物的参与。

3. 节约蛋白质的作用

食物中碳水化合物不足，机体不得不动用蛋白质来满足机体活动所需的能量，甚至消耗器官中的蛋白质，如肌肉、肝、肾、心脏中的蛋白质，这会影响机体用蛋白质进行合成新的蛋白质和组织更新，从而对人体及各器官造成损害。体内糖充足时，机体首先利用糖供给热能，可避免人体将蛋白质作为燃料，从而保证蛋白质用于构成机体组织和调节生理机能。因此，完全不吃主食，只吃肉类是不合适的，减肥病人或糖尿病患者最少摄入的碳水化合物不要低于150 g主食。

4. 抗生酮作用

当膳食中糖类摄入不足时，体内脂肪组织中储存的甘油三酯会被分解为脂肪酸，然后氧化供能。如果糖类摄入不足，脂肪酸不能彻底氧化而产生酮体，在体内蓄积，易产生酮血症和酮尿症。膳食中充足的碳水化合物可以防止上述现象的发生，这一作用称为抗生酮作用。

5. 解毒作用

糖类代谢可产生葡萄糖醛酸，葡萄糖醛酸与体内毒素（如药物、胆红素）结合，以消除或减轻这些物质的毒性或生物活性，从而发挥解毒作用。

6. 增强肠道功能

乳糖可促进肠道中有益菌的生长，也可加强钙的吸收。非淀粉多糖如纤维素、半纤维素、果胶及功能性低聚糖等，虽不能在小肠被消化吸收，但能刺激肠道蠕动，有利于防治便秘、预防结肠和直肠癌、防治痔疮等。

案例1-3 糖尿病的秘密

李阿姨身体一直很好，可是不知为什么近期饭量增大，易口渴、尿多、爱上厕所。更奇怪的是，尽管吃得不少，体重却减轻了。李阿姨去医院检查，血液结果显示她的尿糖和血糖偏高，医生说她患上了糖尿病。这个结果让李阿姨不知所措。医生宽慰她说，糖尿病并不可怕，关键是要配合医生治疗。按照医生的食疗建议，李阿姨调整饮食，并定期测量血糖。渐渐地，她发现了一些规律，如果早餐吃馒头、米饭，血糖不易控制；吃窝头、薯类等粗粮，血糖就低。

问题：什么是血糖生成指数？为什么早餐吃馒头、米饭，血糖就高，而吃窝头、薯类等粗粮，血糖就低呢？

1.4.3 碳水化合物摄入量对健康的影响和消化吸收

1. 碳水化合物摄入量对健康的影响

1）碳水化合物摄入不足的表现

碳水化合物长期摄入不足时，会导致人体蛋白质营养不良。禁食、过度活动或激素失调等原因可使血液中葡萄糖值降到正常值以下，引发低血糖症，最严重的后果是中枢神经系统紊乱，甚至会引起低血糖昏迷乃至死亡。

2）碳水化合物摄入过量的表现

碳水化合物摄取过多时，对人体的健康同样造成不利影响。机体获得的能量超出了消耗，多余的能量将转化为脂肪储存在人体的皮下和内脏周围，且这种储存几乎无限。因此，碳水化合物摄入过多将导致肥胖，而肥胖又是很多疾病的诱因。

随着食品工业的发展，精制糖（主要是蔗糖）的消费持续增加，这对人类健康带来了不利的影响。蔗糖是一种酸性极强的食品，会使血液迅速酸性化，造成酸性体质，降低身体免疫系统的功能，降低白细胞的杀菌能力，同时又有导致缺钙的风险。除可引起龋齿外，很多资料显示，随着蔗糖摄入量的增加，冠心病的发病率也呈现上升态势，且因食糖引起的高脂血症日后可以促成动脉粥样硬化。因此，碳水化合物的摄入应该适量。

2. 碳水化合物的消化吸收

碳水化合物的消化吸收主要在小肠内进行。在肠道中，部分膳食纤维可被肠道细菌作用，产生水分、气体和短链脂肪酸，可被吸收，产生热能；有一部分人患乳糖不耐受症，他们不能或少量地分解、吸收乳糖，大量乳糖因未被吸收而进入大肠，在肠道细菌的作用下产酸、产气、引起胃肠不适、胀气、痉挛和腹泻等。

1.4.4 碳水化合物的食物来源和推荐摄入量

1. 食物来源

膳食中碳水化合物的主要来源为植物性食物，如谷类、豆类、薯类等，它们的主要成分是淀粉，如粮谷类含淀粉为70%～75%、薯类为20%～25%；蔬菜、水果等也是人体碳水化合物的重要来源，它们除含有少量的单糖、双糖外，也是维生素和果胶的主要来源，如根茎类蔬菜为10%～30%、大豆类为20%～25%、其他豆类为40%～60%；乳糖只存在于哺乳动物的乳汁中，蔗糖等精制糖也是人体碳水化合物的一个来源。

2. 推荐摄入量

我国以粮食作为主食，通常不会出现碳水化合物的缺乏。考虑三大产热营养素的平衡，膳食中碳水化合物的推荐摄入量一般以占总热量的55%～65%为宜。对于一般劳动者，折算成碳水化合物的量，约为350 g；或粮食，约400 g。

任务1.5 认识能量

能量

任务引入

案例1-4 我国居民超重、肥胖问题依然凸显

《中国居民营养与慢性病状况报告(2020年)》显示，目前我国居民超重、肥胖问题较《中国居民营养与慢性病状况报告(2015年)》调查结果更为凸显，城乡各年龄组居民超重、肥胖率继续上升，有超过一半的成年居民超重或肥胖，6～17岁、6岁以下人群超重、肥胖率分别达到19%和10.4%。专家分析，居民膳食脂肪供能比持续上升，能量摄入和能量支出不平衡是个体超重、肥胖的直接原因。

问题：影响能量消耗的因素有哪些？成人的能量需要为多少？能量的主要食物来源有哪些？

人和其他任何动物一样，每天都必须以食物的形式从外界获取能量，以满足一切生命活动和从事各种体力劳动的需要。这些能量来源，主要是食物中的碳水化合物、脂肪、蛋白质三种营养素。机体即使处于安静状态下，也需要消耗能量以维持正常的心跳、呼吸、体温和腺体分泌等生理活动。如果人体摄入能量不足，机体会动用自身能量储备，甚至消耗自身组织来满足生命活动对能量的需求。若长期处于能量不足状态，则可导致生长发育缓慢、消瘦、活力消失甚至生命活动停止而死亡。相反，如果能量摄入过剩，会以脂肪形式储存于体内，易使人发生脂肪堆积，引起肥胖疾病，并成为心血管疾病、某些癌症、糖尿病的诱发因素。一般情况下，健康人从食物中摄取的能量和所消耗的能量应保持平衡状态。

1.5.1 能量的消耗途径

人体能量的需要与消耗是一致的。健康成年人的能量消耗主要用于维持基础代谢、体力活动和食物生热效应。其中，体力活动是影响能量消耗的最为重要的因素。对于儿童、青少年、孕妇、乳母，还应包括生长发育及分泌乳汁等特定机能的能量需要。疾病恢复期病人还包括组织和机体修复的能量消耗。

1. 基础代谢

基础代谢(BM)是指维持人体生命活动所必需的最基本能量消耗，即人体在清醒、空腹(食后12～14 h)、安静而舒适的环境中(室温20～25℃)，无任何体力活动和紧张的思维活动，全身肌肉松弛，消化系统处于静止状态下的能量消耗。也就是人体用于维持呼吸、心跳、体温、血液循环、各器官组织和细胞功能等最基本的生命活动的能量消耗。这种状况下测定的能量消耗量比一般休息状况下要低，但高于睡眠时的能量消耗。基础代谢一般占人体总能量消耗的60%～70%，是人体能量消耗的最主要部分。

1）基础代谢率

基础代谢的水平用基础代谢率(BMR)表示，是指单位时间内人体单位体表面积(m^2)或单位体重(kg)基础代谢所消耗的能量，单位为kJ/(m^2·h)或kcal/(m^2·h)。基础代谢与体表面积密切相关，体表面积又与身高、体重有密切关系。表1-9列出了不同年龄的基础代谢率(BMR)。

表1-9 人体基础代谢率(BMR)

年龄/岁	男		女		年龄/岁	男		女	
	kJ/(m^2·h)	kcal/(m^2·h)	kJ/(m^2·h)	kcal/(m^2·h)		kJ/(m^2·h)	kcal/(m^2·h)	kJ/(m^2·h)	kcal/(m^2·h)
1	221.8	53.0	221.8	53.0	5	206.3	49.3	202.5	48.4
3	214.6	51.3	214.2	51.2	7	197.9	47.3	200.0	45.4

（续表）

年龄/岁	男		女		年龄/岁	男		女	
	kJ/(m²·h)	kcal/(m²·h)	kJ/(m²·h)	kcal/(m²·h)		kJ/(m²·h)	kcal/(m²·h)	kJ/(m²·h)	kcal/(m²·h)
9	189.1	45.2	179.3	42.8	40	151.9	36.3	146.0	34.9
11	179.9	43.0	175.1	42.0	45	151.5	36.2	144.3	34.5
13	177.0	42.3	168.5	40.3	50	149.8	35.8	139.7	33.9
15	174.9	41.8	158.8	37.9	55	148.1	35.4	139.3	33.3
17	170.7	40.8	151.9	36.3	60	146.0	34.9	136.8	32.7
19	164.0	39.2	148.5	35.5	65	143.9	34.4	134.7	32.2
20	161.5	38.6	147.7	35.3	70	141.4	33.8	132.6	31.7
25	156.9	37.5	147.3	35.2	75	138.9	33.2	131.0	31.3
30	154.0	36.8	146.9	35.1	80	138.1	33.0	129.3	30.9
35	152.7	36.5	146.9	35.0					

2）影响基础代谢率的因素

（1）体形。瘦体组织的能量消耗显著大于脂肪组织。同等重量下，瘦高者基础代谢率高于矮胖者，一定是瘦的人体表面积大、瘦体组织较多所致。这也是男性的基础代谢率高于女性5%～10%的原因。

（2）年龄。在生长期，若生长激素刺激细胞代谢，BMR 可提高 15%～20%。婴幼儿生长发育快，基础代谢率高，随着年龄的增长，基础代谢率逐渐降低。一般成年人基础代谢率低于儿童，老年人低于成年人。

（3）性别。女性瘦体组织所占比例低于男性，脂肪的比例高于男性。因此，女性的基础代谢率低于男性。妇女孕期或哺乳期因需要合成新组织，基础代谢率会提高。

（4）内分泌。许多激素对细胞代谢起调节作用，如甲状腺体分泌异常时，可以影响基础代谢。若甲状腺功能亢进，会促使甲状腺素分泌增多，从而导致基础代谢率提高。

（5）不同病理状况。发热会提高 BMR，体温每上升 0.56 ℃，BMR 约提高 7%。肿瘤、心功能衰竭和呼吸系统疾病等可增加细胞活动，也可提高 BMR。饥饿或营养不良等异常状态，瘦体组织减少，会使 BMR 降低。

（6）环境。在低温环境中，BMR 增加以产生更多的热能来维持正常体温。而在高温环境中，人的基础代谢率相对较低。

（7）体力活动的能量消耗。通常各种体力活动所消耗的能量占人体能量消耗的 15%～30%，这是人体能量消耗中变动最大的部分。体力活动一般包括职业活动、社会活动、家务活动和休闲活动等，其中，因职业不同造成的能量消耗差别最大。影响体力活动能量消耗的因素主要有劳动强度、肌肉发达程度、体重、工作熟练程度等。我国人群的劳动强度分为轻、中、重 3 级，见表 1-10。利用 PAL 值（体力活动水平）可计算出不同活动水平人群的每日能量需要量。

表 1-10 建议中国成人活动水平分级

活动水平	职业工作时间分配	工作内容举例	PAL[①]
轻体力活动水平	75%时间坐或站立	办公室工作、修理电器钟表、售货员、酒店服务员、化学实验操作、讲课等	1.50
	25%时间站或活动		
中体力活动水平	25%时间坐或站立	学生日常活动、机动车驾驶、电工安装、车床操作、金工切割等	1.75
	75%时间特殊职业活动		
重体力活动水平	40%时间坐或站立	非机械化农业劳动、炼钢、舞蹈、体育运动、装卸、采矿等	2.00
	60%时间特殊职业活动		

① PAL，即 24 h 总能量消耗量除以 24 h 基础代谢量。

2. 食物热效应

食物热效应(TEF)过去被称为食物的特殊动力作用(SDA)，是指摄食后引起的能量消耗增多的现象。即人体摄食后，消化系统对食物中的营养素进行消化、吸收，转运至血液循环系统，还需要进一步代谢和转化、排泄，这一过程需要额外消耗能量，同时引起体温的升高和热量散发。TEF 在进食 2 h 后达最高点，一般 3～4 h 后恢复正常。摄取不同的食物，TEF 也不同。糖类、脂肪和蛋白质的 TEF 分别可使本身能量消耗增加 5%～10%、0%～5%和 20%～30%。一般成人摄入混合膳食，每日 TEF 约为每日基础代谢的 10%，约 628 kJ(150 kcal)。

3. 生长发育及孕妇、乳母对能量的需求

婴幼儿、儿童、青少年的生长发育需要能量，主要包括机体生长发育中形成新的组织，以及新生成的组织进行新陈代谢所需要的能量。婴儿每增加 1 g 体重约需 20.9 kJ(5 kcal)能量。能量摄入必须与生长速度相适配，能量不足，生长便会减慢甚至停止。孕妇为了满足胎儿的生长发育和自身的孕期需要，需要补充能量。乳母合成和分泌乳汁也需要额外补充能量。

1.5.2 能量的供给与食物来源

1. 食品中能量的计算

能量的单位推荐用千焦(kJ)或焦耳(J)，当以千卡(kcal)作为能量单位，应最好同时标示千焦(kJ)。兆焦(MJ)、千卡和千焦之间存在以下数值换算关系：

$$1\ \text{MJ} = 103\ \text{kJ} = 106\ \text{J}$$

$$1\ \text{kcal} = 4.184\ \text{kJ}$$

$$1\ \text{kJ} = 0.239\ \text{kcal}$$

每克糖类、脂肪、蛋白质在体内氧化产生的能量数值被称为能量系数。食物中每 1 g 糖类、脂肪和蛋白质在体外弹式热量计内充分氧化燃烧可分别产生 17.15 kJ、39.54 kJ 和 23.64 kJ 的能量，但三大物质在体内消化率一般分别为 98%、95%和 92%，吸收后的糖类和脂肪在体内能够完全氧化为 H_2O 和 CO_2，其产热量与体外相同。但蛋白质在体内不能完全氧化，其终产物除 H_2O 和 CO_2 外，还有尿素、尿酸、肌酐等含氮物质通过尿液排出体外。若把 1 g 蛋白质在体内氧化产生的最终产物在体外测热器中继续燃烧可产生 5.44 kJ 的热量。因

此，这三种产能营养素的净能量系数为：

1 g 碳水化合物：17.15 × 98% = 16.81(kJ)(4 kcal)

1 g 脂肪：39.54 × 95% = 37.56(kJ)(9 kcal)

1 g 蛋白质：(23.64 − 5.44) × 92% = 16.74(kJ)(4 kcal)

另外，酒中的乙醇也能提供较高的热能，每克乙醇在体内可产热能 29.29 kJ(7 kcal)。一定量食品的能量计算公式如下：

食品能量(kcal) = 蛋白质量 × 4 + 脂肪量 × 9 + 碳水化合物量 × 4

2. 能量的供给

能量的供给应依据能量的需要而定，不同人群的需要和供给量各不相同。中国居民成人膳食能量需要量(EER)见表 1 - 11。

表 1 - 11 中国居民成人膳食能量需要量(EER)

性别	年龄/岁	轻体力活动水平		中体力活动水平		重体力活动水平	
		(MJ/d)	(kcal/d)	(MJ/d)	(kcal/d)	(MJ/d)	(kcal/d)
男性	18	9.41	2250	10.88	2600	12.55	3000
	50	8.79	2100	10.25	2450	11.72	2800
	65	8.58	2050	9.83	2350	—	—
	80	7.95	1900	9.2	2200	—	—
女性	18	7.53	1800	8.79	2100	10.04	2400
	50	7.32	1750	8.58	2050	9.83	2350
	65	7.11	1700	8.16	1950	—	—
	80	6.28	1500	7.32	1750	—	—

人体所需的能量，源于食物中的碳水化合物、脂肪和蛋白质这三种产能营养素。在一般情况下，碳水化合物是主要能量来源，其次是脂肪，蛋白质的主要作用不是供能。碳水化合物与脂肪在很大程度上能够相互转化，并具有对蛋白质的节约作用。三大营养素还有其他生理功能，故三大产能营养素在总能的供给中应有合适的比例。过去西方国家的高脂肪、高蛋白膳食结构给当地居民的身体健康带来了许多不良影响。根据我国居民饮食习惯以及膳食与健康的调查资料，成人碳水化合物供给的能量以占总能量的 50%～65%、脂肪占 20%～30%、蛋白质占 10%～15%为宜。年龄越小，蛋白质及脂肪占总能量的比例应适当提高。成人脂肪摄入量一般不宜超过总能量的 30%。

3. 能量的食物来源

粮谷类和薯类食物含碳水化合物较多，是我国居民膳食中最经济的主要能量来源；油料作物富含脂肪；动物性食物一般比植物性食物包含更多的脂肪和蛋白质；但大豆和一些硬果类(如花生、核桃等)例外，它们含丰富的油脂和蛋白质，是膳食能量辅助来源之一；蔬菜和水果一般含能量较少。

任务 1.6 认识矿物质

任务引入

地壳土壤中含有 92 种天然元素，在人体中几乎都能被检测到。人体内除碳、氢、氧、氮以有机化合物形式存在外，其余各种元素，无论其含量多少，统称为无机盐、矿物质或灰分。虽然人体内矿物质的总重量仅占人体体重的 4%（碳、氢、氧、氮约占体重的 96%），但同样是人体内一类重要的营养素。矿物质的种类及各种矿物质的生理功能有哪些？摄入量对健康又有哪些影响？

1.6.1 矿物质的分类及特点

1. 矿物质的分类

人体内的矿物质有 50 多种，其中有 20 多种被认为是人体所必需的，根据矿物质在人体内含量的多少，可将它们分为常量元素和微量元素两大类。

1）常量元素

一般将含量占人体重量 0.01%以上的元素称作常量元素，也称宏量元素，包括钙、镁、钾、钠、磷、氯、硫 7 种元素。

2）微量元素

含量占人体重量 0.01%以下的元素称为微量元素，也称痕量元素，其中有 14 种已被公认为必需微量元素，即铁、碘、铜、锌、钴、锰、钼、硒、铬、镍、锡、硅、氟、钒。

2. 矿物质的特点

矿物质与其他营养素不同，无法在体内生成，且除非被排出体外，否则不可能在体内消失。因此，必须通过膳食补充。体内矿物质的特点如下：①分布极不均匀；②其含量随年龄增加而增加，但元素间比例变动不大；③元素之间尚存在拮抗与协同作用；④元素特别是微量元素的摄入量具有明显的剂量反应关系。

人体中的这些矿物质成分不仅是构成机体骨骼支架的成分，而且在维持机体的神经、肌肉的正常生理功能中发挥着十分重要的作用，同时还参与体液渗透压和酸碱度的调节，又是机体多种酶的组成成分之一，或者是某些具有生物活性的大分子物质的组成部分。它们在组织中的含量相对恒定，一旦缺乏就会引起人体生理功能障碍，甚至引起组织结构的变化，形成缺乏症。由于新陈代谢，每天都有一定数量的矿物质通过各种途径排出体外，因而必须通过膳食予以补充。大多数矿物质在食物中的分布广泛，在平衡膳食的情况下，一般可以满足人体的正常需求，但当膳食调配不当或在一些特殊生理条件下，对某些元素的需求量会增多，或人体处于一些特殊的地理环境下，有可能产生缺乏症。从实用营养的观点来看，比较容易缺乏的矿物质主要有钙、铁、碘和锌。

矿物质在人体内的分布极不均匀，其主要生理功能可概括为以下几个方面。

(1) 矿物质(无机盐)是构成细胞、组织的成分。

(2) 矿物质调节细胞膜的通透性，维持正常渗透压及酸碱平衡。

(3) 矿物质是激素、维生素、蛋白质和多种酶的构成成分或活性因子。

(4) 矿物质维持神经肌肉的兴奋性，参与神经活动和肌肉收缩。

1.6.2　钙

钙是人体内含量最多的一种无机元素，也是人体内重要的元素之一。正常成年人体内钙的含量为 850～1 200 g，占体重的 1.5%～2.0%。钙对人体有着极为重要的生理功能，也是我国居民最容易缺乏的矿物质。

1. 钙的生理功能

1) 钙是构成骨骼和牙齿的主要成分

骨骼和牙齿是人体含钙量最高的组织，约占人体总钙量的 99%，存在形式主要为羟基磷灰石；其余的 1%大多以离子或结合状态存在于软组织、细胞外液和血液中，这部分钙统称为混溶钙池，它与骨骼中的钙维持着动态平衡。机体生长越快，所需的钙就越多。所以，生长发育极为旺盛的儿童、青少年往往比成年人需要更多的钙，以满足其正常生长发育的需求。

2) 钙能维持心跳规律和神经、肌肉活动的正常兴奋性

人体神经肌肉的兴奋性，神经冲动的传导、心脏的正常搏动等都依靠混溶钙池中钙浓度的正常。混溶钙池中的钙是维持所有细胞正常生理状态所必需的。只有钙、镁、钾和钠等离子保持一定的比例，组织才能表现出适当的感应性。当混溶钙池中钙浓度下降时，会引发神经肌肉兴奋性的增强，从而引起抽搐。反之，则可抑制神经、肌肉的兴奋性。

3) 钙能调节人体酶的活性

人体内许多酶的活性调节需要钙的参与，钙还是体内许多酶的组成成分。当钙含量下降时，就会引起酶的活性降低，从而使血液的凝固、激素的分泌等功能受到影响。

2. 吸收与代谢

1) 吸收

钙在小肠通过主动转运与被动转运被吸收，一般钙吸收率为 20%～60%。钙吸收受膳食中草酸盐、植酸盐、膳食纤维的影响，脂肪消化不良可使未被吸收的脂肪酸与钙形成皂钙，进而影响钙的吸收。膳食中如维生素 D、乳糖、蛋白质有促进钙吸收的作用。除此之外，肠内的酸度影响钙的吸收，钙的吸收还与机体状况有关。

2) 排泄

钙在体内代谢后主要通过肠道排出，钙从尿中排出的量约为摄入量的 20%。在高温作业和哺乳期，还可通过汗和乳汁排出。

3) 储留

钙在体内的储留受膳食供给水平及人体对钙的需要程度等因素影响。

3. 缺乏症和过量症对健康的影响

钙缺乏主要影响人体骨骼的发育和结构，表现为骨骼病变。儿童时期生长发育旺盛，对钙

的需要量较大，如果长期摄入不足，并常伴蛋白质和维生素D的缺乏，就会造成骨质生长不良和骨化不全，会出现囟门晚闭、出牙晚、“鸡胸”、佝偻病、生长迟缓、甚至骨骼变形。成年人则患骨质软化症和骨质疏松病，容易发生骨折，并伴有出血和瘫痪等疾病。老年人则因骨骼缺乏钙质而患骨质疏松等疾病。

摄入充足的钙必不可少，但摄入过量的钙会增加肾结石的危险性，并会影响其他元素的生物利用率。

4. 食物来源和参考摄入量

钙的食物来源应考虑钙含量及利用率。奶及奶制品不仅含钙丰富，而且吸收率高，是钙的最佳食物来源。发酵的酸奶更有益于钙的吸收。小虾皮、海带、蛋黄、豆类、油料种子及蔬菜等含钙也很丰富。

中国营养学会推荐钙的每日适宜摄入量为：出生到0.5岁婴幼儿为300 mg，0.5～1岁400 mg，4～10岁800 mg，11～18岁1 000 mg，18岁以上800 mg；妊娠晚期孕妇与乳母为1 200 mg，妊娠早期孕妇及50岁以上者为1 000 mg。我国成年人钙的可耐受最高摄入量为2 g。常用食物中钙的含量如表1－12所示。

表1－12 常用食物中钙的含量

单位：mg/100 g

食物名称	含钙量	食物名称	含钙量	食物名称	含钙量
牛奶	104	海带	1 177	大白菜	69
鸡蛋	48	木耳	357	小白菜	93～163
奶酪	590	黄豆	191	油菜	140
标准粉	27	豆腐	164	韭菜	42
标准米	14	芝麻酱	1 170	干黄花菜	301
虾皮	2 000	花生仁	284	芥蓝	128
猪肉(瘦)	11	核桃仁	119	葱头	24
牛肉	6	南瓜仁	235	枣(干)	64
羊肉	15	玉米面	22	马铃薯	8
鸡肉	11	小黄鱼	78	发菜	875

5. 预防钙缺乏的措施

钙缺乏的产生有许多原因，尤其是中老年人，与衰老、内分泌及户外活动减少等许多因素有关。但从我国营养调查的结果来看，膳食中钙的供给量不足、钙的吸收率低是一个关键原因。因而，从烹饪营养学的角度，钙缺乏症的预防可以从以下几个方面进行。

1）选择钙含量高的食物

乳类及乳制品是钙的最佳来源，不但含量高，而且吸收利用好，因此，应增加乳类及乳制品的生产及供应。许多动物性食物钙的含量也较高，特别是水产品，如鱼类、小虾及各种家畜，家禽的带骨肉也含有较丰富的钙。除此之外，大豆含钙量也较多，特别是豆制品，加工过程除去了部分膳食纤维和植酸，钙的吸收率可明显提高。

2）调整膳食结构，增加食物中钙的吸收

从我国居民的膳食结构分析，钙的缺乏与膳食结构存在一定的关联。主要是部分人群中植物性食物所占的比例过高，不利于食物中钙的消化吸收。因而，调整膳食结构，适当增加动物性食物的比重，对钙缺乏的预防极为重要。

3）采用适当的烹调方法，增加食物中钙的吸收

合理的烹调方法，可以从两个方面增加钙的吸收。一是减少不利于钙吸收的因素，例如将含草酸多的蔬菜进行焯水处理，通过面团发酵减少粮食中的植酸含量等；二是改变食物中钙的存在状态，即通过一定的烹调方法，使食物组织中结合状态的钙转变为游离钙，增加钙的吸收，如烹调带骨肉时，用加醋的方法能够明显增加钙的溶出，从而增加钙的吸收利用率。

另外，增加户外活动，可减缓骨骼的衰老；多晒太阳，增加皮肤中维生素 D 的转化，也是预防钙缺乏的有效途径。

1.6.3　铁

铁是人体必需微量元素中含量最高的一种，成年人体内含铁总量为 4～5 g。其中有 60%～70%存在于血红蛋白中，3%存在于肌红蛋白，1%为含铁酶类。以上铁的存在形式又称为功能性铁，其余约有 30%为储存形式的铁。铁在体内的含量根据年龄、性别、营养和健康状况等因素存在较大的个体差异，铁缺乏仍是目前世界性的营养问题之一。

1. 生理作用

铁是血液的重要组成成分，参与血红蛋白的合成，参与体内氧与二氧化碳的转运、交换和组织呼吸过程。铁还是血红蛋白与肌红蛋白、细胞色素 A 以及某些呼吸酶的成分。铁是构成细胞色素过氧化氢酶、过氧化物酶等的重要成分，参与组织呼吸，推动生物氧化还原反应，对于维持中枢系统的正常功能具有一定的作用。

2. 铁缺乏及缺铁性贫血对健康的影响

当体内缺铁时，铁损耗可分三个阶段，即铁减少期、红细胞生成缺铁期和缺铁性贫血期。铁缺乏会导致工作效率降低、学习能力下降、冷漠、呆板，儿童则表现为易烦躁、抗感染能力降低。

3. 吸收与代谢

植物性食物中铁吸收率较动物性食物(除蛋类)低。铁在食物中主要以三价铁(非血色素铁)形式存在，少数食物中为还原铁(血色素铁)形式。非血色素铁在体内吸收过程受膳食因素的影响，如粮谷和蔬菜中的植酸盐、草酸盐以及存在于茶叶及咖啡中的多酚类物质等均可影响铁的吸收。除此之外，无机锌与无机铁之间有较强的竞争作用，互有干扰吸收作用。但维生素 C、某些单糖、有机酸以及动物肉类有促进非血色素铁吸收的作用。核黄素对铁的吸收、转运与储存均有良好影响。

4. 食物来源与参考摄入量

铁的良好来源为动物肝脏、动物全血、畜禽肉类、鸡蛋、鱼类等。但奶的含铁量较少，牛奶的含铁量更低，长期以牛奶喂养的婴儿应及时补充含铁量丰富的食物。海带、芝麻的铁含量较高，豆类及红薯(又叫甘薯)、蛏子、蚌肉、油菜、芹菜、藕粉的含铁量也较为丰富。

婴幼儿由于生长较快，铁的需要量相对较高，需从食物中获得铁的比例大于成人；妇女月经期铁损失较多；孕期铁的需要量增加，为此，摄入量应适当增多。

中国营养学会推荐铁的适宜摄入量：成年男子 15 mg/d，成年女子 20 mg/d，孕妇乳母 25～35 mg/d，老年人 15 mg/d，成年人可耐受铁的最高摄入量为 50 mg/d。

1.6.4 碘

碘是人体正常代谢不可或缺的微量元素，人体内含碘量为 20～50 mg，相当于 0.5 mg/kg。甲状腺组织含碘最多，约占体内总碘量的 20%。

1. 生理作用

碘是合成甲状腺素的原料，它在机体内并无独立的作用，故其生理作用通过甲状腺素的作用表现出来。甲状腺素有调节机体能量代谢、促进体格(包括身高、体重、骨骼、肌肉)发育的作用。

2. 碘缺乏症与碘过量的影响

碘缺乏可引发甲状腺肿大。因碘缺乏多由环境、食物缺碘所致，常为地区性，称为地方性甲状腺肿。孕妇严重缺碘，会累及胎儿发育使新生儿生长受损，导致呆小病。采用碘化食盐(也有采用碘化油)方法，可以预防碘缺乏。碘摄入过量可造成高碘甲状腺肿，常见于摄入含碘高的饮水、食物，以及在治疗甲状腺肿等疾病时使用过量的碘制剂等情况；只要限制高碘食物，即可进行防治。

3. 吸收与代谢

食物中碘离子极易被吸收，进入胃肠道后 1 小时内大部分被吸收，3 小时后完全吸收。吸收后的碘，迅速转运至血液，与血液中蛋白质结合，并遍布各组织中。

4. 食物来源与参考摄入量

人体所需要的碘，一般从饮水、食物和食盐中获取。含碘较高的食物有海产品，如海带、紫菜、鲜鱼、蛤干、干贝、虾、海参及海蜇等。蛋、奶的碘含量较高，大于一般的肉类，肉类大于淡水鱼。植物性食物含碘量最低，尤其是蔬菜和水果。

人体对碘的需要量取决于对甲状腺素的需要量。中国营养学会提出碘的推荐摄入量为：成年人 150 μg/d，孕妇乳母 200 μg/d。成年人可耐受碘的最高摄入量为 2 000 μg/d。

1.6.5 锌

成年人体内含锌量为 2～2.5 g，主要存在于肌肉、骨骼、皮肤中。锌在人体中虽是微量元素，但作用却极为重要。

1. 锌的生理功能

锌的生理功能表现在以下方面。

(1) 锌是酶的组成成分或酶的激活剂。人体约 80 种酶的活性与锌有关,如碳酸酐酶、碱性磷酸酶、乳酸脱氢酶、羧肽酶、RNA 聚合酶、DNA 聚合酶等。

(2) 促进生长发育与组织再生。锌与蛋白质和核酸的合成,细胞生长、分裂和分化等过程都密切相关。

(3) 促进维生素 A 代谢和维护正常视力。在维护皮肤和毛发健康及细胞膜的完整方面发挥着重要作用。

(4) 促进食欲和提高免疫功能。锌通过参与构成唾液蛋白而对味觉与食欲产生作用。

2. 锌的缺乏与过量对健康的影响

(1) 锌缺乏表现。生长迟缓、食欲不振、味觉迟钝甚至丧失、皮肤创伤不易愈合、易感染、性成熟延迟等。

(2) 锌过量表现。常可引起铜的继发性缺乏,使机体的免疫功能下降。

3. 吸收与代谢

锌在小肠被吸收后,与血浆白蛋白或运铁蛋白结合,分布于各器官组织。

4. 食物来源与参考摄入量

1) 食物来源

锌的食物来源广泛,一般贝壳类海产品、红色肉类、动物肝脏都是锌的优质食物来源,干果类、谷类胚芽和麦麸也富含锌,而一般植物性食物含锌较低。牡蛎含锌量最高(每 100 g 含锌高达 100 mg 以上)。

2) 推荐摄入量

中国营养学会提出锌的推荐摄入量为:成年男子 15 mg/d,成年女子 11.5 mg/d,50 岁以上人群 11.5 mg/d,孕妇 16.5 mg/d,乳母 21.5 mg/d。某些食物中的含锌量如表 1-13 所示。

表 1-13 某些食物中的含锌量

单位:mg/kg

含锌量	食物名称
<5	黄瓜、橘子、苹果、大米、玉米
5~20	小麦、沙丁鱼、鳕鱼、萝卜、马铃薯
20~50	肉类、肝、蛋类、花生、核桃、茶叶
>1000	牡蛎、鲱鱼

1.6.6 其他必需微量元素

其他必需微量元素的有关情况如表 1-14 所示。

表 1－14　其他必需微量元素的有关情况

微量元素	食物来源	主要生理功能	主要缺乏症	每日供给量
镁	谷类、豆类、蔬菜、动物肝脏等	参与骨骼和牙齿的组成；细胞内液的重要阳离子；能激活多种酶；维持核酸结构的稳定性，抑制神经兴奋性，参与体内蛋白质合成、肌肉收缩和调节	神经反射亢进或减退；肌肉震颤，手足抽搐；心动过速，心律不齐；情绪不安，易激动	成人 200～300 mg，孕妇＋25 mg，乳母＋75 mg
铜	谷类、豆类、坚果类、肉类和蔬菜	是各种含铜金属酶和含铜蛋白质的成分，催化血红蛋白的合成	贫血，白细胞减少，生长发育迟缓，情绪易激动	成人每千克体重 30 μg。儿童每千克体重 80～100 μg，孕妇、乳母应适当增加
钼	谷类和豆类	是一些重要氧化酶的成分	未见报道	每千克体重 2 μg
铬	动物蛋白（鱼除外）、谷类、豌豆、胡萝卜等	可激活胰岛素，是维持正常葡萄糖代谢所必需的物质	糖耐量受到损害，可导致糖尿病及高血糖症；也是引起动脉粥样硬化的原因之一	成人 2～25 μg
锰	谷类、豆类、干果类和叶菜类	促进正常成骨作用；可活化一些酶系统；促进生长发育	动物缺乏可见生长停滞，骨骼畸形，生殖机能紊乱	成人 5～10 μg
硒	谷类和海产品、肝、肾及肉类	是谷胱甘肽过氧化物酶的成分	动物缺乏硒与心脏病有关；人缺乏硒会发生“克山病”“心肌坏死”	成人 50 μg
氟	主要通过饮水获得，但某些地区和食物中含量很高	是牙齿和骨骼的成分，可预防龋齿	儿童龋齿发病率增高；成人则引起骨质疏松（如摄入量过高，可引起氟中毒，出现骨骼、肾脏损害）	成人 0.5～1.5 μg

任务 1.7　认识维生素

维生素

任务引入

案例 1－5　维生素的故事

维生素为人类健康发挥着举足轻重的作用。维生素的发现史实际上就是人类与疾病不屈不挠的斗争史。历史上，维生素缺乏给人类带来了无数的苦难，而维生素 A、B、C 等的发现，充满着神奇而又悲壮的色彩。

人类对维生素的认识可以追溯到 3 000 多年前对夜盲症的认识，当时古埃及人发现夜盲症可被某些食物治愈，虽然人们无法作出正确的解释，但肯定夜盲症与某类物质（维生素 A）缺乏有关，这是人类对维生素最初的朦胧认识。1913 年，美国的戴维斯等 4 位科学家经动物实验发现：鱼肝油可以治愈夜盲症，并从鱼肝油中提纯一种黄色黏稠液体，这种提纯物质的效力比鱼肝油大几百倍，只要一丁点儿就能治好夜盲症，自此这种物质的神秘面纱逐渐被揭开。1920 年英国科学家曼俄特将其正式命名为维生素 A。

问题：维生素有哪些种类？对人体起到怎样的生理作用？维生素缺乏或过量会引起哪些主要病症？各类维生素的食物含量特点如何？

维生素是人体不能合成、不参与机体组织构成、不提供能量，但维持机体生命所需的一类微量、低分子有机化合物。维生素不仅是防止多种营养缺乏病的必需营养素，而且具有预防多种慢性、退行性疾病的保健功能。

维生素的命名方法有 3 种，一是按照发现次序，以英文字母顺序命名，如维生素 A、维生素 B、维生素 C、维生素 D、维生素 E(但维生素 K 是按其营养功能名称的第一个字母命名的)等；二是按照化学结构命名，如视黄醇、硫胺素、核黄素、生育酸等；三是按照其特有的生理功能命名，如抗干眼症因子、抗癞皮病因子、抗坏血酸等。这三种命名法常混合使用。

维生素的种类繁多，化学结构差异显著，通常按照其溶解性分为水溶性和脂溶性两大类。

水溶性维生素包括维生素 B_1、维生素 B_2、维生素 B_6、维生素 B_{12}、维生素 C、维生素 PP、叶酸、泛酸、生物素等。水溶性维生素可通过血液吸收，尿液排出，在体内少量储存，营养状况大多可以用血液或尿液进行评价。水溶性维生素若摄入不足，会迅速导致缺乏症产生。摄入过量时，一般对机体无毒害作用，但会干扰其他营养元素的吸收代谢。

脂溶性维生素包括维生素 A、维生素 D、维生素 E、维生素 K。它们溶解于脂肪及有机溶剂，不溶于水。在食物中与脂类共同存在，在肠中吸收时随着脂肪经淋巴系统吸收，小部分从胆汁排出，其余积存于体内脂肪组织中。摄入或吸收不足时，缺乏症状出现缓慢，但摄入过量会引起体内超负荷，从而造成中毒。

1.7.1 脂溶性维生素

1. 维生素 A

1) 维生素 A 的理化性质

维生素 A 的化学名为视黄醇，又称抗干眼症维生素，它包括了所有具有视黄醇生物活性的化合物。动物性食物中含有的视黄醇和视黄酰酯为已形成的维生素 A。植物来源的类胡萝卜素，又称维生素 A 原，能在体内转化为维生素 A，是机体维生素 A 的重要来源。自然界中有 50 多种类胡萝卜素能在体内转化生成视黄醇。其中，最重要的是 β-胡萝卜素。

维生素 A 与类胡萝卜素均溶于脂肪及大多数有机溶剂中，不溶于水，耐碱不耐酸。天然存在于动物性食品中的维生素 A 相对较为稳定，一般烹调和罐头加工都不易被破坏，易受强光、紫外的氧化破坏。油脂在氧化酸败过程中，其所含有的维生素 A 会受到严重损害。类胡萝卜素性质较维生素 A 活泼，加工与储存中脂溶性维生素很容易失活。但食物中的磷脂、维生素 E 及其他抗氧化剂能够提高胡萝卜素和维生素 A 的稳定性，有利于维生素 A 的保存。

2) 维生素 A 的生理功能

(1) 维持正常视觉。维生素 A 最常见的作用是暗光下保持一定视力。人眼视网膜上含两种光接收器，即对暗光下敏感的杆状细胞及对强光敏感的锥状细胞。视紫红质是视网膜杆状细胞内的光敏感色素，由顺式视黄醛与暗视蛋白结合而成。其原理是视紫红质在强光中分解为反式视黄醛与视蛋白，反式视黄醛经还原为反式视黄醇，再经酶作用重新转化为顺式视黄醛，在暗光下，顺式视黄醛与视蛋白重新结合成视紫红质，在此过程中形成视觉，并损失部分维生素A。暗适应快慢取决于进入暗处前照射光的性质及机体内维生素A水平，机体缺乏维生素A时，人的暗适应能力下降，当机体严重缺乏维生素A时，会发生干眼症甚至导致夜盲。

(2) 其他功能。维持皮肤和黏膜健康；增强生殖功能，促进生长发育；促进生长和骨骼发育；增强免疫与抑制肿瘤的作用；具有抗氧化功能，保护细胞免受氧化损伤。

3) 维生素A缺乏症与过量毒性

维生素A缺乏时，早期表现为暗适应能力下降，严重者可导致夜盲症；维生素A持续严重缺乏可引起干眼症，进一步会导致失明；缺乏还会引起皮肤干燥、粗糙、呈鳞片状变化，不易受孕或胎儿流产等病症。

若人体大量摄入维生素A，由于维生素A排泄率不高，常会在体内蓄积而引起中毒。主要表现有：骨细胞活性增强，导致骨脱钙、脆性增加、生长受阻、长骨变粗及关节疼痛；皮肤干燥和发痒、脱发等；易激动、疲乏、恶心、呕吐、腹泻、肌无力、肝脾肿大等；孕妇怀孕初期，大量摄入维生素A，分娩出畸形儿的危险相对较高；成年人每日维生素A的摄入量为22 500～150 000 μgRAE，3～6个月后可出现中毒；婴儿维生素A的日剂量为22 500～90 000 μgRAE，可致急性中毒。

4) 维生素A供给量与食物来源

食物中全部具有视黄醇活性的物质(维生素A和维生素A原)一般用视黄醇活性当量(RAE)来表示。一般采用1个视黄醇活性当量(μgRAE)(即1 μg膳食视黄醇、2 μg溶于油剂的纯品β-胡萝卜素、12 μg膳食β-胡萝卜素、24 μg其他膳食类胡萝卜素)来计算食物的视黄醇活性当量(RAE)。食物中总视黄醇活性当量的计算公式为：膳食视黄醇(μg)+0.5×溶于油剂的纯品β-胡萝卜素(μg)+0.083×膳食β-胡萝卜素(μg)+0.042×其他膳食类胡萝卜素(μg)。过去食物中的维生素A通常用国际单位(IU)来表示，1IU维生素A活性=0.3 μg视黄醇活性当量(RAE)。

我国成人维生素A推荐摄入量(RNI)为：男性800 μgRAE/d，女性为700 μgRAE/d。成人维生素A(不包括胡萝卜素)的可耐受最高摄入量(UL)为3 000 μgRAE/d。

食物中的维生素A主要有两类：一是来自动物性食物的维生素A，多数以酯的形式存在于动物性食品中，其中，最丰富的来源是鱼肝油、肝脏、鱼卵、全奶和其他肉类食物；二是维生素A原，即各种类胡萝卜素，主要存在于深绿色、红黄色蔬菜和水果等植物性食物中，像豌豆、胡萝卜、菠菜、番茄、辣椒、红薯、柑橘、香蕉、柿子等，其含量都较为丰富。

2. 维生素D

案例1-6 “阳光维生素”

北欧位于地球的北端，纬度高，到了冬天，白天的日照时间很短，只有几个小时，大部分时间是寒冷的黑夜。很早以前，北欧人发现冬天出生的婴儿特别容易患佝偻病。而如果让婴儿晒太阳，哪里阳光充足，哪里佝偻病就少；反之，哪里阳光少，哪里佝偻病就普遍。因此，只要冬天出现了阳光，母亲就要带着婴儿到户外去晒太阳。从春天到秋天，经常看到一家老小在屋顶上、公园里进行日光浴。

问题：佝偻病的发病原因是什么？如何预防该种疾病的发生？

维生素D又叫钙化醇、抗佝偻病维生素，是类固醇的衍生物。具有维生素D生理活性的主要有维生素D_2(麦角钙化醇)和维生素D_3(胆钙化醇)。麦角固醇和7-脱氢胆固醇分别是维生素D_2和维生素D_3的维生素原。7-脱氢胆固醇储存于人体表皮和真皮内，经日光中紫外线照射转变成维生素D_3。维生素D_2是由植物中的麦角固醇经紫外线照射产生，其活性只有维生素D_3的1/3。

1) 维生素D的理化性质

维生素D属于脂溶性维生素，它耐高温，在碱溶液里比在酸性环境更稳定，即使在130 ℃的高温下加热90分钟，依然能保持活性，但易受光、紫外线照射和酸的破坏。所以，一般的储存和烹调加工不会导致维生素D的活性损失，在油溶液中经加入抗氧化剂后相当稳定。

2) 维生素D的生理功能

维生素D主要与钙磷的代谢有关。维生素D能与甲状旁腺共同作用，维持血钙水平。当血钙水平低下时，可促进肠道主动吸收钙、肾脏对钙的重吸收以及从骨中动员钙；当血钙过高时，促进甲状旁腺产生降钙素，阻止骨骼钙动员，并增加钙、磷从尿中排泄。维生素D可促进骨、软骨及牙齿的矿化，并不断更新以维持生长。除此之外，维生素D对防止氨基酸从肾脏丢失也有重要作用。维生素D还具有免疫调节功能，可改变机体对感染的反应。

3) 维生素D缺乏症与过量毒性

膳食供应不足或人体日照不足是维生素D缺乏的两大主要原因。只要常年日光充足、户外活动正常，一般不易出现维生素D缺乏。在光照少的高纬度地区，或小儿喂养不当、出生后快速生长的早产儿及多胎儿中，可能会患维生素D缺乏症。维生素D缺乏会引起钙、磷吸收减少，血钙水平下降，骨骼钙化受阻，致使骨质软化、变形，对于婴儿会出现佝偻病，而成人特别是妊娠、哺乳的妇女和老年人易发生骨质疏松。

通常食物来源的维生素D一般不会过量，但摄入过量的维生素D补充品会产生副作用。如尿钙过高易形成肾结石，也会导致心血管系统异常，甚至是肾衰竭。

4) 维生素D供给量与食物来源

我国居民成人(含孕妇和乳母)维生素D的推荐摄入量(RNI)为10 μg/d，可耐受最高摄入量(UL)为50 μg/d。

动物性食品乃是维生素D的主要来源。海水鱼类以及鱼肝油是维生素D的良好来源，还有肝脏、蛋类、奶油的维生素D含量也较丰富。一般的植物性食物含有的维生素D极少。

3. 维生素E

维生素E又名生育酚，是所有具有α-生育酚生物活性化合物的总称。按其来源可分为天然维生素E和人工合成的维生素E。天然维生素E分为生育酚和生育三烯酚两类，有8种类型，即α、β、γ、δ-生育酚和α、β、γ、δ-生育三烯酚，活性各异。其中，α-生育酚活性最高。

1) 维生素E的理化性质

维生素E在常温下呈黄色油状，溶于脂肪及脂溶剂，对氧敏感，尤其在光照射、加热、碱及铁或铜等微量元素存在的情况下，极易被氧化，因而维生素E是良好的天然抗氧化剂。其对热及酸稳定,但不耐碱。酯化型的维生素 E 较游离型稳定,市售维生素 E 均为其醋酸酯形式。

2) 维生素 E 的生理功能

(1) 抗氧化作用。维生素 E 能保护组织细胞膜脂质中的多不饱和脂肪酸免受氧化损伤。维生素 E 在细胞膜上与超氧化物歧化酶、谷胱甘肽过氧化物酶等一起构成体内抗氧化系统,维持膜的完整性,减少褐脂质(细胞内某些成分被氧化分解后的沉积物)的形成。

(2) 抗动脉粥样硬化的作用。维生素 E 能够防止氧化型的低密度脂蛋白(LDL)的氧化和动脉粥样硬化斑块的形成。

(3) 维持正常的免疫功能。维生素 E 能提高淋巴细胞的增殖能力,增强衰老机体的免疫力。

(4) 防癌抗癌。血液中含有高浓度的 α-生育酚,可以降低前列腺癌、胃癌和食道癌的发病风险。

(5) 在医学上,维生素 E 常用于治疗习惯性流产、不孕症和肌肉不适、癫痫等疾病。

3) 维生素 E 缺乏症与过量毒性

维生素 E 广泛存在于食物中,一般不会发生缺乏。但多不饱和脂肪酸摄入过多,可以发生维生素 E 缺乏。维生素 E 缺乏表现为溶血性贫血、视网膜蜕变以及神经退行性病变等。

在脂溶性维生素中,维生素 E 的毒性较低,动物实验未见维生素 E 有致畸、致癌、致突变作用。

4) 维生素 E 供给量与食物来源

维生素 E 的活性可用 α-生育酚当量(α-TE)表示。我国成人(含孕妇)维生素 E 的适宜摄入量(AI)为 14 mgα-TE/d,可耐受摄入量(UL)为 700 mgα-TE/d。

天然维生素 E 广泛存在于各种油料种子及植物油中,食用植物油的总生育酚含量最高,可达 72.4 mg/100 g。麦胚、坚果类、豆类、蛋类含量也较多,肉类、鱼类、果蔬类含量很少,动物油脂中维生素 E 的含量普遍低于植物油,但鱼油中含量相对丰富。

1.7.2 水溶性维生素

1. 维生素 B_1

案例 1-7 脚气病

1883 年,当时在荷兰统治下的印度尼西亚暴发流行脚气病,荷兰政府派医生埃克曼等人到当地开展病因研究。患这种怪病的人主要感觉身体疲乏,胳膊和腿如同瘫痪,最后死亡。当时,埃克曼没有找到可能引起脚气病的病原菌。1890 年,他在做实验的陆军医院里养的一些鸡出现痉挛,颈部向后弯曲,症状与脚气病相似。在研究鸡的病因过程中,意想不到的事情发生了。原来,在鸡患病前,负责喂鸡的人一直用医院病人吃剩下的白米饭喂鸡,而后来接替他的人用廉价的糙米喂鸡,想不到的是,鸡的病好了。埃克曼意识到脚气病可能与米糠中的某种成分有关,1897 年他终于证明鸡的多发性神经炎是缺乏某一种营养物质所致。后来他用米糠治愈了所有求诊的脚气病病人。埃克曼医生也因此荣获 1929 年诺贝尔医学生理学奖。

问题:脚气病的发生与哪种营养素有关?如何预防该病的发生?

维生素 B_1,又名硫胺素、抗脚气因子、抗神经炎因子。

1）维生素 B_1 的理化性质

维生素 B_1 为白色晶体，溶于水，微溶于乙醇。硫胺素的商品形式是硫胺素盐酸盐和硫胺素硝酸盐。维生素 B_1 在干燥条件下以及水溶液呈酸性时较为稳定，不易氧化，比较耐热，但在中性或碱性条件下易被氧化而失去活性。

2）维生素 B_1 的生理功能

构成脱羧酶的辅酶，在糖代谢过程中，其发挥着重要作用。它能够有效促进肠胃的正常蠕动，维持神经组织的正常生理功能，同时，对心脏功能的稳定有着不可或缺的支持作用。

3）维生素 B_1 缺乏症与过量毒性

维生素 B_1 缺乏病又称脚气病。脚气病并非人们所说的那种因真菌感染引起的脚癣，而是一种全身性疾病。爱吃精米精面或酗酒、大量饮茶、高温、妊娠等特殊情况时，可能造成维生素 B_1 缺乏。发病时，成年人症状可分为两类：一类称"干性脚气病"，表现为脚趾麻木、麻刺感，踝关节变硬，大腿肌肉酸痛、萎缩，膝反射能力减弱，行走困难等；另一类称为"湿性脚气病"，主要症状是下肢水肿，同时出现心脏机能紊乱等。婴儿脚气病多发生于 2～5 个月的婴幼儿，是由母乳缺少维生素 B_1 所致。主要表现为大哭时声音微弱、食欲不佳、呕吐、腹泻、嗜睡、呼吸急促和困倦、心脏扩大、心力衰竭。

若维生素 B_1 大量摄入，除可能使胃部感到不适外，目前尚未发现其他的毒性反应。

4）维生素 B_1 供给量与食物来源

我国居民膳食维生素 B_1 的推荐摄入量(RNI)为：成年男性 1.4 mg/d，女性 1.2 mg/d，孕中期 1.4 mg/d，孕晚期 1.5 mg/d，乳母 1.5 mg/d。维生素 B_1 的可耐受最高摄入量(UL)为 50 mg/d。

维生素 B_1 广泛存在于天然食物中，含量较丰富的有动物内脏(肝、心及肾)、肉类、豆类、花生及未加工的粮谷类。水果、蔬菜、蛋、奶等也含有维生素 B_1，但含量较低。粮谷类过分精细加工、过分水洗、烹调时弃汤、加碱、高温等均会造成维生素 B_1 的损失。

2. 维生素 B_2

案例 1-8 某农场出现的怪病

1984 年夏季，上海某农场陆续出现许多阴囊炎患者，8～9 月达高峰。该农场男性共有 325 人，阴囊炎患者达 183 人，占 56.3%，其中，患合并口角炎和舌炎者 92 人，占 50.3%。

问题：上述病症与哪种营养素有关？怎样预防这类疾病的发生？

维生素 B_2，又称核黄素，主要以黄素单核苷酸(FMN)、黄素腺嘌呤二核苷酸(FAD)的形式与食物中蛋白质结合，它们也是维生素 B_2 在体内的活性形式。

1）维生素 B_2 的理化性质

维生素 B_2 为橙色晶体，在水中的溶解度很低，它在中性和弱碱性溶液中为黄色，在强酸性溶液中会因加热而变成无色。游离的核黄素对光敏感，特别是在紫外线下可发生不可逆的降解。食物中的核黄素因与磷酸和蛋白质结合成复合物，在加工和蒸煮过程中损失较少，但在加碱的情况下损失较多。

2）维生素 B_2 的生理功能

维生素 B_2 以辅酶形式参与体内氧化还原反应与能量生成；参与体内抗氧化防御系统，可有效地预防癌变发生；参与药物代谢，可提高机体对环境应激适应能力。

3）维生素 B_2 缺乏症与过量毒性

摄入不足和酗酒是引发维生素 B_2 缺乏的主要因素，长期服用抑制核黄素转化的药物也会导致维生素 B_2 缺乏。维生素 B_2 缺乏早期表现为疲倦、乏力、口腔疼痛、眼睛发痒流泪、有烧灼感，继而出现口腔和阴囊炎。常体现在唇（下唇红肿、干燥、皲裂）、舌（舌色紫红、舌头肥大和地图舌）、皮肤脂溢性皮炎、视力障碍、贫血及生长障碍。

维生素 B_2 的溶解性较低，吸收有上限，即使大量摄入，也不能无限增加其吸收量。一般来说，维生素 B_2 不会引发中毒。

4）维生素 B_2 供给量与食物来源

我国居民成人维生素 B_2 的推荐摄入量（RNI）为：男性 1.4 mg/d，女性 1.2 mg/d，孕中期 1.4 mg/d，孕晚期 1.5 mg/d，乳母 1.5 mg/d。

维生素 B_2 广泛存在于各类食物中，主要是动物性食物，如肝、肾、心脏、乳、蛋类中含量尤其丰富；植物性食物中以大豆和各种绿叶蔬菜如菠菜、韭菜、油菜含量较多。谷物若加工过度，维生素 B_2 损失会很严重。

3. 烟酸

1）烟酸的理化性质

烟酸又名尼克酸、抗癞皮病因子或维生素 PP。烟酸为无色针状晶体，味苦；烟酰胺是烟酸在体内的存在形式，呈白色粉末状，两者均溶于水及酒精。烟酸性质比较稳定，均不容易被酸、碱、氧、光、热破坏。

2）烟酸的生理功能

在体内烟酸以烟酰胺腺嘌呤二核苷酸（NAD，辅酶Ⅰ或 CoI）和烟酰胺腺嘌呤二核苷酸磷酸（NADP，辅酶Ⅱ或 CoII）的形式作为脱氢酶的辅酶参与能量代谢；是胰岛素的辅助因子，维持正常的血糖水平；能降低胆固醇、甘油三酯、蛋白浓度并扩张血管，预防心血管疾病。

3）烟酸缺乏症与过量毒性

烟酸缺乏症即癞皮病，是一种典型的膳食性缺乏症，最常见的体征是皮肤、口舌、胃肠道黏膜及神经系统的变化。其典型症状是皮炎、腹泻及痴呆，即“三 D 综合征”。

过量摄入烟酸，会产生不良反应，包括皮肤发红、高尿酸血症、肝和眼异常等，偶尔还会出现高血糖。

4）烟酸供给量与食物来源

烟酸当量（NE）为膳食烟酸参考摄入量的计量单位，考虑到因平均 60 mg 色氨酸可转变为 1 mg 烟酸，故烟酸当量（mgNE）等于烟酸（mg）加上 1/60 色氨酸（mg）。

我国居民成人烟酸的推荐摄入量（RNI）为：男性 15 mgNE/d，女性 12 mgNE/d，孕妇 12 mgNE/d，乳母 15 mgNE/d。居民成人烟酸的可耐受最高摄入量（UL）为 35 mgNE/d。

烟酸广泛存在于各种动植物性食物中。植物性食物中存在的主要是烟酸，动物性食物中以烟酰胺为主。烟酸和烟酰胺在肝、肾、瘦畜肉、鱼以及坚果类中含量丰富。乳和蛋中的烟酸含量虽低，但色氨酸含量较高，在体内可转化为烟酸。玉米中烟酸含量虽较高，但玉米中的烟酸是结合型的，不能被人体吸收利用。所以，以玉米为主食地区的居民易发生癞皮病，但加碱能使玉米中结合型的烟酸变成游离型的烟酸，易被人体利用。

4. 维生素 B_6

维生素 B_6 是一组含氮化合物，主要以天然形式存在，包括吡哆醛、吡哆醇（主要存在于植物中)、吡哆胺(主要存在于动物中),均为吡啶的衍生物,都具有维生素 B_6 生物活性。

1) 维生素 B_6 的理化性质

固态维生素 B_6 为白色结晶,溶于水和醇,对热和酸相当稳定,但对光敏感,一般中性条件最易被光破坏,在碱性条件下不稳定。三种维生素 B_6 天然形式中,吡哆醇对食品加工和储存条件有较大的抵抗力,稳定性好,是食物中的主要形式。

2) 维生素 B_6 的生理功能

构成许多酶的辅酶,如转氨酶、消旋酶、合成酶等 60 多种酶类依赖维生素 B_6 参与氨基酸、糖原、血红素及类固醇等新陈代谢反应,还能改善免疫功能,有利于淋巴细胞的增殖。

3) 维生素 B_6 缺乏症与过量毒性

严重的维生素 B_6 缺乏症较为少见,但轻度缺乏症较多,通常与其他 B 族维生素缺乏同时存在。维生素 B_6 缺乏会导致眼、鼻与口腔周围皮肤脂溢性皮炎,随后向身体的其他部分蔓延,出现舌红光滑、体重下降、肌肉无力,个别还有精神症状,如易激动、精神忧郁和人格改变等。维生素 B_6 缺乏对婴幼儿影响较大,儿童缺乏时可出现烦躁、肌肉抽搐、惊厥、呕吐、腹痛以及体重下降等症状,服用吡哆醇后症状消失。

一般通过食物摄入大量维生素 B_6 没有不良反应,但通过补充品长期摄入维生素 B_6 达到 500 mg/d 以上会产生神经毒性及光敏感反应。

4) 维生素 B_6 供给量与食物来源

我国居民膳食维生素 B_6 的推荐摄入量(RNI)为:成年人 1.4 mg/d,孕妇 2.2 mg/d,乳母 1.7 mg/d,成年人可耐受最高摄入量(UL)为 60 mg/d。

动植物中均含有维生素 B_6。通常肉类、全谷类产品、蔬菜和坚果类含量相对较高。含量最高的为白色肉类(鸡和鱼类)(0.4~0.9 mg/100 g),其次为肝脏、豆类和蛋类(0.68~0.8 mg/100 g),含量较少的是柠檬类水果、奶类等。

5. 叶酸

案例 1-9 无锡刘老汉的病历

江苏省无锡市的刘老汉经历了一场噩梦,他受病痛折磨两年多,耗费医药费 10 余万元,最后明确诊断,才从死亡线上捡回一条命。起初,刘老汉只是肠胃不舒服,经常腹泻,时好时坏,他去了一家医院看病,医生初步诊断为消化不良,并做了对症处理。谁知,治疗两个月后未见好转,这位医生只好将他送上级医院诊治。住院几天后,刘老汉已经明显消瘦,腹泻加重,消化道镜检诊断为慢性结肠炎。由于他的病因并没有被真正发现,他不得不反复住院,病情也在急剧恶化。经过两年的治疗,刘老汉的体重由开始的 70 kg 下降到 55 kg,到后来只有 44 kg 了。这时的刘老汉口腔溃疡严重,四肢无力,无法站立,眼看已经病入膏肓。刘老汉的家人又带他到了南京总医院进行诊治。一位有经验的医生询问了病史,查看了病情,并检查了舌苔,他诊断刘老汉可能患的是血液病,经骨穿检查,结果显示是巨幼红细胞性贫血。对症用药,医生用上了叶酸、维生素 B_{12}、弥可保、施尔康等药,治疗 1 个月后,刘老汉体重上升 8 kg,食欲明显好转,口腔溃疡愈合,无腹泻,痊愈出院。

问题:刘老汉患的是什么疾病?如何引起的?如何预防?

1）叶酸的理化性质

叶酸，又名蝶酰谷氨酸（PGA），在维生素 C 和 NADPH 参与下，由叶酸还原酶催化，转化为活性的 5，6，7，8 -四氢叶酸（THFA）。

叶酸为淡黄色结晶粉末，微溶于水，其钠盐溶解于水，但不溶于有机溶剂。叶酸对热、光线、酸性溶液均不稳定，但在碱性、中性溶液中对热稳定。

2）叶酸的生理功能

参与嘌呤和胸腺嘧啶的合成，进而合成 DNA 和 RNA。四氢叶酸是生化反应中一碳单位转移酶系的辅酶，参与氨基酸之间相互转化，充当一碳单位的载体。参与血红蛋白及重要的甲基化合物合成，如肾上腺素、胆碱、肌酸等。叶酸可治疗孕妇及婴儿贫血。

3）叶酸缺乏症与过量毒性

叶酸严重缺乏时，典型临床表现是巨幼红细胞贫血，红细胞比正常的大而少，并且发育不全。怀孕早期缺乏叶酸是引起胎儿神经管畸形的主要原因。叶酸缺乏可形成高同型半胱氨酸血症，从而引发心血管疾病。

叶酸是水溶性维生素，一般不会导致中毒。服用大剂量叶酸可能产生惊厥、影响锌的吸收、使胎儿发育迟缓、掩盖维生素 B_2 缺乏的早期表现等症状。

4）叶酸供给量与食物来源

叶酸的摄入量通常用膳食叶酸当量（DFE）来表示。由于食物叶酸的生物利用率仅为 50%，而叶酸补充剂与膳食混合时生物利用率为 85%，是单纯来源于食物的叶酸利用率的 1.7 倍。因此，膳食叶酸当量（DFE）的计算公式为：

$$\text{膳食叶酸当量 DFE}(\mu g) = \text{膳食叶酸}(\mu g) + 1.7 \times \text{叶酸补充剂}(\mu g)$$

我国居民中，成年人膳食叶酸的推荐摄入量（RNI）为：400 μgDFE/d，孕妇 600 μgDFE/d，乳母 550 μgDFE/d。成人（含孕妇和乳母）可耐受最高摄入量（UL）为 1 000 μgDFE/d。

天然叶酸在橙汁、深绿色叶类蔬菜、芦笋、草莓、花生和豆类（菜豆和扁豆）中含量丰富。

6. 维生素 B_{12}

维生素 B_{12}，又称钴胺素，是一组以钴为中心的类咕啉环的化合物。根据与钴离子配位的基团不同，可有几种具有维生素 B_{12} 生物活性的化合物。

1）维生素 B_{12} 的理化性质

维生素 B_{12} 为深红色针状结晶，微溶于水和乙醇，弱酸条件（pH 值 4.5～5.0）下最稳定，在强酸或碱性溶液中分解，同时对热、强光、氧化还原剂敏感。

2）维生素 B_{12} 的生理功能

参与同型半胱氨酸甲基化转变为蛋氨酸；参与甲基丙二酸-琥珀酸的异构化反应；参与一碳单位代谢，可将 5 -甲基四氢叶酸脱甲基转变成四氢叶酸，有利于嘌呤和嘧啶的合成。

3）维生素 B_{12} 缺乏症与过量毒性

维生素 B_{12} 缺乏时，会引起高同型半胱氨酸血症，高同型半胱氨酸血症不仅是心血管疾病的危险因素，也会对脑细胞产生毒性作用造成神经系统损害；可引起精神抑郁、记忆力下降、四肢震颤等神经症状；除此之外，还会导致叶酸利用率低、红细胞中 DNA 合成障碍、诱发巨幼红细胞贫血。

维生素 B_{12} 每日口服达 100 μg，未见不良反应。

4）维生素 B_{12} 供给量与食物来源

我国居民膳食维生素 B_{12} 的推荐摄入量(RNI)为：一般成人 2.4 μg/d，孕妇 2.9 μg/d，乳母 3.2 μg/d。

在自然界中，维生素 B_{12} 的唯一来源是通过动物的瘤胃和肠中的多种微生物作用合成，因此，广泛存在于动物性食品中，如动物内脏、肉类、鱼、贝壳类及蛋类是维生素 B_{12} 的丰富来源，植物性食品中基本不含维生素 B_{12}。

7. 维生素C

案例1-10 船员们付出的惨痛代价

1519年，葡萄牙航海家麦哲伦率领的远洋船队从南美洲东岸向太平洋进发。3个月后，有的船员牙床破了，有的船员流鼻血，有的船员浑身无力，待船到达目的地时，200多名船员活下来的只有35人，对此，人们找不出原因。1734年，在开往格陵兰的船上，有一个船员得了严重的类似上述的疾病，当时这种病无法医治，其他船员只好把他抛弃在一个荒岛上。等他苏醒过来，用野草充饥，几天后他的病症竟不治而愈了。1747年英国海军外科医生林德总结了前人的经验，建议海军和远征船队的船员在远航时要多吃些橘子和柠檬。从此，船员中坏血症的患病率降低了很多，这在当时简直就是奇迹。

问题：船员们患上了什么疾病？如何产生的？怎样预防、医治？

1）维生素C的理化性质

维生素C因具有抗坏血症的作用，又叫抗坏血酸，是一种含6个碳原子的酸性多羟基化合物，不溶于脂溶剂。维生素C具有还原性，极易被氧化成脱氢抗坏血酸。在碱性条件下易破坏，在酸性条件下稳定，铜、铁离子能促进维生素C氧化。

2）维生素C的生理功能

(1) 抗氧化与还原作用。维生素C可作为供氢体，在体内发挥重要作用；促进抗体形成；促进铁吸收，能使难以吸收的 Fe^{3+} 还原为易于吸收的 Fe^{2+}；促进叶酸还原为四氢叶酸，对巨幼红细胞性贫血有一定疗效；清除自由基，能使-S-S-还原为-SH，从而提高体内-SH水平，与谷胱甘肽等抗氧化剂一同起作用。

(2) 其他生理功能。能够提高免疫能力，可预防感染、感冒及流感等；有解毒作用，临床上常用维生素C对铅化物、砷化物、苯及细菌毒素等进行解毒；维生素C可增强某些金属酶的活性，如脯氨酸羟化酶(Fe^{2+})、尿黑酸氧化酶(Fe^{3+})等，这些金属离子位于酶活性中心，维生素C可维持其还原状态。

3）维生素C缺乏症与过量毒性

维生素C缺乏，早期症状为疲劳和嗜睡；典型的缺乏症是发生坏血症，出现牙齿松动、骨骼变脆、毛细血管及皮下出血；严重患者出现精神异常、多疑症、抑郁症和癔症；重症缺乏可能出现内脏出血而危及生命。

维生素C很少引起明显毒性，若长期过量服用维生素C可出现草酸尿，以致形成泌尿道结石。

4）维生素C供给量与食物来源

我国居民膳食维生素C的推荐摄入量(RNI)为：一般成人 100 mg/d，孕中期、孕晚期

115 mg/d。成人(含孕妇和乳母)可耐受最高摄入量(UL)为 2 000 mg/d。鉴于维生素 C 的抗氧化功能对心血管系统具有保护作用,能够降低患心血管疾病的风险和预防其他相关疾病,我国居民成人膳食维生素 C 预防非传染性慢性病的建议摄入量(PI - NCD)为 200 mg/d。

维生素 C 主要来源于新鲜的蔬菜和水果,像绿色、红色、黄色的辣椒,菠菜及柑橘、山楂、红枣等果蔬含量较多;野生的蔬菜及水果如苋菜、苜蓿、刺梨、沙棘、猕猴桃、酸枣等含量尤其丰富;动物肝脏中也含有少量的维生素 C。

任务 1.8 认识膳食纤维与水

任务引入

案例 1 - 11 结肠癌与膳食纤维

美国康奈尔大学的坎贝尔教授,在中国调查完成了一个关于癌症的研究报告。随访几年后,他发现中国人的结肠癌发病率很低,而美国人、英国人、瑞典人及芬兰人的发病率却很高。在仔细分析被调查者的饮食习惯后,坎贝尔教授发现,中国人习惯于吃膳食纤维含量高的米饭与蔬菜类,且食物中脂肪含量低,而上述四个国家的居民则长期摄入"三高一低"(高热量、高蛋白、高脂肪、低膳食纤维)的食物,加之又缺少运动,日积月累,使他们在健康上付出了沉重的代价——患结肠癌的危险性大幅增加。

问题:膳食纤维有哪些生理功能? 主要来源于何种食物?

膳食纤维指的是那些不能被人体小肠消化酶所消化的一类物质,其中包括非淀粉多糖与木质素。

膳食纤维

1.8.1 膳食纤维的分类

在营养学领域,通常会依据水溶解性这一特性,将膳食纤维划分为可溶性膳食纤维和不可溶性膳食纤维两大类。

1. 可溶性膳食纤维

可溶性膳食纤维主要包括果胶、树胶、豆胶、阿拉伯胶、魔芋多糖、琼脂、海藻多糖和微生物发酵产物黄原胶,还包括人工合成的甲基纤维素和羧甲基纤维素等。

2. 不可溶性膳食纤维

不可溶性膳食纤维包含纤维素、半纤维素及木质素(非糖类,芳香族碳氢化合物),还有动物性的甲壳素等,是构成细胞壁的主要成分。

1.8.2 膳食纤维的生理功能

(1) 促进肠道的蠕动,有利于粪便的排出。膳食纤维在肠道中可吸收和保持水分,从而增大粪便的体积，刺激消化道的蠕动和减少食物通过肠道的时间，因此有利于粪便的排泄。膳食过精，纤维素含量低，是导致很多肠道疾病(如便秘)发生的重要原因。粪便在肠道停留时间较长时，粪便中的有毒物质会长期对肠道产生毒性作用，从而增加结肠癌、直肠癌的发病率。因此，膳食纤维对肠道肿瘤具有一定的预防作用。

(2) 降低餐后血糖，预防控制糖尿病。膳食纤维可减少小肠对糖的吸收，使血糖不会因进食而快速增高，从而减少体内胰岛素的释放，有利于预防和治疗糖尿病。

(3) 减少致癌物，预防癌症。大量的研究表明，高膳食纤维能降低大肠癌、乳腺癌、胰腺癌发病的危险性。

(4) 降低血糖胆固醇，预防冠心病和胆石症。膳食纤维可吸附胆酸，使脂肪、胆固醇等吸收率下降，达到降血脂的作用，每天摄入3 g可溶性膳食纤维即可起到降血脂的作用，可有效地预防心脑血管疾病和胆石症的发生。

(5) 控制体重，预防肥胖。膳食纤维吸水膨胀，增加饱腹感，能延缓胃排空时间，从而减少能量的摄入，达到控制体重和预防肥胖的效果。

(6) 能够改善口腔功能，有效降低龋齿和牙周病的发生率。高纤维食物会大幅增加咀嚼动作，有力增强口腔肌肉功能，促进唾液的大量分泌，充分发挥缓冲酸碱作用，极大改善口腔卫生状况。

1.8.3 膳食纤维摄入量对健康的影响

(1) 膳食纤维摄入不足在经济发达地区人群中比较常见，这与过多的摄入动物性食物而植物性食物摄入不足有关。膳食纤维摄入不足易导致便秘、痔疮、高血脂等，肠道肿瘤的发病率也较高。

(2) 膳食纤维摄入过多时，会影响其他营养素的吸收，特别是蛋白质、无机盐的消化吸收。因此，膳食纤维的摄入也应适量。

1.8.4 膳食纤维的食物来源与推荐摄入量

1) 食物来源

主要来源于谷类、薯类、豆类、水果和新鲜蔬菜等天然植物性食物。一般绿叶菜比根茎类含量高；水果的果皮，谷类和豆类的种子皮含量很高，所以谷类加工越精细，膳食纤维丢失就越多。

2) 推荐摄入量

世界卫生组织(WHO)提出，成人的膳食纤维摄入量标准为27～40 g；而中国营养学会则建议，我国成人每天的膳食纤维摄入量为25～35 g。

1.8.5 水的生理功能

水

水是一切生命所必需的物质，人对水的需要仅次于氧，水是人体最重要的组成成分，也是人体内含量最多的一种物质。水的重要性超过食物，人如果断食只饮水可维持生命7～9天，甚至几周；但如果断水只能维持数日。水在人体内的含量随年龄、性别而异。新生儿水含量可占体重的75%～80%，成年男子为55%～65%，女子为

50%～55%。水与生命活动息息相关，人体若失水10%时，正常的生理功能就会受到严重的影响。若体内损失水分20%时，就会引起狂躁、昏迷而导致死亡。由于水相较于其他营养素更容易获得，人们往往忽视了它的重要性。

（1）水是人体的基本组成成分。成年人体内水约占体重的2/3，血液、淋巴脑脊液含水量高达90%以上；肌肉、神经、内脏、细胞等含水量占体重的60%～80%，脂肪组织和骨骼含水量占体重的30%以下。

（2）水是良好的溶剂和运输工具，有助于体内食物的消化和吸收。水具有很强的溶解性，各种有机物和无机物溶于其中，保障各种化学反应过程的进行。水具有一定的流动性，可以作为各种物质的载体，这对于营养素的消化吸收、代谢产物的运输与排泄等都很重要。

（3）调节体温。人体的新陈代谢的过程中产生大量的热量，特别是内脏器官，如果不将这些热量释放，会导致体温的升高。由于水的热容量大，当体内温度升高时，水将内脏器官的热量吸收，随血液循环带到体表，进而调节体温。

（4）水是关节、肌肉和体腔的润滑剂。水在各器官、组织的活动中，有使摩擦面润滑而减少损伤的作用。体内的关节、韧带、肌肉、眼球等运动都离不开水作为润滑剂。水可以滋润身体细胞，使其保持湿润状态，使肌肉保持柔软、富有弹性。

1.8.6 水的代谢与水平衡

人体在正常情况下，经皮肤呼吸道及排泄物等从体内排出一定的水分，因此，应当补充水分。每人每天排出的水量和摄入的水量必须保持基本相等，这被称为水平衡。水的平衡对人体内环境的稳定有着非常重要的作用，可通过水的摄入与排泄维持水的平衡。每100 g糖氧化可产生55 g水，每100 g脂肪氧化可产生107 g水，每100 g蛋白质氧化可产生41 g水。正常人每日水代谢平衡如表1-15所示。

表1-15 正常人每日水代谢平衡

摄入水量/mL		排出水量/mL	
饮水	1 200	尿液排泄	1 500
通过食物摄入	1 000	粪便排泄	150
代谢水	300	肺呼吸及汗液蒸发	850
合计	2 500	合计	2 500

1.8.7 水在烹饪中的作用

水在烹饪中的作用极为关键，主要表现为以下几点。

（1）水在烹饪中作为加热的介质，用于烹制食物。烹调方法中的煮、炖、蒸都离不开水。

（2）水对于保持菜肴的质感也有重要作用。水分较多的食物，一般都较嫩。含水量增减，会引起食物质量的改变。

(3) 水可以溶解很多物质,因此水有利于调味品渗透进入原料;另外,味感物质必须具有一定的水溶性才能刺激味蕾产生味觉。

(4) 烹饪原料的洗涤离不开水,水能够去除原料中的杂质和污物,提升原料的卫生品质。

(5) 水还有利于微生物的生长繁殖,对发酵食品的生产等起着重要的作用。

1.8.8 水摄入量对人体健康的影响

1) 缺水对人体的影响

机体缺水常见的症状为口渴,并伴有乏力、情绪激动、兴奋等症状。严重时可出现肌肉抽搐、手足麻木、血压降低、脉搏细弱、肢体冰凉等症状。极度严重时,会导致机体电解质代谢紊乱,进而抽搐死亡。

2) 水摄入过多对机体的影响

大量饮水而电解质摄入不足,或者水在体内异常潴留和分布,会导致体内水过多和引起水中毒,临床上,这种情况多见于肝脏疾病、肾脏疾病和充血性心力衰竭等患者。严重的水摄入过量,会出现血压升高、水肿明显等症状,甚至导致急性衰竭而死亡。

1.8.9 人体所需水的来源和推荐摄入量

1) 水的来源

人体所需要的水主要源自三个方面:饮用水、各种饮料及固体食物中的水分和代谢水。人体对水的需求主要受代谢情况、年龄、体力活动、温度、膳食、疾病和损伤等因素的影响。比如高温作业人员,夏季重体力劳动者需要增加饮水量;食用高蛋白和油腻的食物时也需多饮水;食物的咸淡程度和生活习惯也可能影响饮水量。

2) 推荐摄入量

一般人每天水的摄入量应在 2 300～2 700 mL。人体对水的最低需要量是 1 500 mL/d。水供应量按能量计算是每天 0.24～0.36 mL/kJ。随着年龄的增长,水的相对需要量(每千克体重的需水量)是下降的。中国营养学会建议我国居民每人每天需水量:8～9 岁,70～100 mL/kg;10～14 岁,50～80 mL/kg;成人,40 mL/kg。

项目 1
知识拓展

项目小结

蛋白质、碳水化合物、脂类、矿物质、维生素、水、膳食纤维是人体必需的营养素。人类通过食物中获取必需的营养素和能量。大家通过学习,了解食物的消化与吸收过程;了解食物中各种营养素的生理功能;理解蛋白质、脂肪及碳水化合物营养价值的评价方法及各营养素的主要食物来源;确定健康成年人的营养需要量;指导预防营养缺乏病;坚持科学合理地饮用水,这是合理营养与配餐的基础。

项目 1
思考复习

项目2　探究食物的营养价值

项目描述

所谓食物，乃是含有一种以上营养素，不含有害、有毒物质，有可接受的感官特性，可供日常摄取的天然物料或经加工后的物料。所谓食品，是指经过恰当配合和适当加工后可以供人类直接摄取的物料。

对于人体而言，食物有三方面的功能：营养功能、感官功能和生理调节功能。获取食物的营养功能，是人类追求食物的内在生理动力所在。

食物的营养价值评价主要涵盖两个方面：一是食物中所含的能量和营养素能满足人体需要的程度，二是在膳食整体中对维持或促进人体健康状态，特别是对预防慢性疾病的贡献。食物提供营养素的价值，归属前一个范畴；食物具有预防疾病的效应和调节生理的作用，则归于第二个范畴。

在第一个范畴中，主要关注食物中营养素的种类、数量和比例及营养素被人体消化吸收和利用效率等几个方面；在第二个范畴中，不仅要考虑所含营养素的平衡和相互作用，还要考虑其他食物成分，特别是非营养素保健因子，以及食物成分与人体生理状态之间的平衡。

需要特别说明的是，由于很多非营养素成分往往也对人体健康起着重要的作用，所以食物营养素的含量与其健康价值常常并不完全一致。随着居民生活水平的提高和食物供应的丰富化，严重营养缺乏症的出现日益减少，而各种慢性疾病的发生率不断上升。在这种情况下，评价食物价值的因素已经不局限于营养素的绝对含量，而是更为注重食物在预防疾病方面的作用，及其在膳食整体营养平衡当中的贡献。这种预防疾病的功效，往往与食物的营养素含量不存在绝对的相关性，在这一点上容易造成消费者认识上的混乱。

学习目标

1. 知识目标

(1) 了解食物营养质量指数(index of nutrition quality, INQ)的概念,理解INQ评价食物营养质量的方法。

(2) 了解食物的营养分类,理解各类食物的营养特点及合理利用。

(3) 了解保健食品、绿色食品、有机食品、强化食品的基本概念,理解保健食品与食品、药品的区别。

2. 能力目标

(1) 能用INQ值评价食物的营养价值。

(2) 能识别食物的营养特性类别并能合理地选择食物。

(3) 能熟练使用食物成分表。

3. 思政目标

通过调查、学习、设计营养食谱,培养学生合理营养、健康饮食的生活习惯及积极向上的价值观。

任务2.1 学会食物营养价值评价

任务引入

食物所含的能量和营养素的种类及数量各异,其营养价值也不尽相同。除此之外,食物在生产、加工和烹饪过程中其营养素含量也会发生变化,从而改变其营养价值。对食物营养价值进行评价有利于合理安排膳食。各种食物所含能量和营养素的种类及数量能满足人体营养需要的程度被称为食物的营养价值。营养价值有高低之分,含营养素种类齐全,数量及比例适宜,易被人体消化吸收利用的食物,营养价值相对较高;反之,其营养价值相对较低。食物营养价值的特点表现为相对性、差异性及易变性。

1. 食物营养价值的评价及常用指标

食物营养价值的评价主要从营养素的种类及含量、营养素质量、营养素在烹调加工中的变化等几个方面展开。另外,食物中植物化学物的含量和种类也可以作为食物营养价值评价的依据。

1) 营养素的种类及含量

当评价食物的营养价值时,应分析确定其所含营养素的种类及含量。食物中提供的营养素的种类和营养素的相对含量越接近于人体需要或组成,该食物的营养价值就越高。食物所含营养素不全或某些营养素含量极低,或营养素之间的比例不当,或不易被人体消化吸收,都会影响食物的营养价值。例如,动物的肝脏可以提供给人体的营养素有蛋白质、脂类、碳水化合物及多种矿物质和维生素,营养素的种类比较齐全;食用油脂所含的营养素主要有甘油三酯,营养素的种类单调，属于纯能量营养素，其营养价值低于动物肝脏；谷类蛋白质缺乏赖氨酸，而肉类蛋白质所含必需氨基酸齐全。因此，谷类蛋白质的营养价值比肉类蛋白质的营养价值低。

食物品种、部位、产地和成熟程度也会影响食物中营养素的种类和含量。

食物营养素的含量可通过检索《中国食物成分表》来确定，食物成分表中的营养素含量是指 100 g 可食部食物的含量。如果食物中某种营养素含量较高，也可以称这种食物的某种营养素的密度比较高。营养素密度可以用如下公式进行计算：

营养素密度＝一定量食物提供的营养素含量 ÷ 该营养素推荐摄入量

同样，也可以对食物中的能量密度进行计算：

能量密度＝一定量食物提供的能量 ÷ 能量推荐摄入量

2）营养素质量

在评价食物的营养价值时，食物所含营养素的质和量同样重要。食物质的优劣体现在所含营养素被人体消化吸收利用的程度，其消化率和利用率越高，其营养价值就越高。

如同等质量的蛋白质，因其所含必需氨基酸的种类、数量、比值不同，其促进生长发育的效果就会有差别。

营养质量指数是常用的评价食物营养价值的指标，它是在营养素密度的基础上提出的，其含义是某食物中营养素能满足人体营养需要的程度（营养素密度）与该食物能满足人体能量需要的程度（能量密度）的比值。其公式如下：

INQ＝营养素密度÷能量密度

INQ 结合能量和营养素对食物进行综合评价，能直观、综合地反映食物能量和营养素需求的情况。

INQ＝1，表示该食物提供营养素的能力与提供能量的能力相当，二者满足人体需要的程度相等，为“营养质量合格食物”。

INQ<1，表示该食物提供营养素的能力小于提供能量的能力，长期食用此食物，会发生该项营养素不足或能量过剩的危险，为“营养价值较低的食物”。

INQ>1，表示该食物提供营养素的能力大于提供能量的能力，为“营养质量合格食物”，特别适合体重超重和肥胖者选择。

INQ 的优点在于它可以根据不同人群的需求来分别计算，同一食物对不同人群的营养价值是不同的，INQ 可对食物中的营养素进行全面评价。因此，INQ 常用作评价食物营养价值的最直观指标。

表 2-1　常见几种食物的营养成分(每 100 g)及 INQ 值

营养素和能量	RNI 或 AI	小麦粉（富强粉）		大白菜		猪瘦肉	
		含量	INQ	含量	INQ	含量	INQ
能量/kcal	2250	350	1.0	17	1.0	143	1.0
蛋白质/g	65	10.3	1.0	1.5	2.9	20.3	5.2
钙/mg	800	27	0.2	50	7.8	6	0.1

（续表）

营养素和能量	RNI 或 AI	小麦粉(富强粉)		大白菜		猪瘦肉	
		含量	INQ	含量	INQ	含量	INQ
铁/mg	12	2.7	1.4	0.7	7.3	3.0	4.2
锌/mg	12.5	0.97	0.5	0.38	3.8	3.0	4.0
维生素 A/μgRAE	800	—	—	20	3.1	44	0.9
维生素 C/mg	100	—	—	31	38.8	—	—
维生素 B_1/mg	1.4	0.17	0.8	0.03	2.7	0.54	6.4

注：表中为相对于轻体力成年男性的 INQ 值。

3）营养素在加工中的变化

过度加工通常会导致某些营养素的损失，但某些食物经过加工制作，能够提高营养素的利用率，例如将大豆制成各种豆制品。因此，食物加工处理应选用适当的加工技术。

4）食物血糖[生成]指数

不同食物来源的碳水化合物进入机体后，因其消化吸收的速率各异，对血糖水平的影响也不同，可用食物血糖[生成]指数(glycemic index，GI)来评价食物碳水化合物对血糖的影响，从而反映食物营养价值的高低。

5）食物抗氧化能力

人体持续进行生物氧化反应会生成氧自由基，同时氧自由基也不断地被体内的防御系统清除，所以，氧自由基在体内会保持一种动态平衡。如果体内的氧自由基产生过多或清除能力下降，会损坏体内的生物大分子，破坏细胞的结构和功能，进而导致疾病的发生发展。而食物中抗氧化的成分进入人体后，可以防止体内产生过多氧自由基，还可以提升清除氧自由基的能力，有助于增强机体抵抗力和预防与营养相关的慢性病。所以，这类抗氧化物质含量高的食物的营养价值也较高。因此，食物的抗氧化能力也是评价食物营养价值的重要方面。

食物中抗氧化的成分包括抗氧化营养素和植物化学物，前者如维生素 E、维生素 C、硒、铜、铁、锌等，后者如类胡萝卜素、生物类黄酮、番茄红素、多酚类化合物等。

6）食物中的抗营养因子

在进行食物营养价值评价时，还需考虑抗营养因子。如禽蛋中的抗生物素因子，植物性食物中的植酸、草酸、单宁等。这些抗营养因子的存在，影响到人体对食物中营养素的消化和吸收，在烹调过程中应尽量去除，以利于提高食物的营养价值。

2. 评价食物营养价值的意义

(1) 全面了解各种食物的天然组成成分，涵盖所含的营养素种类、生物活性成分、抗营养因子等；找出各种食物的主要缺陷，并指明改造或开发新食品的方向，以解决抗营养因子问题，从而充分利用食物资源。

(2) 了解食物加工及烹调过程中食品营养素的变化和损失，采取相应的有效措施来最大限度地保存食物中的营养素，提升食物营养价值。

(3) 指导人们科学地选购食物和合理调配膳食，以实现合理营养、促进健康、增强体质、预防疾病及延年益寿的目的。

3. 中国食物成分表的应用

1）食物成分表

食物成分表是描述食物成分及其含量数据的表格。一个国家或地区的食物成分表包括了当地常用食物和有健康意义的数据。食物成分数据是一个国家了解人群营养状况、评价膳食营养质量、设计和实施营养提高计划必需的基础资料，也是农业、食品工业、商业等部门发展食物生产及加工、优化和改进国民膳食结构的重要依据。我国广大营养工作者常用的工具书有《中国食物成分表(2002 版)》和《食物营养成分速查手册》。

《中国食物成分表(2002 版)》包括了 21 类 1 506 种食物的 31 项营养成分（含胆固醇）数据、657 种食物的 18 种氨基酸数据、441 种食物的 32 种脂肪酸数据、171 种食物的叶酸数据、130 种食物的碘数据、114 种食物的大豆异黄酮数据。另外，附录部分收录了 208 种食物的血糖[生成]指数数据。食物分为 21 种食物类，见表 2－2；对于每种食物类中的食物，根据其属性的不同又分为不同的亚类。

表 2－2 《中国食物成分表(2002 版)》中食物的分类

序号	食物类名称	序号	食物类名称	序号	食物类名称	序号	食物类名称
1	谷类及制品	7	坚果、种子类	13	婴幼儿食品	19	油脂类
2	薯类、淀粉及制品	8	畜肉类及制品	14	小吃、甜饼	20	调味品
3	干豆类及制品	9	禽肉类及制品	15	速食食品	21	药食两用食物及其他
4	蔬菜类及制品	10	乳类及制品	16	饮料类		
5	菌藻类	11	蛋类及制品	17	含酒精饮料		
6	水果类及制品	12	鱼虾蟹贝类	18	糖、蜜饯类		

除此之外，为适应计算机处理字符的方法，加速处理速度，于是，把食物种类化繁为简，对食物进行编码，使每类食物对应唯一编码，在食物一般营养成分表中相同的食物，为相同的编码。采取 6 位数字编码方法，前 2 位数字是食物的类别编码，第 3 位数字是食物的亚类编码，最后 3 位数字是食物在亚类中的排列序号。若一类食物中不设定亚类，其食物的亚类编码为“0”。具体食物编码可见食物成分表。

2）食物成分的表达

食物成分的表达方式，依赖于营养学科的发展和食物化学分析方法的改进。

（1）食物的描述。食物的描述应该包括食物的类别、科学名称、别名、产地、加工方法、物理状态等，其目的是便于使用者参考和裁定其可用性。

《中国食物成分表(2002 版)》中对食物的描述有学名、别名、俗名等，在食物的名称中，也常使用标注“部位”和地区的说明。例如，小麦粉（富强粉、特一粉），赤小豆（小豆、红小豆）等。

（2）食物成分的表达。

① 度量单位的表达。各类食物成分数据最常用的标准是以每 100 g 可食部食物计。对于液体食物，有的使用每 100 mL 来表示。

生的食物指市场购得的市品、采集的鲜品。食物的可食部是按照居民通常的加工、烹调方法和饮食习惯，去掉其中不可食用的部分后，剩余的可食部分。“食部”一栏中的系数表示市品去掉部分不可食用的部分后，剩余的可食用部分占市品的百分比。

② 成分单位的表达见表 2-3。

表 2-3 成分单位的表达

食 物 成 分	单位
能量	kcal、kJ
水分、蛋白质、脂肪、碳水化合物、膳食纤维、灰分	g
硫胺素、核黄素、尼克酸、维生素 C、维生素 E、钙、磷、钾、钠、镁、铁、锌、铜、锰、胆固醇	mg
胡萝卜素、视黄醇、碘、硒	μg
维生素 A	μg RE

③ 数值的表达。一般食物成分数据库中的数值类别和说明见表 2-4。

表 2-4 数值类别和说明

数值类别	说 明
分析数值	是实验室直接测定的数据，可以追踪到数据的原始资料，从而知道分析方法。在成分表中占据 90%以上，因此无特殊标示

动物性食物的营养价值及合理利用

任务 2.2 探究动物性食物营养价值

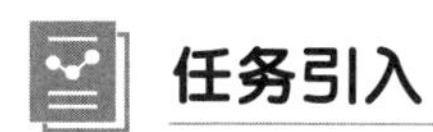

任务引入

很多出家人只食素食，他们身体通常健康且长寿，于是一些人就觉得吃素食很健康，实则这是一种错觉。出家人得病的也有很多，不过确实比我们普通人要少，但这并不全是吃素的功劳，而是因为出家人饮食禁忌很多，要忌辛辣、忌烟酒、忌一切有刺激性的东西，这是很多人难以做到的。

中国居民平衡膳食宝塔推荐健康成人每日食用畜禽肉类 40～75 g，水产品 40～75 g，蛋类 40～50 g。在每天的膳食中，应保证一定量的动物性食物的摄入，才能保证身体的健康。我国居民，尤其是城市居民的肥胖、血脂异常、高血压、糖尿病等慢性疾病患病率较高，且增高趋势明显。我国居民膳食中动物性食物多数以畜肉为主，畜肉消费尤以猪肉为多，膳食中脂肪供能比达 35%；粗粮、蔬菜及水果的摄入量在减少，谷类食物供能比仅为 47%；每人每天钙的平均摄入量仅为 391 mg，占推荐摄入量的 41%。以上不合理的食物消费方式与慢性病产生息息相关。

1. 畜禽肉类食物的营养价值

肉类这个概念包括了陆地动物的各种可食用组织，严格来讲，“肉”主要指动物的肌肉组织及其附属组织，例如结缔组织、神经血管和少量脂肪。肉类主要分为畜肉和禽肉，畜肉是指猪、牛、羊、马等牲畜的肌肉、内脏及其制品；而禽肉指鸡、鸭、鹅等的肌肉、内脏及其制品。畜禽肉类主要提供优质蛋白质、脂肪、矿物质和维生素。营养素的分布因动物的种类、年龄、肥瘦程度及部位的不同而有较大差异。畜禽肉类食物的消化率高，饱腹作用强，经过烹调加工，能制成美味佳肴，是我国居民日常喜食的动物性食物的主要来源。

1）蛋白质

正常肌肉组织的水分含量为70%～80%，其中，蛋白质占总固形物的80%左右。依据其功能和溶解性的差异，可分为肌原纤维蛋白质、肌浆蛋白质和基质蛋白质，它们分别属于盐溶性、水溶性和不溶性蛋白质。

肌原纤维蛋白质包括肌球蛋白、肌动蛋白、原肌球蛋白、肌原蛋白等。在肉类被剁碎后加盐搅拌，感觉到肉馅变得很黏，主要原因是盐使肌原纤维蛋白质被提取出来，从而提高了体系的黏度。肌浆蛋白质包括肌溶蛋白、肌红蛋白等，它们在烹煮时容易转移到汤中。基质蛋白质主要存在于结缔组织中，涵盖胶原蛋白、弹性蛋白、网状蛋白和黏蛋白等，它们构成肌束膜、肌外膜、肌内膜和筋腱。胶原蛋白不溶于水，本身难以被人体消化。但在一定烹调条件下，胶原蛋白的三股螺旋解开，形成能溶于水的明胶，此时肉块会变得柔软。明胶可被人体消化吸收。

从蛋白质的质量来说，肌原纤维蛋白质和肌浆蛋白质的生理价值较高，它们的必需氨基酸比例较为合理，富含赖氨酸，属于优质蛋白质，还能与谷类食物进行蛋白质营养互补。然而，基质蛋白质以胶原蛋白为主，其氨基酸组成特点是甘氨酸和脯氨酸含量高，且含有羟脯氨酸和羟赖氨酸，酪氨酸、组氨酸、色氨酸和含硫氨基酸的含量极低，氨基酸组成并不全面，生理价值低。因此，不能以富含胶原蛋白的动物皮、筋腱等作为膳食中蛋白质的重要来源，但在混合膳食中，它们仍可为人体提供色氨酸以外的其他氨基酸。畜血血浆蛋白质含有8种人体必需氨基酸和组氨酸，营养价值高，其赖氨酸和色氨酸含量较高，而血细胞中色氨酸等必需氨基酸含量较低。

在各种畜肉中，猪肉的蛋白质含量较低，平均仅为15%；牛肉的较高，达20%。羊肉的蛋白质含量介于猪肉和牛肉之间。兔肉的蛋白质含量也达20%。猪、牛、羊肌肉蛋白质的必需氨基酸组成见表2-5。

表2-5 猪、牛、羊肌肉蛋白质的必需氨基酸组成

单位：g/100 g

氨基酸	牛肉	猪肉	羊肉	氨基酸	牛肉	猪肉	羊肉
异亮氨酸	5.1	4.9	4.8	酪氨酸	3.2	3.0	3.2
亮氨酸	8.4	7.5	7.4	苏氨酸	4.0	5.1	4.9
赖氨酸	8.4	7.8	7.6	色氨酸	1.1	1.4	1.3
蛋氨酸	2.3	2.5	2.3	缬氨酸	5.7	5.0	5.0
胱氨酸	1.4	1.3	1.3	精氨酸	6.6	6.4	6.9
苯丙氨酸	4.0	4.1	3.9	组氨酸	2.9	3.2	2.7

资料来源：Toldra F. Lawrie's meat science. 8th ed. Cambridge: Woodhead Publishing Ltd, 2017.

2）脂类

畜肉中的脂肪分为蓄积脂肪和组织脂肪两大类。蓄积脂肪是能量的集中储存场所，包括皮下脂肪、肾周围脂肪、大网膜脂肪和肌肉间脂肪，其中约含 90%左右的脂肪，蛋白质含量仅为 2%～3%。组织脂肪为肌肉及脏器内部的脂肪，也就是瘦肉中所含的脂肪。畜禽肉中脂肪含量因畜禽的种类、年龄、肥瘦程度及部位不同而有较大差异，如猪肥肉脂肪含量高达 90%，猪前肘为 31.5%，猪里脊肉为 7.9%；牛五花肉为 5.4%，瘦牛肉为 2.3%。畜肉类脂肪含量以猪肉最高，其次是羊肉，牛肉和兔肉则较低；与畜肉不同的是，禽肉类脂肪含量相对较少，而且熔点低(23～40 ℃)，易于消化吸收，并含有 20%的亚油酸，营养价值较高。在禽肉中，鸭和鹅肉的脂肪含量较高，鸡和鸽子次之。

畜肉类脂肪以饱和脂肪酸为主，其主要成分是甘油三酯，还含少量卵磷脂、胆固醇和游离脂肪酸。畜类内脏含较高的胆固醇，猪肝为 288 mg，猪肾为 354 mg，牛肝为 297 mg。禽类内脏中的胆固醇也较高，特别是肝脏中，如每 100 g 鸡肝(土鸡)中胆固醇含量为 385 mg，鹅肝为 285 mg，鸭肝为 313 mg。

3）碳水化合物

畜禽肉中的碳水化合物以糖原形式存在于肌肉和肝脏中，含量极少。

4）矿物质

畜禽肉中矿物质含量为 0.8%～1.2%，瘦肉中的含量高于肥肉，内脏高于瘦肉。畜禽肉和动物血中铁含量丰富，主要以血红素铁的形式存在，其吸收受食物其他因素的影响较小，生物利用率高，是膳食铁的良好来源。牛肾和猪肾中硒含量较高，是其他一般食物的数十倍。除此之外，畜肉中还含有较多的磷、硫、钾、钠、铜等。禽肉中也含钾、钙、钠、镁、磷、铁、锰、硒、硫等，其中，硒的含量高于畜肉。

5）维生素

畜肉中含有较多 B 族维生素，包括维生素 B_1、维生素 B_2、维生素 B_6、维生素 B_{12}、烟酸、生物素、叶酸、泛酸、胆碱等，内脏中含有维生素 A、维生素 D、维生素 E，但维生素 C 含量极少。

一般来说，畜肉是 B 族维生素的良好来源。其中猪肉的维生素 B_1 含量相对较高，达 0.54 mg/100 g，对于以精白米为主食的人群是很好的补充。例如，猪腿肉的维生素 B_1、维生素 B_2 和烟酸含量分别为 0.53 mg/100 g、0.24 mg/100 g 和 4.9 mg/100 g。不同家畜肉中维生素 B_2 含量的差异不大，处于 0.1～0.2 mg/100 g 范围。牛肉中的叶酸含量较猪肉更高。

家畜内脏含有多种维生素。其中，肝是各种维生素在动物体内的贮藏场所，是维生素 A、维生素 D、维生素 B_2 的极好来源。肝中生物素、叶酸、维生素 B_{12} 等维生素的含量也都不同程度地高于畜肉，其中，叶酸含量是肌肉部分的 10～20 倍。羊肝中的维生素 A 含量高于猪肝，我国很早就有用羊肝来治疗因维生素 A 缺乏引起的夜盲症的记载。除此之外，肝脏中还含有少量维生素 C 和维生素 E。心脏、肾脏、脾脏等内脏的维生素含量均较瘦肉高。另外，肝脏含少量维生素 C 和维生素 E，肾脏中含有少量维生素 A 和维生素 D。瘦肉中的维生素 A、维生素 D 和维生素 E 含量均较低。

6）含氮浸出物

畜禽肉中含有能溶于水的含氮浸出物，包括肌凝蛋白原、肌肽、肌酸、肌酐、嘌呤、尿素和游离氨基酸等非蛋白含氮浸出物及无氮浸出物，是使肉汤具有鲜味的主要成分。成年动物其含量高于幼年动物。禽肉的质地较畜肉细嫩而含氮浸出物多，所以，禽肉炖汤的味道比畜肉汤味道更鲜美。

几种畜肉的部分营养素含量见表 2－6。

表 2－6 几种畜肉的部分营养素含量

食物名称	蛋白质/(g/100 g)	脂肪/(g/100 g)	维生素 B_1/(mg/100 g)	维生素 B_2/(mg/100 g)	烟酸/(mg/100 g)	视黄醇/(μg/100 g)	铁/(mg/100 g)
猪里脊	20.2	7.9	0.47	0.12	5.1	5	1.5
猪排骨肉	13.6	30.6	0.36	0.15	3.1	10	1.3
猪肝	19.3	3.5	0.21	2.08	15.0	4972	22.6
牛后腿	19.8	2.0	0.02	0.18	5.7	2	2.1
羊后腿	15.5	4.0	0.06	0.22	4.8	8	1.7
兔肉	19.7	2.2	0.11	0.10	5.8	212	2.0

资料来源：杨月欣，中国疾病预防控制中心营养与健康所. 中国食物成分表标准版：第 6 版[M]. 北京：北京大学医学出版社，2019.

2. 畜禽肉类制品的营养价值

肉类制品是以畜禽肉加工而成，包括腌腊制品、酱煮制品、熏烧烤制品、干制品、香肠、火腿和肉类罐头等。腌腊制品、干制品因水分减少，蛋白质、脂肪、矿物质的含量增加，但易出现脂肪氧化，B 族维生素有所损失。酱煮制品中，饱和脂肪酸的含量降低，B 族维生素也有所损失，但游离脂肪酸的含量升高。制作熏烧烤制品时，含硫氨基酸、色氨酸和谷氨酸等因高温而分解，营养价值降低。香肠因品种不同，营养价值特点各异。肉类罐头的加工过程因含硫氨基酸，B 族维生素受损而营养价值有所下降。

肉类制品有其独特的风味，有的也属于方便食品（如香肠、罐头），存在其特定的市场需求。有的肉类制品含有危害人体健康的因素，如腌腊、熏烧烤、油炸等制品中亚硝胺类或多环芳烃类物质的含量增加，应控制其摄入量，尽量食用鲜畜禽肉类。

3. 水产品的营养价值

世界上约有 5 万种鱼类，我国约有 3000 种，其中淡水鱼 200 多种，其余是海水鱼。除此之外，还有软体动物类、棘皮动物类、甲壳动物类，它们都属于水产动物食品。藻类虽也属于水产品，但目前被归类在蔬菜当中。

海产鱼类根据活动区域有深海鱼、浅海鱼之分，根据环境温度，还有温水鱼和冷水鱼之分。此外，根据鱼体内的棕色肉多少还有红肉鱼和白肉鱼之分。一些运动性比较强的鱼，由于其富含血红素的深色肌肉占比较大，被称为红肉鱼，如金枪鱼、鲭鱼、马鲛鱼等。这部分深色鱼肉在烹熟后呈褐色。肌肉颜色较浅的被称为白肉鱼，如真鲷、带鱼、鲽鱼等。

1）蛋白质

多数鱼类的肉和畜禽肉一样，水分含量为 70%～80%，蛋白质含量为 15%～20%，若按鲜重计算，含量均与肉类的相当。部分鱼肉的水分含量较高，蛋白质含量低于肉类，如巴沙鱼的蛋白质含量仅 14%左右，但按干重计算，其蛋白质含量仍不低于肉类。除此之外，鱼类的肌肉纤维细嫩柔软，蛋白质的消化吸收率较高，可达 97%～99%。按必需氨基酸评定，多数鱼类的蛋白质质量与肉蛋类相当，但部分鱼类和部分虾、贝、蟹等的氨基酸评分略低，为 76%～95%。

水产品中还富含氨基乙磺酸，即牛磺酸，这是一种有益物质，能够促进胎儿和婴儿大脑发育、防止动脉硬化、维持血压、保护视力的有益物质。贝类中牛磺酸的含量高于鱼类，鱼类中的含量高于肉类。

红肉海鱼如鲭鱼等含有较高的组氨酸，其含量可达鲜重的0.6%～1.3%。在鱼肉感染细菌而腐败时，组氨酸会形成大量的组胺，对胃产生刺激，这是引起食物中毒的原因之一，所以红肉鱼的新鲜度特别重要。除此之外，鱼类富含低分子量的胺类物质，在储藏中蛋白质分解而产生更多小分子胺类物质，这类物质是其腥味的主要来源。

2）脂类

鱼类的脂肪含量因品种不同而差异甚远。在脂肪含量低的品种中仅有0.5%左右，如黑线鳕、鳕鱼等；而在脂肪高的品种中为16%～26%，如鳗鱼、鲱鱼和金枪鱼。多数鱼的脂肪含量在这两者之间。有些鱼类的脂肪主要存在于鱼肉中，如鲤鱼、鲱鱼等；还有些鱼类的脂肪主要集中于肝脏，而肌肉部分含量甚低，如各种鳕鱼；也有的鱼类将脂肪积聚于小肠中，如真鲈。

鱼类脂肪中不饱和脂肪酸比例较高，因而容易被人体消化。例如，鲨鱼中不饱和脂肪酸占总脂肪酸的50%左右，而鲤鱼中不饱和脂肪酸达70%。

一些白肉海鱼中的蛋白质和脂类成分含量见表2-7。

表2-7 一些白肉海鱼中的蛋白质和脂类成分含量(以鲜重计)

鱼种	能量/(kcal)	蛋白质/(g/100 g)	脂肪/(g/100 g)	饱和脂肪酸/(g/100 g)	ω-3脂肪酸/(g/100 g)	胆固醇/(mg/100 g)
阿拉斯加狭鳕	81	17	1	0.2	0.2	99
太平洋真鳕	82	18	1	0.2	0.2	71
黑鳕	195	14	15	3.2	1.4	56
太平洋大比目鱼	110	21	2.5	0.3	0.4	54
鲽鱼	91	15	1.2	0.2	0.4	48

数据来源：EXLER J. HUMAN NUTRITION INFORMATION SERVICE NUTRITION MONITORIN G DIVISION. COMPOSITION OF FOODS: FINFISH AND SHELLFISH PRODUCTS. USDA HANDBOOK, 1987.

鱼类脂肪的另一特点是富含20～24碳的长链不饱和脂肪酸，包括EPA、DHA等，见表2-8。这些长链不饱和脂肪酸在陆地动植物中含量很低，主要是存在于水产品中，故鱼类是膳食中ω-3脂肪酸的重要来源。例如，墨斗鱼的脂肪中有27.4%为DHA，小凤尾鱼中为15%。海鱼中的DHA来自其食用的藻类，而淡水鱼中的也来自其饵料。倘若在肉食性淡水鱼类的饵料中添加鱼粉等含有DHA的原料，那么所产淡水鱼也会富含DHA。

表2-8 一些鱼类中的ω-3脂肪酸含量(以鱼肉可食部计) 单位：g/100 g

鱼种	EPA	DHA	鱼种	EPA	DHA
鲐鱼	0.65	1.10	鳕鱼	0.08	0.15
鲑鱼(大西洋)	0.18	0.61	鲽鱼	0.11	0.11
鲑鱼(红)	1.30	1.70	鲈鱼	0.17	0.47

（续表）

鱼种	EPA	DHA	鱼种	EPA	DHA
鳟鱼	0.22	0.62	黑线鳕	0.05	0.10
金枪鱼	0.63	1.70	舌鳎	0.09	0.09
秋刀鱼	0.84	1.40	沙丁鱼	1.38	1.14
鲑鱼	0.49	0.82	鲷鱼	0.16	0.30
虹鳟鱼	0.25	0.98	鳝鱼	0.74	1.33
乌贼	0.06	0.15	鲤鱼	0.16	0.29

资料来源：①杨月欣，葛可佑. 中国营养科学全书：2版[M]. 北京：人民卫生出版社，2019. ②石彦国. 食品原料学[M]. 北京：科学出版社，2016.

鱼类可以按脂肪含量进行分类。脂肪含量低于1%的为少脂鱼，如鳕鱼、鳐鱼等；脂肪含量为1%～5%的为中脂鱼，如大黄鱼、石斑鱼、鲽鱼等；脂肪含量在5%以上的则为多脂鱼，如沙丁鱼、秋刀鱼、鳗鱼等。多脂鱼中肌肉部分所储藏的脂肪较多，特别是在一些红色鱼的深色肉中，其肌肉部分脂肪含量大大高于浅色肉，例如竹荚鱼的浅色肉脂肪含量为7.4%，而深色肉的脂肪含量高达20.0%。少脂鱼类肌肉中的储藏脂肪较少，但脂肪主要储备于肝脏和腹腔中，如鳕鱼肝脏的脂肪是鱼肝油的来源。多数鱼类的腹部肉脂肪含量显著高于背部肉和尾部肉。

除此之外，鱼类中的脂肪含量和脂肪酸分布还受到鱼龄、季节、栖息环境、摄食饵料等因素的影响。在饵料丰富时脂肪含量高，在食物不足或产卵洄游季节则脂肪含量下降。甲壳类动物的脂肪含量通常低于鱼类。投放富含ω-3脂肪酸的饵料可以增加鱼体内的DHA含量。

3）碳水化合物

鱼类碳水化合物的含量较低，约为1.5%，主要以糖原的形式存在。有些鱼不含碳水化合物，如草鱼、青鱼、鳜鱼、鲈鱼等。在其他水产品中，海蜇、牡蛎和螺蛳等含量较高，可达6%～7%。

4）矿物质

鱼类矿物质含量为1%～2%，磷、钙、钠、氯、钾、镁含量丰富。钙的含量比畜禽肉高，是人体所需钙的良好来源。深海鱼类含碘丰富，远远高于淡水产品。除此之外，鱼类含锌、铁、硒也较丰富。

河虾中钙含量高达325 mg/100 g，锌含量也较高；河蚌中锰含量高达59.6 mg/100 g；鲍鱼、河蚌和田螺中铁含量较高。软体动物中矿物质含量为1.0%～1.5%，其中钙、钾、铁、锌、硒和锰含量丰富，如生蚝中锌含量高达71.2 mg/100 g，螺蛳中锌为10.2 mg/100 g。

5）维生素

鱼类是维生素B_2的良好来源，维生素E、维生素B_1和烟酸的含量也较高。黄鳝中维生素B_2含量较高，为0.98 mg/100 g，河蟹和海蟹分别为0.28 mg/100 g和0.39 mg/100 g。鱼类，特别是海水鱼的肝脏是维生素A和维生素D的重要来源，常被用作生产药用鱼肝油的原料。但有些鱼体内含有硫胺素酶，新鲜鱼如不及时加工处理或食用时，鱼肉中的维生素B_1则会被鱼体内含有的硫胺素酶分解破坏，可通过加热破坏此酶。

软体动物维生素的含量与鱼类相似，但维生素B_1含量较低。另外，贝类食物中维生素E含量较高。

6）含氮浸出物

鱼类含有较多的其他含氮物质，如游离氨基酸、肽、嘌呤类、胺类等，这些是鱼汤的腥味物质。氧化三甲胺是使鱼类具有鲜味的重要物质，氧化三甲胺被还原为三甲胺，则是鱼腥味的重要物质。

4. 乳类及乳制品的营养价值

乳类包括人乳和动物乳（如牛乳、羊乳和马乳等）。乳类是一种营养素齐全、易于消化吸收的优质食品，能满足初生幼仔迅速生长发育的全部需要，也是健康人群及特殊人群（如婴幼儿、老年人等）的理想食品。乳制品是以乳类为原料经浓缩、发酵等工艺制成的产品，如乳粉、酸乳、炼乳等。乳及乳制品是膳食中蛋白质、钙、磷、维生素 A 和维生素 B_2 的重要供给来源。

1）乳类的营养价值

（1）蛋白质。牛乳中蛋白质含量相对恒定，为 2.8%～3.3%，主要由酪蛋白（79.6%）、乳清蛋白（11.5%）和乳球蛋白（3.3%）组成。酪蛋白属于结合蛋白，与钙、磷等结合，形成酪蛋白胶粒，并以胶体悬浮液的状态存在于牛乳中。乳清蛋白有热不稳定性，加热时发生凝固并沉淀。乳球蛋白与机体免疫有关。牛乳蛋白质消化率为 87%～89%，属于优质蛋白质。

牛乳、羊乳与人乳中主要营养素含量比较见表 2-9，人乳较牛乳蛋白质含量低，且酪蛋白比例低于牛乳，以乳清蛋白为主。利用乳清蛋白改变牛乳中的酪蛋白与乳清蛋白的构成比例，使之接近人乳的蛋白质构成，可生产出适合婴幼儿生长发育需要的配方奶粉。

表 2-9 不同乳中主要营养素含量比较（每 100 g）

营养素	人乳	牛乳	羊乳
水分/g	87.6	89.8	88.9
蛋白质/g	1.3	3.0	1.5
脂肪/g	3.4	3.2	3.5
碳水化合物/g	7.4	3.4	5.4
能量/kJ	272	226	247
钙/mg	30	104	82
磷/mg	13	73	98
铁/mg	0.1	0.3	0.5
视黄醇当量/μgRAE	11	24	84
硫胺素/mg	0.01	0.03	0.04
核黄素/mg	0.05	0.14	0.12
尼克酸/mg	0.20	0.10	2.10
抗坏血酸/mg	5.0	1.0	—

注：—表示未检出。

（2）脂类。乳类中脂肪含量一般为 3.0%～5.0%，主要为甘油三酯，少量磷脂和胆固醇。

乳脂肪以微粒分散在乳浆中，呈高度乳化状态，易消化吸收，吸收率高达97%。乳脂肪中脂肪酸组成复杂，油酸占30%，亚油酸和亚麻酸分别占5.3%和2.1%，短链脂肪酸含量也较高，这是乳脂肪风味良好且易于消化的缘由。马奶和驴奶的脂肪含量明显较低，山羊奶、绵羊奶、骆驼奶等其他奶类的脂肪含量与牛奶相当或更高，脂肪饱和程度也基本相当，其中骆驼奶的单不饱和脂肪酸比例稍高。

(3) 碳水化合物。乳类中，碳水化合物含量为3.4%～7.4%，主要形式为乳糖，人乳中乳糖含量最高，羊乳居中，牛乳最低。乳糖有调节胃酸、促进胃肠蠕动和促进消化液分泌的作用，还能促进钙的吸收和促进肠道乳酸杆菌繁殖，抑制腐败菌的生长，对肠道健康具有重要意义。

(4) 矿物质。乳类中矿物质含量丰富，富含钙、磷、钾、镁、钠、硫、锌、锰等。牛乳含钙104 mg/100 g，以酪蛋白钙的形式存在，吸收率高，且牛乳中的各种氨基酸、乳糖、维生素D也有利于钙的消化吸收。因此，牛乳是供给人体钙的最好食物来源，人一生的各个年龄段都可以常饮牛奶，这对改善我国居民的钙缺乏状况有着非常重要的意义。

与牛乳相比，人乳中矿物质含量比较低，更适合婴儿发育不完全的肾脏。人乳中钙含量低于牛乳，但消化率远高于牛乳，人乳中酪蛋白含量低，钙、磷比例更适合婴儿的需要，且人乳中乳糖含量高也有利于钙的吸收。因此，人乳更适合婴儿的喂养。

(5) 维生素。牛乳中含有人体所需的各种维生素，其含量与饲养方式和季节有关，如放牧期牛乳中维生素A、维生素D、胡萝卜素和维生素C含量，较冬春季在棚内饲养明显增多。牛乳中维生素D含量较低，但夏季日照多时，其含量会有一定增加。牛乳是B族维生素的良好来源，人乳中的维生素含量也有这种规律，即与食物中维生素的组成有较大关系。

2) 乳制品的营养价值

乳制品因加工工艺的不同，营养素含量有较大差异。

(1) 巴氏杀菌乳、灭菌乳和调制乳。巴氏杀菌乳是仅以生牛(羊)乳为原料，经巴氏杀菌等工序制得的液体产品。灭菌乳又分为超高温灭菌乳和保持灭菌乳，前者是以生牛(羊)乳为原料，添加或不添加复原乳，在连续流动的状态下，加热到至少132℃并保持很短时间的灭菌，再经无菌灌装等工序制成的液体产品；后者则是以生牛(羊)乳为原料，添加或不添加复原乳，无论是否经过预热处理，在灌装并密封之后都经灭菌等工序制成的液体产品。调制乳是以不低于80%的生牛(羊)乳或复原乳为主要原料，添加其他原料或食品添加剂或营养强化剂，采用适当的杀菌或灭菌等工艺制成的液体产品。这三种形式的产品是目前我国市场上流通的主要液态乳，除维生素B_1和维生素C有损失，营养价值与新鲜生牛(羊)乳差别不大，但调制乳因其是否进行营养强化而差异较大。

(2) 发酵乳。发酵乳指以生牛(羊)乳或乳粉为原料，经杀菌、发酵后制成的pH值降低的产品。其中以生牛(羊)乳或乳粉为原料，经杀菌、接种嗜热链球菌和保加利亚乳杆菌发酵制成的产品称为酸乳。

风味发酵乳指以80%以上生牛(羊)乳或乳粉为原料，添加其他原料，经杀菌、发酵后pH值降低，发酵前或后添加或不添加食品添加剂、营养强化剂、果蔬、谷物等制成的产品。以80%以上生牛(羊)乳或乳粉为原料，添加其他原料，经杀菌、接种嗜热链球菌和保加利亚乳杆菌，发酵前或后添加或不添加食品添加剂、营养强化剂、果蔬、谷物等制成的产品称为风味酸乳。发酵乳在乳酸菌的作用下，乳糖部分转变为乳酸，蛋白质得以凝固，游离氨基酸和肽的含量增多，脂肪不同程度地水解，从而形成独特风味，且蛋白质的生物价提高、叶酸含量增加一倍，因此营养价值更高。酸乳更容易消化吸收，还能刺激胃酸分泌。发酵乳中的益生菌可抑制肠道腐败菌的生长繁殖，防止腐败胺类产生，对维护人体的健康具有重要作用，尤其适合乳糖不耐受人群。

5. 蛋类及其制品的营养价值

蛋类主要指禽类的蛋，包括鸡蛋、鸭蛋、鹅蛋、鹌鹑蛋、鸽蛋等。食用最为普遍、销量最大的是鸡蛋。蛋制品是以蛋类为原料加工制成的产品，如皮蛋、咸蛋、糟蛋、冰蛋、全蛋粉、干蛋白、干蛋黄粉等。

1) 蛋类的结构

各种禽类蛋的大小有所不同，但结构相似，由蛋壳、蛋黄和蛋清三部分组成。以鸡蛋为例，蛋壳占全蛋质量的 11%～13%，主要由碳酸钙构成。蛋壳表面附着有水溶性胶状黏蛋白，对微生物进入蛋内和蛋内水分及二氧化碳过度向外蒸发起保护作用。蛋壳的颜色由白色到棕色，与蛋的品种有关，与蛋的营养价值关系不大。蛋清包含两层，外层为中等黏度的稀蛋清，内层是包围在蛋黄周围的胶质样稠蛋清。蛋黄由无数富含脂肪的球形细胞组成，为浓稠、不透明、半流动黏稠物，表面包围有蛋黄膜，由两条韧带将蛋黄固定在蛋的中央。蛋黄的颜色受禽类饲料成分的影响。

2) 蛋类的组成成分及其营养价值

蛋类的宏量营养素含量稳定，微量营养素含量受品种、饲料、季节等多方面的影响。蛋类各部分的主要营养素含量见表 2-10。

表 2-10 蛋类各部分的主要营养素含量(每 100 g)

营养素	全蛋	蛋清	蛋黄
水分/g	74.1	84.4	51.5
蛋白质/g	13.3	11.6	15.2
脂肪/g	8.8	0.1	28.2
碳水化合物/g	2.8	3.1	3.4
钙/mg	56	9	112
铁/mg	2.0	1.6	6.5
视黄醇当量/μgRAE	234	—	438
硫胺素/mg	0.11	0.04	0.33
核黄素/mg	0.27	0.31	0.29
尼克酸/mg	0.2	0.2	0.1

注：—表示未检出。

(1) 蛋白质。蛋类蛋白质含量为 13%～15%，蛋清中较低，蛋黄中较高。鸡蛋蛋白的必需氨基酸种类齐全，比例也符合人体需要，生物价在 95%以上，是蛋白质生物价最高的食物。

(2) 脂类。蛋清中的脂肪极少，高达 98%的脂肪集中于蛋黄中，呈乳化状分散为细小颗粒，因而易于被消化吸收。蛋黄所含的脂肪中甘油三酯占 62%～65%(其中油酸约占 50%，亚油酸约占 10%)，磷脂占 30%～33%，固醇占 4%～5%。蛋黄是磷脂的良好食物来源，主要是卵磷脂和脑磷脂，还有神经鞘磷脂，其中卵磷脂具有调节血脂，降低胆固醇，并促进脂溶性维生素吸收的作用。蛋黄胆固醇含量较高，其中鹅蛋黄胆固醇含量最高，达到 1 696 mg/100 g。鸡蛋黄可达 1 510 mg/100 g，以游离胆固醇为主，易被人体消化吸收。成人每天 1 个鸡蛋，既对血清胆固醇无明显影响，又能发挥禽蛋的营养作用。

(3) 碳水化合物。蛋类所含碳水化合物相对较少，蛋清中主要是甘露糖和半乳糖，蛋黄中主要是葡萄糖，且它们大多以与蛋白质结合的形式存在。

(4) 矿物质。蛋类的矿物质主要存在于蛋黄中，蛋清中含量极低。其中以钙、磷、钾、钠、铁、镁、锌、硒含量较多，如钙为 112 mg/100 g，磷为 240 mg/100 g。蛋黄中铁含量虽然较高，但属非血红素铁，并与卵黄高磷蛋白结合，生物利用率仅为 3%左右。另外，将鲜蛋加工成糟蛋，会使蛋内含钙量大幅增加。

(5) 维生素。蛋类维生素种类相对齐全，含量也较丰富，主要集中在蛋黄中，其中维生素 A、维生素 D、维生素 E、维生素 B_2、维生素 B_6 含量丰富，缺乏的维生素是维生素 C。蛋类维生素含量受品种、季节、饲料、光照时间等因素影响。生鸡蛋中含有抗生物素和抗胰蛋白酶，前者妨碍生物素的消化吸收，后者抑制胰蛋白酶的活性，但高温加热可破坏这两种抗营养因子。因此，从营养学的角度看蛋类不宜生食。

3) 蛋制品的营养价值

新鲜蛋类经特殊加工制成风味特异的蛋制品，如皮蛋、咸蛋和糟蛋等。蛋制品的宏量营养素与鲜蛋相似，但不同加工方法对一些微量营养素的含量有影响，如皮蛋在加工过程中加入碱和食盐，使矿物质含量显著增加，但 B 族维生素受到破坏，且会增加铅(铅对人体是一种有害元素)的含量，对维生素 A、维生素 D 的含量影响不大。咸蛋在腌制中使用了食盐，钠含量增加明显，因此不宜多食，尤其是高血压和肾脏病患者，除此之外，腌制中蛋内含水量下降，钙含量上升明显。糟蛋是用鲜鸭蛋经糯米酒糟糟渍而成，在糟渍过程中，蛋壳中的钙盐渗入蛋内，钙含量比鲜蛋高 10 倍左右。因此，糟蛋是一种营养价值很高的蛋制品。

植物性食物的营养价值及合理利用

任务 2.3 探究植物性食物营养价值

任务引入

近年来，国内外随着“富裕病”的逐渐增多，人们对素食越来越感兴趣，刮起了一股提倡吃素食的“新素食主义”风潮。其主要依据是人类的消化系统和其他生理构造方面与吃蔬菜动物或食草动物非常相像，却与肉食动物差别很大：人类没有尖锐突出的犬牙，只有平坦的臼齿可磨碎食物；人类消化腺分泌的消化液特别有利于对素食的消化；人类的胃酸与肉食动物的胃酸相比，在数量、浓度、强度上只有肉食动物的 1/20；人类肠道的长度是身长的 12 倍，比肉食动物的肠道长 2 倍以上。同时也认为素食中的营养成分能够满足人类的需求。基于这些观点，人类似乎真的适合吃素食吗？比较动植物性食物营养素含量上的区别，如何正确认识植物性食物对人体健康的重要作用？

1. 谷类及薯类食物的营养价值

谷类(cereals)主要指单子叶禾本科植物的种子，包括稻谷、小麦、大麦、小米、高粱、玉米、穈子、燕麦以及薏苡仁等，也包括少数虽然不属于禾本科，但在部分地区习惯作为主食的植物种子，如属于双子叶蓼科的荞麦，藜科的藜麦，以及苋科的苋菜籽，它们被称为“假谷物”(pseudocereal)。谷类种子中储备了丰富的养分，以供第二代植物萌发时使用。其中，最重要的养分是淀粉，也含有蛋白质等其他营养成分。

谷类在我国人民的膳食中占据重要地位，每日摄入量为 250～500 g，按干重计算，是各种食物中摄入量最大的一种，故而被称为主食。在一般情况下，主食为我国人民提供了膳食中 50%～70%的能量、40%～60%的蛋白质和 50%以上的 B 族维生素，因此，在营养供应中占有特别重要的地位。

1) 谷类的结构与营养素分布

谷粒结构的共同特征是具有谷皮、糊粉层、谷胚和胚乳 4 个主要部分。谷皮包括植物学上的果皮和种皮，糊粉层紧贴谷皮，处于胚乳的外层，谷胚则处于种子下端的一侧边缘。

稻米和小麦在除去外壳后称为糙米和全麦，再经过碾白，除去外层较为粗硬的部分，保留中间颜色较白的胚乳部分，就成为日常食用的精白米和精白面粉，此时种皮、糊粉层和大部分胚随着糠麸被除去。在碾米各成分中，糠层占稻米重量的 5%～6%，胚和胚乳分别占 2%～3%和 91%～92%。

谷粒最外层的谷皮主要由纤维素、半纤维素构成，含有较多矿物质、脂肪和维生素。谷皮不含淀粉，其中纤维和植酸含量高，所以在加工中作为糠麸被去除。在加工精度不高的谷物中，允许保留少量谷皮成分。

糊粉层介于胚乳淀粉细胞和皮层之间，含蛋白质、脂类物质、矿物质和维生素，营养价值高。但糊粉层细胞的细胞壁较厚，不易被消化，且含有较多酶类，会影响产品的贮藏性能，因而在精加工中常常和谷皮一起被除去。

胚是种子中生理活性最强、营养价值最高的部分，富含脂肪、维生素 B_1 和矿物质，含蛋白质和可溶性糖也较多。谷胚蛋白质与胚乳蛋白质的成分不同，其中富含赖氨酸，生物价值很高。在食品加工中，谷胚常被作为食品的营养补充剂，被添加到多种主食品中。在精白处理中，大部分谷胚被除去，降低了产品的营养价值，但可提高产品的储藏性，因为胚的吸湿性较强，其中的脂肪还可能在储藏过程中发生氧化酸败，产生不良的气味。

胚乳是种子的贮藏组织，含有大量淀粉和一定量的蛋白质，靠近胚的部分蛋白质含量较高。胚乳具有容易消化，适口性好，以及耐贮藏的优点，然而其所含的维生素和矿物质等营养素的量很低。日常消费的精白米和富强粉中以胚乳为主要成分。

以小麦粒为例，其各部分的重量和营养素占全粒的比例见表 2-11。

表 2-11　小麦粒各部分的重量和营养素占全粒的比例(%)

部位	重量	蛋白质	维生素 B_1	维生素 B_2	烟酸	泛酸	吡哆醇
皮	13～15	19	33	42	86	50	73
胚	2～3	8	64	26	2	7	21
胚乳	83	70～75	3	32	12	43	6

资料来源：孙远明，柳春红. 食品营养学：3 版[M]. 北京：中国农业大学出版社，2020.

2）谷类的主要营养成分及特点

谷类中的营养素种类和含量会因谷类的种类、品种、产地、施肥及加工方法的不同而有所差异。

（1）蛋白质。谷类种子的蛋白质含量为7%～16%，不同种类间差异较大。

谷类种子中的蛋白质有谷蛋白、醇溶谷蛋白、球蛋白和清蛋白四种类型。多数谷类种子中的醇溶谷蛋白（也称麦胶蛋白）和谷蛋白所占比例较大，清蛋白和球蛋白含量较低，使得谷类蛋白质的生物价值较低。谷蛋白的氨基酸组成则因粮食种类的不同变化较大。在小麦中，谷蛋白与醇溶谷蛋白的组成相似，而在玉米中，谷蛋白中的赖氨酸含量远高于醇溶谷蛋白。一般来说，品种改良后蛋白质含量的提高，增加的主要是储藏蛋白。因此，总体蛋白质质量会有所下降。

多数谷类种子的第一限制氨基酸是赖氨酸，第二限制氨基酸往往是色氨酸或苏氨酸。燕麦和荞麦的蛋白质是例外，其中赖氨酸含量充足，生物价值较高。若与少量的豆类、奶类、蛋类或肉类同食，则能够通过蛋白质互补作用有效提高谷类蛋白质的生物价值。

粮食类产品的氨基酸组成也与加工精度有关。糊粉层和谷胚中所含蛋白质的氨基酸比例合理，生物价值较高；越向胚乳内部，蛋白质中赖氨酸的含量越低。然而，外层质量较高的蛋白质在谷类的加工精制过程中大部分被损失了，在精白米面中留存的多是胚乳内部质量较低的蛋白质。

（2）脂类。谷类的脂肪含量较低，多数仅有2%～3%，分为淀粉脂类和非淀粉脂类两部分。大部分脂肪属于非淀粉脂类，主要集中于外层的胚、糊粉层和谷皮部分。少部分与淀粉结合，以淀粉脂类的形式存在于胚乳中，也称为淀粉-脂肪复合物，此结合物十分稳定，常温下难以分离。其中以磷脂为主，约占总淀粉脂类的85%。除此之外，糠麸中还含有少量蜡质。

粮食中的脂类成分含量与加工精度有关。例如，稻谷的脂肪含量为2.6%～3.9%，其中脂肪含量可达7%～9%，可榨取玉米胚油。小麦胚轴中含脂肪约11.6%，而盾片含油高达32.6%，故麦胚可制成小麦胚芽油。目前，玉米胚油和稻米油已经成为市场中常见的烹调油来源。

粮食中的脂肪富含亚油酸，以及磷脂和谷固醇等成分，并富含维生素E。如小麦胚芽油、大米胚芽油中含6%～7%的磷脂，主要是卵磷脂和脑磷脂。

（3）碳水化合物。谷类种子是碳水化合物的丰富来源，其中，淀粉含量达70%以上。通常，100 g谷类种子中所含能量达12.5 kJ（3 kcal）。因此，谷类种子是人体能量的良好来源。

各种谷物的口感不同，在很大程度上取决于其中淀粉的特性差异。一般而言，其中直链淀粉比例较低，以支链淀粉为主，但不同种类间差异较大。不同谷类或同种谷类不同品种之间淀粉的性质差异影响到谷类的消化速度，以及摄入后血糖上升的速度。

除淀粉之外，谷类种子中还含有少量可溶性糖和糊精。一般来说，可溶性糖的含量低于3%，包括葡萄糖、果糖、半乳糖、麦芽糖、蔗糖、蜜二糖等。含可溶性糖最多的部分是谷胚。如小麦胚芽的含糖量高达24%，其中以蔗糖为主，约占60%，其余为棉籽糖。在籽粒发芽后，淀粉经淀粉酶的水解作用之后，籽粒中的糊精和麦芽糖含量上升。

谷类食物含有较多的非淀粉多糖（NSP），包括纤维素、半纤维素、戊聚糖等，果胶物质比较少。谷粒中的膳食纤维含量为2%～12%，主要存在于谷壳、谷皮和糊粉层中。其中，纤维素主要存在于谷皮部分，往往损失于精磨时的糠麸之中。胚乳部分的纤维素含量不足0.3%，所以，长期偏食精白米面容易引起膳食纤维不足的问题。反之，各种未精制的谷类都是膳食纤维的良好来源。例如,一片用全麦粉烤制的面包约可提供1.5 g膳食纤维。除膳食纤维含量高外,完整的籽粒结构使其在烹调后具有较低的血糖反应,而用精白米、精白面粉所制成的食物血糖反应较高。

半纤维素的化学成分较为复杂,包括β-葡聚糖和戊糖、已糖、糖醛酸、蛋白质和酚类的复杂多聚体。大麦和燕麦富含β-葡聚糖。例如,大麦细胞壁中含有70%的β-葡聚糖以及20%的戊聚糖。β-葡聚糖受到营养学界的特别重视,含量较高时,谷物产品的血糖反应较低,且有利于控制血清胆固醇水平,增强饱腹感,有助预防肥胖和糖尿病的发生。除此之外,小麦、稻米等谷物中的阿拉伯木聚糖(arabinoxylan)也是近年来研究得较多的健康成分,在动物实验中表现出一定的延缓血糖血脂上升效果、抗氧化作用和免疫调节作用。例如,小麦中含有较为丰富的戊聚糖,为D-木糖和L-阿拉伯糖形成的多糖,含量达8%~9%,其中约1/4为水溶性组分。

(4) 矿物质。谷类含有30多种矿物质,但各元素的含量,特别是微量元素的含量与品种、气候部分的含量比较低。例如,小麦中间的胚乳部分矿物质含量仅为外层的1/20。

在矿物质中,以磷的含量最为丰富,占矿物质总量的50%左右;其次是钾。

谷类在精制加工中,将外层的胚、糊粉层和谷皮部分基本除去,导致矿物质含量大幅度下降。矿物质含量越低,表明粮食的加工精度越高。

从矿物质的生物利用率来说,谷类中矿物质的化合状态并非人类能够直接利用的形式,它们主要以不溶性形态存在,而且含有一些干扰吸收利用的因素。例如,植酸是一种磷的贮藏形式,在种子发芽时由植酸酶水解,可以被幼芽利用。植酸和矿物质的分布类似,在谷粒的外层较多,胚乳中几乎不含植酸。粮食中所含的植酸可与铁、锌等元素形成难以吸收的复合物,所以加工精度过低时,谷物的钙、铁、锌等矿物质利用率降低。

(5) 维生素。谷类是膳食中B族维生素的重要来源,如维生素B_1、维生素B_2、烟酸、泛酸等。但玉米中的烟酸为结合型,不易被人体利用。因此,在制作玉米制品时,可加0.6%的小苏打使其转化为游离型以提高利用率。玉米和小米含少量胡萝卜素,玉米和小麦胚芽中含有较多的维生素E。谷类的维生素主要存在于糊粉层和胚芽中,因此,加工越精细,损失的就越多。

3) 谷类加工食品的营养价值

谷类通过加工可以生产出各种产品,包括面包、饼干、点心等,它们是加工食品的重要组成部分,其主要成分是碳水化合物。加工食品所选取的原料多为精加工的面粉或米粉,在此过程中,微量营养素损失较为严重。针对某些营养素不足而生产的营养强化食品也已面世。

4) 薯类食物的营养价值

薯类包括土豆、红薯、芋头、山药等,淀粉含量为8%~29%,膳食纤维含量丰富,蛋白质和脂肪含量较低,含一定量的维生素和矿物质。薯类不仅可作为主食,还具有蔬菜的营养价值。

2. 豆类及其制品的营养价值

豆类(legumes)包括各种豆科栽培植物的成熟可食种子,和谷类一样,属于低水分含量的食品。在豆类中,按照营养特点的差异,可分为大豆类(soybean)和淀粉豆类(pulse)。淀粉豆类包括红小豆、绿豆、豌豆、干蚕豆、干豌豆、干豇豆等富含淀粉的豆类,传统上称为"杂豆"。

豆类为双子叶植物,其籽粒结构与谷类种子结构不同,它的营养成分主要存在于籽粒内部的子叶中,除去种皮不影响其蛋白质、淀粉和脂肪含量,而只对其膳食纤维和抗营养成分的含量有一定的影响。大豆古名“菽”，是我国传统“五谷”之一。中国是大豆的原产地，大豆品种繁多。按种子形状可分为圆形、椭圆形、长椭圆形和扁圆形等品种；按颜色可分为黄大豆、黑大豆、青大豆、褐大豆、白大豆，还有具有花纹的双色大豆等，以黄大豆最为常见；按大小可以分为大粒种和小粒种；按成分含量可分为高蛋白大豆和高油大豆。

1）大豆的营养价值

（1）蛋白质。大豆是植物中蛋白质质量和数量最佳的农作物之一，蛋白质含量为35%～45%，其中，蛋白质含量超过45%的被称为高蛋白大豆。大豆蛋白质的赖氨酸含量高于谷类食物，但蛋氨酸为其限制氨基酸，其含硫氨基酸严重匮乏。如果与缺乏赖氨酸而富含含硫氨基酸的谷类配合食用，则能够实现蛋白质的互补作用，使混合后的蛋白质生物价值达到肉类蛋白的水平。这一特点，对于因各种原因不能摄入足够动物性食物的人群具有特别重要的意义。因此，在以谷类为主食的我国，尤其是在素食人群中，应大力提倡食用豆类。

（2）脂类。大豆的脂肪含量为15%～20%，是生产豆油的原料。一般来说，脂肪含量在20%及以上的大豆被称为高油大豆。大豆油中的不饱和脂肪酸含量高达80%，亚油酸含量达50%左右，油酸含量为20%以上（见表2-12）。大豆油中的维生素E含量也很高，是一种优良的食用油脂。大豆油中的α-亚麻酸含量因品种不同而差异较大。高亚麻酸的豆油易发生油脂氧化，不利于加工和贮藏。但对以大豆油为主要烹调油的居民来说，豆油中的亚麻酸也是膳食中ω-3脂肪酸不可忽视的来源之一。

表2-12 大豆油脂的脂肪酸组成

脂肪酸类别	脂肪酸种类	含量范围	平均值
饱和脂肪酸	月桂酸（12∶0）	—	0.1
	豆蔻酸（14∶0）	<0.5	0.2
	棕榈酸（16∶0）	7～12	10.7
	硬脂酸（18∶0）	2～5.5	3.9
	花生酸（20∶0）	<1.0	0.2
	山嵛酸（22∶0）	<0.5	—
	总计	10～19	15.0
单不饱和脂肪酸	棕榈油酸（16∶1）	<0.5	0.3
	油酸（18∶1）	20～50	22.8
ω-6多不饱和脂肪酸	亚油酸（18∶2ω-6）	35～60	50.8
	花生四烯酸（20∶4ω-6）	<1.0	—
ω-3多不饱和脂肪酸	亚麻酸（18∶3ω-3）	2～13	6.8

数据来源：石彦国.食品原料学[M].北京：科学出版社，2016.

大豆脂肪蕴含着颇为丰富的磷脂，占脂类物质总量的1.5%～2.5%，其中以卵磷脂、脑磷脂和磷脂酰肌醇为主，三者的总量占磷脂总量的75%以上，还含有少量的磷脂酸、磷脂酰甘油、心磷脂等其他磷脂。在豆油的脱胶精制过程中，磷脂大部分被分离，成为食品加工中重要乳化剂大豆磷脂的主要来源。

大豆还是植物固醇的重要来源。大豆油中的植物固醇含量为 0.15%～0.70%，其中豆固醇占 13%～22%，谷固醇占 58%～72%，菜油固醇占 15%～20%。

大豆中含有胡萝卜素和微量的叶绿素，使其呈现黄色。在脱色处理过程中，叶绿素和部分胡萝卜素被除去。

（3）碳水化合物。大豆含有 17%～30%的碳水化合物，但其淀粉含量仅为 0～0.9%，其余大部分是人体难以消化的组分，包括棉籽糖、水苏糖和毛蕊花糖等低聚糖，以及多种非淀粉多糖。大豆含有 5%左右的蔗糖，但几乎不含有葡萄糖。

大豆中的低聚糖在大肠中能被微生物发酵而产生气体，这就是大豆引起腹胀的原因，但低聚糖类溶于水，在豆浆的制作过程中得以保留。但在豆腐、豆腐干等豆制品的加工过程中，压榨除去浆水时，大部分低聚糖被除去，因此食用豆制品不易引起严重的腹胀。

大豆中的非淀粉多糖包括不同种类的半乳甘露聚糖、木聚糖、果胶和纤维素等，其含量分别为 18%～20%、9%～10%、10%～12%和 40%，还有少量的阿拉伯半乳聚糖。

（4）其他。大豆含有丰富的维生素和矿物质，相对于谷类而言，胡萝卜素和维生素 E 含量较高，维生素 B_1、维生素 B_2 和烟酸等 B 族维生素的含量比谷类多数倍。干豆类几乎不含维生素 C，但经发芽后，其含量显著提高。大豆的矿物质含量为 4%左右，其中钙、磷、铁含量较为丰富，明显多于谷类，其中铁为 7～8 mg/100 g。

除了营养物质，大豆还含有多种有益健康的活性物质，如大豆异黄酮、大豆皂苷、大豆固醇、大豆低聚糖等。其中，大豆异黄酮具有防止胆固醇在血管中沉积、防止动脉粥样硬化、抗骨质疏松、改善更年期症状的作用。因此，大豆被誉为“豆中之王”“田中之肉”“绿色的牛乳”，是数百种天然食物中最受营养学家推崇的食物之一。

2）其他豆类的营养价值

其他豆类的蛋白质含量低于大豆，但高于谷类，为 20%～25%；碳水化合物含量较高，为 50%～60%，主要以淀粉形式存在；脂类含量比较低，为 1%～2%。其他营养素与大豆近似，也是营养价值较高的食物。

3）豆制品的营养价值

豆制品包括发酵豆制品和非发酵豆制品，前者如腐乳、豆豉、臭豆腐；后者如豆腐、豆浆、豆腐干、干燥豆制品（如腐竹等）。淀粉含量高的豆类还可制作粉丝、粉皮等。大豆虽然蛋白质丰富，脂肪质量优良，但大豆中存在一些干扰营养素消化吸收的因子，而大豆在加工过程中经过浸泡、加热、脱皮、碾磨等多道工序，减少了大豆中这些因子的含量，使大豆中各种营养素的利用率大幅提高。

3. 蔬菜的营养价值

蔬菜多指草本植物中适合作为菜肴食用的部分，涵盖了成熟种子以外的各种富含水的植物性食物，包括了植物的根、茎、叶、叶柄、花，部分不太甜的果实，以及一些没有成熟的植物种子。也有少量蔬菜是木本植物的嫩茎叶或花序。它们的共同特点是：含水量通常在 90%以上，不作为主食食用，脂肪含量低，碳水化合物含量低，含有维生素 C，富含较多的膳食纤维等。

按照植物学特点来说，蔬菜可以分成以下 8 类。嫩茎叶和花薹类、嫩豆、豆荚和豆芽类、瓜类、茄果类、根茎类、葱蒜类、水生类、菌藻类。

在查询食物成分表时，要先明确这些蔬菜的所属分类，而后才能精准找到相应的蔬菜项目。

蔬菜的营养价值影响因素很多，即使是同一种蔬菜，不同品种、栽培方式、成熟期、储藏期等对营养价值都有重大影响。一般来说，野菜的微量营养素含量和抗氧化物质含量高于栽培蔬菜。而在栽培蔬菜中，露地栽培和应季采收的蔬菜与温室栽培和反季节栽培的蔬菜相比具有更高的抗氧化物质含量。从部位来看，叶片的微量营养素含量通常高于茎秆和根部，外层叶片高于内层叶片，靠外部分果肉高于中间部分果肉。

(1) 蛋白质。新鲜蔬菜的蛋白质含量通常在3%以下。在各种蔬菜中，以鲜豆类、菌类和深绿色叶菜的蛋白质含量较高，如荷兰豆的蛋白质含量为3.0%，鲜草菇的为2.7%，菠菜的为2.6%，毛豆的蛋白质含量高达13.1%。瓜类蔬菜的蛋白质含量相对较低，如黄瓜的为0.8%，冬瓜的只有0.3%。

蔬菜蛋白质质量良好，菠菜、豌豆苗、豇豆、韭菜等的限制性氨基酸均是含硫氨基酸，赖氨酸的含量则比较高，可和谷类进行蛋白质营养互补。菌类蔬菜中的赖氨酸含量尤其高。如每日摄入400 g蔬菜，按照1.5%的蛋白质含量计算，可从蔬菜中获得6 g蛋白质，相当于吃1个鸡蛋。因此，菌类蔬菜也是不可忽视的蛋白质来源。

蔬菜中通常存在着一些非蛋白质氨基酸，其中部分乃是蔬菜风味物质的关键来源，如S-烷基半胱氨酸亚砜是洋葱风味的主要来源，蒜氨酸是大蒜风味的前体物质。

(2) 脂类。蔬菜脂肪含量极低，除鲜豆类外，大多数蔬菜脂肪含量不超过1%。

(3) 碳水化合物。蔬菜中的碳水化合物包括可溶性糖、淀粉和膳食纤维。

大部分蔬菜的碳水化合物含量较低，仅为2%～6%，几乎不含淀粉。然而，根类贮藏器官的碳水化合物含量较高，如马铃薯为16.5%，藕为15.2%，其中大部分是淀粉。芋类和薯类是某些地区居民膳食能量的重要来源，有时会被归为主食。一些蔬菜含有较多糖分，如胡萝卜、南瓜，某些品种的萝卜和洋葱的糖含量为6%～10%。

部分蔬菜是低聚糖的来源，如大蒜、洋葱、芦笋、牛蒡和朝鲜蓟等蔬菜含有低聚果糖。常见低聚糖，如芸香糖、昆布二糖、茄三糖等。蔬菜中还有少部分碳水化合物以糖苷形式与类黄酮等成分结合而存在。魔芋当中蕴含着丰富的葡甘露聚糖，正因为如此它才具备了独特的口感。

蔬菜的纤维素、半纤维素等膳食纤维含量较高，鲜豆类的膳食纤维含量为1.5%～4.0%，叶菜类的通常为1.0%～2.2%，瓜类的较低，为0.2%～1.0%。有些蔬菜富含果胶，如花椰菜。在主食精制程度越来越高的现代饮食中，蔬菜中的膳食纤维在膳食中具有重要的意义。

菌类蔬菜中的碳水化合物主要是菌类多糖，如香菇多糖、银耳多糖等，它们具有多种生理活性作用。海藻类中的碳水化合物主要是属于可溶性膳食纤维的海藻多糖，如褐藻胶、红藻胶、卡拉胶等，是膳食中增稠剂、凝胶剂的原料来源。

(4) 矿物质。蔬菜富含矿物质，对人体调节膳食酸碱平衡至关重要。蔬菜是钾、钙、铁和镁的重要膳食来源。

大部分蔬菜含钠较低，如瓜类、茄果类和豆类蔬菜的钠含量低于10 mg/100 g，但也有部分蔬菜钠含量偏高，如芹菜、茼蒿、油菜等，可超过100 mg/100 g。不过，相较于烹调中添加盐的量(通常为1%～3%)，这个钠含量对健康不会产生不良影响。值得注意的是，烹调这类钠含量较高的蔬菜时，应减少添加盐或其他咸味调味品的量。

不少蔬菜中的钙含量超过了100 mg/100 g，如油菜和油菜薹、苋菜、萝卜缨、落葵、茴香、芹菜等。虽然草酸会干扰蔬菜中钙的吸收利用，但十字花科蔬菜含草酸量很低，因此小白菜、油菜、菜薹、芥蓝等蔬菜中的钙的生物利用率较高，可成为膳食中钙的补充来源。叶绿素中含有镁，绿色越深，镁含量越高。所以，绿叶蔬菜是镁元素的优质膳食来源之一。

绿叶蔬菜的铁含量较高，为2～3 mg/100 g。部分菌类蔬菜也富含铁、锰、锌等微量元素。蔬菜中的铁为非血红素铁，其吸收利用率受膳食中其他多种因素的影响，生物利用率比动物性食物低，蔬菜中的维生素C可促进其吸收。部分绿叶蔬菜含草酸较少，而含维生素C较多，同时富含叶酸，所以，对预防贫血也有一定的帮助作用。

一些蔬菜可富集某些元素，如大蒜中含有较多的硒，菠菜中含有较多的钼，卷心菜中含有较多的锰，豆类蔬菜则含有较多的锌。蔬菜中各微量元素的含量受土壤、肥料、气候等因素的显著影响。施用微量元素肥料可以有效地改变蔬菜中的微量元素含量。

(5)维生素。蔬菜在膳食中的重要意义是含有谷类、豆类和动物性食物中所缺乏的维生素C，以及能在体内转化为维生素A的胡萝卜素。除此之外，蔬菜中含有除维生素D和维生素B_{12}之外的各种维生素，包括维生素B_1、维生素B_2、维生素B_6、烟酸、泛酸、生物素、叶酸、维生素E和维生素K，是维生素B_2和叶酸的重要膳食来源。

对我国居民来说，蔬菜中的胡萝卜素是膳食中维生素A的重要来源。蔬菜中胡萝卜素的含量与蔬菜的颜色密切相关。深绿色叶菜和橙黄色蔬菜的胡萝卜素含量最高，每100 g中含量达1～4 mg，例如每100 g菠菜的胡萝卜素含量为2.9 mg，芥菜的为1.7 mg，甘薯叶的为1.4 mg，胡萝卜的为4.1 mg。浅色蔬菜中胡萝卜素含量较低，如100 g冬瓜含胡萝卜素0.08 mg。蔬菜中同时还含有不能转变成维生素A的番茄红素、叶黄素等其他类胡萝卜素，它们也具有重要的健康意义。

蔬菜中的维生素C含量与其颜色无关，每100 g的含量多在10～90 mg之间。维生素C含量较高的蔬菜有辣椒、油菜薹、菜花、苦瓜、芥蓝等。部分蔬菜中的维生素C含量见表2-13。胡萝卜素含量较高的有菠菜、空心菜、苋菜、落葵(木耳菜)、绿菜花、胡萝卜等。深绿色叶菜和花薹类蔬菜的维生素B_2含量较高，一般为0.10 mg/100 g左右。如每天摄入400 g绿叶蔬菜，约可获得0.4 mg维生素B_2，相当于每日推荐供给量的1/3左右。蔬菜中维生素的具体含量受品种、栽培、储存和季节等因素的影响变动较大。

表2-13 部分蔬菜中的维生素C含量

单位：mg/100 g

蔬菜名称	甜椒	西蓝花	菜花	油菜	生藕	卷心菜	韭菜	马铃薯	大白菜	白萝卜
维生素C含量	90.15	70.22	55.81	45.21	43.88	31.92	20.52	19.71	17.65	16.86
蔬菜名称	冬瓜	番茄	四季豆	大葱	南瓜	黄瓜	芹菜	洋葱	胡萝卜	圆生菜
维生素C含量	16.08	14.97	13.97	12.97	10.08	10.04	7.93	5.96	4.27	1.94

数据来源：陈玉霞，郭长江，杨继军，等.烹调对常见蔬菜抗氧化活性与成分的影响[J].食品与生物技术学报，2008，27(3)：50—56.

菌类和海藻类蔬菜的维生素C含量不高，但其维生素B_2、烟酸和泛酸等B族维生素的含量较高。许多菌类和海藻类都以干制品的形式出售，若按重量来计算，其营养素含量很高；但是日常生活中摄入量不多，而且烹调前经大量水泡发后，其中的水溶性营养素的损失较大。几种菌类和海藻类蔬菜中的蛋白质、钾和部分维生素含量见表 2-14。

表 2-14 几种菌类和海藻类蔬菜中的蛋白质、钾和部分维生素含量(以 100 g 鲜重计)

食品名称	蛋白质/g	钾/mg	维生素 B_1/mg	维生素 B_2/mg	维生素 C/mg
鲜草菇	2.7	179	0.08	0.34	—
鲜金针菇	2.4	97	0.15	0.19	2
双孢蘑菇	4.2	307	—	0.27	—
鲜平菇	1.9	258	0.06	0.16	4
鲜香菇	2.2	20	微量	0.08	1
鲜海带	1.2	246	0.02	0.15	—

数据来源:杨月欣,中国疾病预防控制中心营养与健康所.中国食物成分表标准版:6 版[M].北京:北京大学医学出版社,2018.

绿叶蔬菜是膳食中维生素 K(叶绿醌)和叶酸的主要来源,其含量与叶绿素含量呈正相关关系,绿色深浓的蔬菜尤其富含这两种维生素。例如,绿苋菜中叶酸含量为 331 μg/100 g,菠菜中为 169 μg/100 g,油菜中为 107 μg/100 g,圆白菜中为 21 μg/100 g,而黄瓜中仅为 9 μg/100 g。除此之外,蔬菜中含有少量维生素 E。

(6) 芳香物质、色素及酶类。蔬菜中含有多种芳香物质,其油状挥发性化合物被称为精油,主要成分为醇、酯、醛、酮、烃等。芳香物质赋予食物香味,能刺激食欲,利于人体的消化吸收。

蔬菜中含有多种色素,如胡萝卜素、叶绿素、花青素、番茄红素等,让蔬菜的颜色丰富多彩,且对人体的食欲有一定调节作用,在烹饪过程中,还可用于配菜。

另外,一些蔬菜中还含有酶类、杀菌物质和一些具有特殊功能的物质。如萝卜中含淀粉酶,生食萝卜有助于消化;大蒜中含植物杀菌素和含硫的香精油,生食大蒜可以预防肠道传染病,并有刺激食欲的作用;大蒜和洋葱能降低胆固醇;苦瓜有降低血糖的作用。

常见的蔬菜制品有酱腌菜,在加工过程中,会造成营养素的损失。尤其是维生素 C 损失较大,但对矿物质及部分植物化学物的影响不大。蔬菜制品还有冷冻蔬菜,如冷冻豌豆、玉米粒、胡萝卜粒、茭白、各类蔬菜拼盘等,较好地保留了蔬菜原有的感官性状,为居民提供了便利。

4. 水果的营养价值

水果种类很多,根据果实的性状分为仁果类、核果类、浆果类、柑橘类和瓜果类。水果的营养价值与蔬菜虽有很多相似之处,但也各有特点。新鲜水果含水分多,营养素含量相对较低,蛋白质及脂肪含量均不超 1%。

(1) 碳水化合物。水果所含碳水化合物为 6%~28%,主要是果糖、葡萄糖和蔗糖,还富含纤维素、半纤维素和果胶。水果含糖比蔬菜多,会因其种类和品种不同而存在较大的差异:仁果类(如苹果、梨)碳水化合物以果糖为主,核果类(如桃、李、杏等)及柑橘类以蔗糖为主,浆果类(如葡萄、草莓、猕猴桃等)以葡萄糖和果糖为主。水果在成熟过程中,淀粉逐渐转化为可溶性糖,甜度增加。例如,香蕉未成熟时淀粉含量为 26%,成熟的香蕉其含量只有 1%,而糖的含量则从 1%上升到 20%。因此,水果的风味与成熟度有一定关系。

(2) 矿物质。水果中含有人体所需的各种矿物质,如钾、钙、镁、磷、钠、铁、锌、铜等,钾、钙、镁、磷含量较多，属于理想的碱性食物。

(3) 维生素。新鲜水果中含维生素 C 和胡萝卜素较多，维生素 B_1、维生素 B_2 含量不高。鲜枣、山楂、柑橘、草莓、猕猴桃等水果可谓是维生素 C 的宝库，仁果类水果中维生素 C 相对较低；哈密瓜、沙棘、柑橘等水果中胡萝卜素含量很高，详见表 2-15。

表 2-15 常见水果的维生素 C 和胡萝卜素的含量(以 100 g 可食用部分计算)

水果名称	维生素 C 含量/mg	胡萝卜素 含量/μg	水果名称	维生素 C 含量/mg	胡萝卜素 含量/μg
枣(鲜)	243	240	西瓜	6	450
枣(干)	14	10	红富士苹果	2	60
酸枣	900	—	莱阳梨	3	—
沙棘	204	3 840	酸梨	14	—
草莓	47	30	蜜桃	4	10
柠檬	22	—	黄桃	9	90
柑橘	19	1 660	李子	5	150
芦柑	19	520	杏	4	450
菠萝	18	20	红玫瑰葡萄	5	—
哈密瓜	12	920	紫葡萄	3	60

注：—表示未检测到。

(4) 有机酸与色素。水果中的酸味与有机酸相关，主要包括苹果酸、柠檬酸、酒石酸。仁果类及核果类含苹果酸较多，而葡萄中主要是酒石酸。在同一种水果中，往往是数种有机酸同时存在。水果中的有机酸具有增加食欲、保护维生素 C 的作用。

富含色素是水果的另一显著特点，它赋予水果多种颜色。使水果呈紫红色的色素是花青素，它能溶于水，在果皮中含量高，果肉中也有一定含量。使水果呈黄色的色素主要是胡萝卜素，胡萝卜素可部分转化为对人体具有生理活性的视黄醇。西瓜、西红柿中主要是番茄红素。水果的许多色素成分都对人体具有一定的生理功能，如抗氧化的功能等。

需要注意的是，水果减肥的前提是减少正餐食物和其他零食。如果在不减少正餐食量的同时摄入大量水果，可能会增加摄入总能量而导致体重增加。

5. 坚果的营养价值

坚果是指富含油脂的种子类食物，如花生、瓜子、核桃、腰果、松子、杏仁、开心果等，其特点为高能量、高脂肪，所含脂肪中不饱和脂肪酸的含量较高，同时富含维生素 E，对预防与营养相关的慢性病有益。

(1) 蛋白质。含油坚果类的蛋白质含量为 12%～22%，其中澳洲坚果最低，仅为 8%～9%。草本种仁类的蛋白质含量更高，如西瓜子和南瓜子蛋白质含量高达 30%，花生和葵花籽也能达到 25%。淀粉类干果中以栗子的蛋白质含量最低，仅为 5%左右，芡实的为 8%左右，而银杏和莲子的蛋白质含量都在 12%以上，与其他含油坚果相当。

坚果油籽类的蛋白质氨基酸组成各有特点，第一限制氨基酸因品种不同而有差异。例如，澳洲坚果几乎不含色氨酸而富含蛋氨酸。花生、榛子和杏仁中含硫氨基酸不足，花生中的色氨酸含量也偏低。葵花籽中的含硫氨基酸丰富，但其赖氨酸含量稍低。芝麻富含含硫氨基酸和色氨酸，然而其限制性氨基酸为赖氨酸和苏氨酸，芝麻中的异亮氨酸和缬氨酸的量也不足。核桃中的蛋氨酸和赖氨酸含量较低。虽然栗子的蛋白质含量低，但蛋白质质量较高。总的来说，坚果类是植物性蛋白质的重要补充来源，但其生物效价较低，需要与其他食品营养互补后方能发挥最佳营养作用。

（2）脂类。脂肪是富含油脂坚果类食品中的关键成分，故而绝大多数坚果类食品所含能量很高，为 500～700 kcal/100 g。含油坚果类的脂肪含量为 40%～70%。例如，花生含脂肪 40%～55%，是重要的油料作物种子；葵花籽和核桃的含油量达 50%；松子仁和澳洲坚果的含油量更高，达 70%。其中卵磷脂含量丰富。淀粉类坚果的脂肪含量在 2%以下。

在每一种坚果或油籽中，蛋白质含量存在较大的品种差异。用于榨油的品种往往脂肪含量较高，蛋白质含量偏低，而供直接食用的品种往往蛋白质和碳水化合物含量略高。如作为油料的花生仁，其脂肪含量为 50%以上，而在蛋白质较高的品种中脂肪含量可低于 40%。

坚果类所含的脂肪酸以亚油酸和油酸等不饱和脂肪酸为主，见表 2-16。温带所产坚果的不饱和脂肪酸含量普遍高于热带所产坚果，通常达 80%。葵花籽、西瓜子和核桃中特别富含亚油酸，在总脂肪酸中占 60%～70%。花生除含亚油酸外，还含有 2%左右的花生四烯酸。在芝麻脂肪中，油酸和亚油酸各占 35%和 50%，而饱和脂肪酸不到 20%。

表 2-16 几种坚果的脂肪酸构成

单位：g/100 g

名称	总脂肪	棕榈酸	硬脂酸	油酸	亚油酸	亚麻酸
核桃	58.8	5.3	2.7	14.3	64.0	12.2
花生	44.3	12.4	3.7	38.4	37.7	0.9
葵花籽	52.8	8.3	4.3	19.9	65.2	0.2
南瓜子	46.1	12.4	5.2	37.4	44.7	0.3
松子	58.5	7.8	2.9	37.7	34.7	11.0
亚麻子	42.9	5.1	3.4	18.3	14.3	53.4
西瓜子	44.8	9.7	6.9	11.0	71.6	0.4
榛子	50.3	4.6	1.9	23.5	49.9	3.5

数据来源：杨月欣，中国疾病预防控制中心营养与健康所. 中国食品成分表标准版：6 版[M]. 北京：北京大学医学出版社，2019.

一些坚果脂肪中，单不饱和脂肪酸所占比例较大，对心血管疾病的预防有一定的积极作用。例如，榛子、澳洲坚果、杏仁、美洲山核桃、胡桃和开心果所含脂肪酸的 57%～83%为单不饱和脂肪酸；花生、松子和南瓜子所含脂肪酸中的 40%左右来自单不饱和脂肪酸；巴西坚果、腰果和榛子中约 25%的脂肪酸为单不饱和脂肪酸。

花生、葵花籽、西瓜子和南瓜子中 α-亚麻酸含量很低，ω-6 脂肪酸所占比例过大。核桃和松子在含有亚油酸的同时还含有 α-亚麻酸，其中核桃的 ω-3 脂肪酸和 ω-6 脂肪酸的比例为 1∶5 左右，松子的为 1∶3 左右。按我国营养素膳食参考摄入量所要求的 1∶(4～6) 的比例来看，它们比花生和瓜子中的比例更合理。亚麻子是常见坚果和油籽中含 α-亚麻酸最高的食物，其含量可占脂肪总量的 40%～50%，对于素食者来说是最易获得的 ω-3 脂肪酸来源。除此之外，牡丹籽、紫苏籽和沙棘籽也是 α-亚麻酸的来源，只是较为少见。

几种坚果和油籽的脂肪酸构成见表 2-16。

(3) 碳水化合物。坚果的碳水化合物含量依不同种类而有所差异，含量较高的如栗子为 77.2%，其他较低，如核桃为 9.6%、榛子为 14.7%。

(4) 微量营养素。坚果中的矿物质颇为丰富，含有大量的维生素 E 和硒等具有抗氧化作用的营养成分。例如，核桃、榛子、栗子等富含维生素 E、B 族维生素和丰富的钾、钙、锌、铁等矿物质元素，榛子的钾、钙、铁和锌等矿物质含量高于核桃、花生等，为矿物质的极佳膳食来源。葵花籽仁和花生仁中维生素 B_1 的含量分别为 1.89 mg/100 g 和 0.72 mg/100 g，是常见食物中含量较高的，核桃仁为 0.73 mg/100 g。

任务 2.4　探究其他食物营养价值

任务引入

当下，在传统的食品之外，众多新的食品名称纷纷涌现。如保健食品、绿色食品、有机食品、强化食品、黑色食品、无公害食品、转基因食品、免检食品及垃圾食品等。

1. 食用油脂的营养价值

食用油脂按来源可分为植物油和动物油。植物油是从植物的果实、种子、胚芽中得到的油脂，常用的有大豆油、菜籽油、花生油、玉米油、芝麻油、棉籽油、米糠油、棕榈油等；动物油主要来自动物的体脂、乳脂。

食用油脂提供人体所需的脂类，主要成分为甘油三酯，另外，还含有少量的游离脂肪酸、磷脂、胆固醇及脂溶性维生素 A、维生素 D、维生素 E、维生素 K、胡萝卜素等。一般认为，植物油的营养价值高于动物油。

1) 甘油三酯

甘油三酯是油脂中最主要的营养素，经过精制的油脂，甘油三酯的含量可达到 98%以上，因此，油脂是能量密度很高的一种食物原料。由于来源不同，组成甘油三酯的脂肪酸在饱和程度及必需脂肪酸的含量等方面差异很大。

(1) 脂肪酸的饱和程度。植物油中的脂肪酸以不饱和脂肪酸的含量为多，例如，芝麻油的不饱和脂肪酸的含量可达 78%，大豆油可达 86%，葵花籽油可达 87%，而黄油、牛油、猪油等动物脂肪中不饱和脂肪酸的含量一般为 30%～53%。

动物脂肪中饱和脂肪酸含量较高，特别是含有 16～22 个碳原子的饱和脂肪酸较多，其中软脂酸和硬脂酸的含量更多；但鱼油是个例外，鱼油的不饱和脂肪酸含量较高。

脂肪酸的不饱和程度及它在不同油脂中的含量直接影响到油脂的熔点：不饱和脂肪酸含

量越高，脂肪熔点越低；饱和脂肪酸越高，脂肪熔点越高。脂肪的熔点又与消化率有直接的关系：熔点低于人体体温的油脂，消化率可达97%～98%，植物油脂的熔点一般都低于体温；高于体温的油脂，其消化率约为90%，动物脂肪多属于这一类；少数动物由于生长环境的特殊性，其脂肪的熔点高于人体体温，故其消化率很低。

（2）必需脂肪酸的含量。必需脂肪酸是人体必需，但不能自身合成，必须通过食物供给的一种不饱和脂肪酸，主要为亚油酸和α-亚麻酸。它们在动植物油中的含量分布差别较大，植物油中的含量最高，远远高于动物油中的含量；在植物油中，棉籽油、大豆油、玉米油中的含量高于其他植物油；动物油中禽类脂肪的必需脂肪酸含量高于畜类脂肪；而在畜类脂肪中，猪油中的必需脂肪酸含量又高于牛油和羊油。以亚油酸为例，在常见食用油脂中的含量见表2-17。

表2-17 常见食用油脂中的亚油酸含量（%，占总脂肪的比例）

食用油脂	亚油酸含量	食用油脂	亚油酸含量	食用油脂	亚油酸含量
棉籽油	55.6	米糠油	34	羊油	2
大豆油	52.2	菜籽油	14.2	鸡油	24.7
玉米油	47.8	茶油	7.4	鸭油	19.5
芝麻油	43.7	猪油	6.3	黄油	3.6
花生油	37.6	牛油	3.9		

2）磷脂

许多植物油中含有一定量的磷脂，以大豆油的含量最高，其他植物油，如玉米油、棉籽油中的含量也比较高。几种植物油中磷脂的含量见表2-18。但植物油经过精制后，磷脂的含量就会显著降低。

表2-18 几种植物油中磷脂的含量（%，占总脂肪的比例）

食用油脂	磷脂含量	食用油脂	磷脂含量
玉米油	1.2～2.0	大豆油	1.1～3.2
小麦油	0.08～2.0	花生油	0.3～0.4
米糠油	0.5	棉籽油	0.7～0.9

3）固醇

油脂当中包含着一定量的固醇，而在动物油里，胆固醇占据主导地位。牛油中胆固醇的含量为135 mg/100 g，鸭油为83 mg/100 g，羊油为107 mg/100 g，猪油为93 mg/100 g。植物油中主要是植物固醇，植物油经过精制处理后，植物固醇的含量将会有所降低。

4）维生素

油脂中维生素含量的高低也是评价油脂营养价值的一项重要指标。一般情况下，植物油中含有丰富的维生素E，而动物的储备脂肪中几乎不含有脂溶性维生素，维生素A和维生素D

只存在于动物的肝脏和奶油中。

2. 常用调味品的营养价值

与人们生活紧密相连的调味品主要包括酱油、醋、糖、食盐、味精等，它们在对食品的色香味形进行调节和改善的过程中，发挥着至关重要的作用。

3. 酒类的营养价值

酒是一种含乙醇的饮料，有些酒类也是烹饪中常用的调味品。在人类发展的文明史中，酒与人类结下了不解之缘，并形成了独特的“酒文化”。酒的种类很多，其中酒精的含量和其他营养素的组成各不相同，根据工艺过程的不同，可分为发酵酒、蒸馏酒和露酒。各种酒的营养素组成和含量见表 2-19。

表 2-19 各种酒的营养素组成和含量(以 100g 可食用部分计算)

名称	酒精/[%(V/V)]	水/g	能量/kJ	蛋白质/g	脂肪/g	碳水化合物/g	维生素 B_2/mg	钙/mg	铁/mg	锌/mg
啤酒	4.3	92.9	159	0.4	0	3.1	0.02	7	0.1	0.19
葡萄酒	11.0	89.6	282	0.1	0	1.2	0.01	6	0.4	0.04
黑加仑	8.0	92.1	214	Tr	0.2	1.2	0.01	8	0.5	0.45
花雕酒	16.5	78.8	517	1.0	0	6.5	Tr	58	0.3	0.26
黄酒	10.0	—	266	1.6	—	—	0.05	41	0.6	0.52
二锅头	56.0	51.8	1413	Tr	0	0	0.02	0	—	0.03
汾酒	53.0	54.7	1327	Tr	0	0	0.01	0	0	Tr
茅台酒	53.0	54.7	1327	Tr	0	0	Tr	Tr	0.2	0.04
五粮液	52.0	55.6	1301	Tr	0	0	Tr	Tr	0	0.03
苹果酒	—	92.5	152	Tr	0	2.6	Tr	8	0.5	Tr
马提尼	—	64.0	1017	0	0	2.0	0	1	0	0.01
酸味威士忌	—	76.9	498	0	0	13.4	0.01	0	0	0.06

注:0 代表估计零值,Tr 代表微量,—代表未检测到。

拓展任务
看懂食品营养标签

项目 2
知识拓展

项目小结

本章介绍了植物性食物(主要包括谷类及薯类食物、豆类及其制品、蔬菜、水果、坚果),动物性食物(主要包括畜禽肉类食物、畜禽肉类制品、水产品、乳及乳制品、蛋类及其制品)及其他食物(主要包括食用油脂、常用调味品、酒类)的营养价值特点,并在此基础上对食物营养价值评价和营养标签进行了详细解读。

项目 2
思考复习

项目3 认知营养配餐基础

项目描述

营养配餐属于一种科学且合理的膳食规划，其依据个体的年龄、性别、体重、身高、活动水平等因素，为个体提供全面、均衡、营养的膳食。营养配餐的宗旨是满足人体对各种营养素的需求，提高身体素质和健康水平。在进行营养配餐时，需要考虑食材的选择、食物的搭配、烹饪技巧以及营养评估等方面。凭借合理的营养配餐，能够助力人们维系健康的生活方式，防范营养不良和慢性疾病的出现。

学习目标

1. 知识目标

（1）掌握烹饪原料的合理选配、烹饪方法的合理运用等知识。

（2）掌握《中国居民膳食指南(2022)》及膳食宝塔的内容。

（3）掌握不同膳食调查方法的概念、使用范围及优劣势。

（4）了解常见的膳食结构类型及特点。

2. 能力目标

（1）能够运用膳食指南完成营养配餐。

（2）能够利用膳食宝塔确定成人每日食物供应量。

（3）能够运用称重法、24 h 回顾法和记账法开展膳食摄入量的调查。

（4）能够完成对烹饪方法的科学性指导。

3. 思政目标

学生依据膳食指南以及食品安全和卫生的要求，设计科学的烹饪方法，培养学生严谨的科学态度、创新精神、社会责任感以及良好的职业道德精神。通过熟悉我国传统美食文化的多元性，增强学生对我国饮食文化的认同感并树立文化自信。

任务 3.1 学会合理烹饪

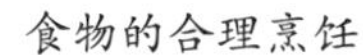

食物的合理烹饪

任务引入

随着 2024 年寒假旅游高峰期的来临，东北旅游业先是沈阳凭借“不是欧洲去不起，而是沈阳更有性价比”爆火出圈，后有哈尔滨以真诚待客一炮走红。吸引南方友人的不仅有东北各个著名的冰雪景区以及东北当地丰富多样的特色文化，更让他们难以忘怀的还有一道东北名菜——锅包肉。实际上，锅包肉原名为“锅爆肉”，属于高油高糖类食物。那么，造成锅包肉高油高糖的原因跟它的烹饪方法有没有关联？

烹饪是人类最初的食品科技，它通过热力、温度、机械、脱水、微生物等作用改变食物成分的理化性质，一定程度上提升了食物在人体内的消化吸收率，为人类生命延续以及脑力和体能进化提供了物质基础。因此，烹饪的发明，是人类文明发展史上的一座里程碑。

尽管合理烹饪有利于满足人体营养需求，但过度烹饪加工反而会造成食材原料营养价值下降，甚至产生威胁人体健康的有毒成分。因此，从现代营养科学角度分析烹饪工艺，研究烹饪加工过程中食材营养价值的变化，能够对传承和发扬传统烹饪技术、创新和推广合理烹饪方法提供参考与指导。

3.1.1 烹饪原料的合理选配

1. 合理选料

1）合理选料的原则

（1）因时因地选料。食品原料的季节性很强，不同原料的质地、营养成分含量有所差异。一般情况下，春夏季节，应多选用水分较大、维生素和无机盐较丰富的原料；而秋冬季节，则应多选润燥滋补的食品原料，秋季适宜进食养阴润燥的食物，冬季则是增补的最好节令，因为这样可以为人体抵御冬天的严寒做准备。另外，食品原料的选择也应体现地方特色，如地方土特产品等。

（2）因质因材选料。不同原料或同一原料不同部位的质地和营养价值都有差别。例如扒白菜，应选择去帮、去心、去叶的白菜，否则，会因质地不同导致成熟度不一样而影响菜的质量。又如滑炒肉丝，必须选择外脊肉或黄瓜肉，这样才能烹出符合考级标准的菜肴。烹饪术语叫作分档取料。

新鲜原料其自溶或呼吸作用时间短，所消耗的营养成分有限，受光照、氧化破坏的营养成分较少，原料中固有的营养成分基本得以保留，属于优质原料。

（3）因人因餐选料。膳食营养的需要是因人而异的。不同人的消化吸收能力、生理状况都有很大差异。因此，在选料时要了解膳食者的饮食习惯、身体状况，选择适宜的烹饪原料。

总之，烹饪原料的选择，必须对膳食者负责，既要有营养价值，又要符合卫生要求。

2）烹饪原料的核实、检查与初加工

（1）原料的核实与检查。①了解制作菜点所需要的各种原料及其数量，并认真核对；②通过感官核实原料卫生情况。如用肉眼观察原料的外表特征是否合格；用鼻子嗅闻原料是否有异味；用手触摸原料，判断质感；用舌头品尝原料，辨别其是否变质。

（2）初加工阶段。原料的初加工阶段属于烹调的准备阶段，应遵循以下原则：①注意原料的食品卫生；②注意保存食物的营养成分；③保证菜肴的色、香、味不受影响，既要注重原料形状的完整、美观，也要符合节约的原则。

2. 科学配菜

配菜是菜肴制作过程中的一项关键工序。科学配菜，就是根据原料的外形结构、理化性质、营养成分，进行符合营养标准的配菜，使一道菜或一席菜中，色、香、味、形俱佳，而且营养成分比例合适、数量充足、种类齐全。

在原料确定后，切配阶段的工作则占有极为重要的地位。切配技术不仅决定了原料最后的形状，对菜肴成品的色、香、味、形、营养等均具有重要作用，而且通过合理配菜，可以保证各类营养素的供给合理，达到膳食平衡。

常见的配菜方法有以下几种。

1）一般菜肴的配菜方法

（1）量的搭配。量的搭配是指菜肴中主、辅料搭配的数量。存在以下三种情况：①配单一原料。这种菜由一种原料组成，无任何辅料。②配主、辅料。主料应选取突出原料本身的优点和特色的原料。辅料对主料起到调剂、衬托和补充的作用。③配多种原料。这种菜不分主辅料，各种原料的数量应大致相同，形状和颜色应协调。

（2）质的搭配。菜肴主、辅料的质地有软、嫩、脆、韧之分，所含营养素也各不相同。配菜的一般原则是软配软、嫩配嫩、脆配脆、韧配韧。由于原料所含营养素不同，因此搭配要合理，使菜肴的营养更加丰富、全面。

（3）色的搭配。色的搭配是把主料和辅料的颜色搭配得协调、美观，突出整体的视觉效果。主要有顺色搭配、异色搭配和缀色搭配等。

（4）味的搭配。味的搭配有浓淡相配、淡淡相配、异香相配等。

（5）形的搭配。形的搭配有同形搭配和异形搭配两种。

2）花色菜配菜方法

花色菜是在菜的外形和色泽上具有艺术美感的菜肴。不仅要口感鲜美、营养全面，还要色彩协调、造型优美。花色菜的配制方式很多，常见的手法有叠、卷、码、捆、酿、包、嵌等。

3. 合理加工

所选食品原料经过初加工和科学配菜后，便进入下一环节——烹调加工环节。要想做到合理烹饪，就必须针对各类食品原料采用相应合适的烹调方法，烹饪方法的合理运用决定了能否达到合理烹饪菜肴的最终目标。

3.1.2 营养素在热加工过程中的变化

热加工是最为传统且常见的烹饪工艺，它以火焰、水、油脂、空气等作为传热媒介，改变食物营养素本身理化特性以及营养素之间的相互作用方式，其原理是外界能量的输入破坏了营养素本身分子平衡结构。一般而言，营养素分子结构越复杂，热加工对其理化性质的影响越显著。因此，食物中蛋白质、脂类、糖类的营养特性受热加工影响较大，而矿物质和水则受其影响较小。

1. 蛋白质

蛋白质由氨基酸组成，它是生物体维持生命所需的重要营养素，蛋白质约占活细胞干重的

50%。食用蛋白质包括可供人类食用、易消化、安全无毒、富有营养、具有功能特性的蛋白质。食品热加工过程会改变蛋白质的理化特性，进而对蛋白质的营养价值产生影响。

1）蛋白质变性

从分子结构来看，蛋白质是由卷曲或折叠的氨基酸长链，相互缠绕排斥而堆在一起的不规则“立体线球”（见图 3-1）。在天然状态下，蛋白质依靠分子内相互作用力的制约和平衡来维持这种空间构象。当蛋白质所处的环境出现任何变化，引起蛋白质分子产生一级结构（氨基酸肽链）时，这个构象变化过程称为蛋白质变性。即蛋白质变性实际上是指在某些理化因素的作用下，蛋白质分子发生二级、三级或四级结构的改变，并可能成为完全伸展的多肽结构。

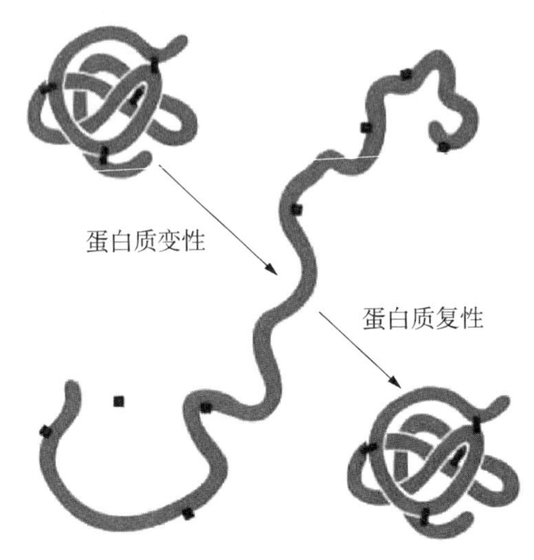

图 3-1 蛋白质变性分子结构示意图

压力、机械剪切、高能射线、酸碱度、有机溶剂、某些盐都能够引发蛋白质变性，而受热变性是蛋白质最普通也是在烹饪中应用范围最广的变性现象。由于分子结构不同，种类相异的蛋白质热变性温度差异较大。目前发现，蛋白质的疏水性越强，分子柔性越小，变性起始温度就越高。而蛋白质中含半胱氨酸越多，其变性和热凝固温度越低。例如，牛奶酪蛋白和豆浆球蛋白含半胱氨酸少，热变性温度高，且不容易热凝固。一般的蛋白质热凝固的温度范围为 45～75 ℃；牛奶中酪蛋白的凝固温度为 160～200 ℃；蛋黄在 65 ℃左右时变为黏胶体，70 ℃以上失去流动性。某些蛋白质的热变性温度如表 3-1 所示。蛋白质变性速率与温度密切相关，当超过变性起始温度后，每提升 10 ℃，蛋白质变性速率可增加 600 倍左右，因为维持蛋白质二级、三级和四级结构稳定性的各种相互作用的能量都很低。

表 3-1 某些蛋白质的热变性温度

蛋白质	Td/℃	蛋白质	Td/℃
胰蛋白酶原	55	卵清蛋白	76
胃蛋白酶原	57	胰蛋白酶抑制剂	77
乙醇脱氢酶	64	肌红蛋白	79

（续表）

蛋白质	Td/℃	蛋白质	Td/℃
血红蛋白	67	α-乳清蛋白	83
溶菌酶	72	β-乳球蛋白	83
胰岛素	76	大豆球蛋白	92

蛋白质变性对蛋白质本身结构及功能造成的影响包括：由于疏水基团在分子表面暴露，引起溶解度降低；改变对水的结合能力，引起持水性下降；酶或免疫蛋白失去其生物活性；由于肽键的暴露，更容易受到蛋白酶的攻击；特征黏度增大；无法结晶等。在一般情况下，部分变性蛋白质比天然状态的蛋白质更易消化，或具有更好的乳化性、起泡性和胶凝性。

（1）消化性质。从营养学的角度进行评价，经温和热处理所产生的变性蛋白质比天然状态的蛋白质更易于消化和吸收。这是因为天然蛋白质分子具有紧密的立体结构，氢键、疏水键、二硫键等分子作用使肽链卷曲于蛋白质分子内部，很难被蛋白酶水解。热变性破坏蛋白质的二级、三级或四级结构，打开氢键、二硫键及疏水键，使之处于无秩序的肽链状态，那些原本在分子内部包藏而易与酶发生作用的部位，由于分子结构松散而得以暴露。除此之外，伴随变性，蛋白质分子的伸展程度相当大。例如，天然血清蛋白分子是椭圆形的，长宽比为3∶1，经过热变性后长宽比变为5∶5。这些变化使蛋白酶的作用点显著增加，提高了酶解速率。例如，大豆分离蛋白若不变性直接进行酶解，由于肽链未打开，酶作用点未充分暴露，导致相对酶解速率受到影响。随着热变性温度的升高，肽链逐渐打开成为松散状态，易于与酶结合，底物迅速被分解。因此，酶解蛋白质时，可以通过适当加热的方式破坏蛋白质紧密结构，提高水解速度。但不能过度加热，否则，松散的多肽链又会由于S—S键和疏水键的再生而重新结合得更加紧密，这样反而阻碍了酶对蛋白质的水解作用。同理，在适宜的加热条件下，蛋白质发生变性后，容易受到消化酶的作用，从而提高消化率。所以，从营养学观点来看，适度、温和热处理的蛋白质变性通常是有益于人体消化作用的。

蛋白质的热变性可使食材中具有破坏或降解营养成分的酶钝化失活，保留食物原有营养价值。多数酶只能在狭窄的温度范围内（60～90℃，经1h或更短时间）才具有生物活性或功能性。热烫或蒸煮能使酶失活，如脂酶、脂肪氧合酶、蛋白酶、多酚氧化酶等，酶失活能防止食品（苹果、莲藕）产生令人不悦的褐色，也可防止风味、质地变化和维生素的损失。热处理确实可使黑芥子硫苷酸酶失活，因而阻止内源性硫代葡萄糖苷形成致甲状腺肿大的化合物（5-乙烯基-2-硫噁唑烷酮）。大豆蛋白经热处理还可除去与蛋白质结合的不良风味物质，以及因脂肪氧合酶作用产生的异味。

食品中天然存在的大多数抗营养因子也可通过加热使之变性和钝化，从而提高人体对食物营养成分的消化效果。豆科植物（大豆、花生、菜豆、蚕豆、豌豆和苜蓿等）种子或叶中含有抑制或结合人体蛋白酶的蛋白质，这些蛋白质能降低人体对膳食蛋白质的消化率。例如，大豆种子含有两种具有抗营养特性的蛋白质，一种是植物凝集素，另一种是胰蛋白酶抑制剂。植物凝集素是一种能和多糖苷结合的热不稳定性蛋白质，它能够对食用生大豆的人和动物产生毒性。胰蛋白酶抑制剂本身是一种蛋白质分子，具有抗虫害功能，但它会抑制人体对于豆类蛋白质的吸收消化，并造成反胃、胀气等不良反应。

加热的温度越高，持续的时间越长，胰蛋白酶抑制剂钝化就越彻底，从而对人体消化系统的负面影响也就越小。鸡蛋蛋白中的蛋白酶抑制剂，如胰蛋白酶抑制剂和卵类黏蛋白，及牛乳中的蛋白酶抑制剂，当有水存在时适度进行热处理，都可以使这些抗营养因子灭活。

加热对黄豆奶(蛋白质含量1.62%、含水量95.5%)胰蛋白酶抑制剂活性的影响，见表3-2。

表3-2 加热对黄豆奶(蛋白质含量1.62%、含水量95.5%)胰蛋白酶抑制剂活性的影响

加热温度/℃	加热时间/min	胰蛋白酶抑制剂失活率/%
85	10	14.07
93	60～360	90.00
99	60～70	90.00
121	6	91.10

(2) 水合性质。蛋白质分子与水分子相互结合的途径就称为蛋白质的水合作用。蛋白质的许多物化特性与水合作用相关，如水吸收作用、溶解性、溶胀、湿润性、增稠性、黏度、持水容量、黏附和内聚力、聚集、乳化、起泡性等。然而，蛋白质结合水的能力一般随温度升高而降低，这是因为降低了氢键作用和离子基团结合水的能力，使蛋白质结合水的能力下降。

蛋白质加热时发生变性和聚集，后者可以降低蛋白质的表面面积和极性氨基酸对水结合的有效性，因此凡是变性后聚集的蛋白质结合水的能力会因蛋白质分子之间的相互作用而下降。当蛋白质受热变性出现凝结、沉淀时，水分从食物中脱出，食物的体积缩小，重量减轻。例如，在受热过程中，肉类蛋白质变性，持水性降低，其质地会由嫩逐渐变老。特别是含结缔组织较多的肉类，受热时不仅肌纤维中的蛋白质变性，持水性降低，而且胶原蛋白变性，大幅度收缩，自身弹性、韧性增强，并将肉内的水分排挤出去，使肉变得特别老韧。鸡肉、水产制品在长时间受热后，其蛋白质发生不可逆变性，持水性降低，肉质变得干涩硬柴，感官品质下降。

在烹饪工艺中，常常利用蛋白质热变性聚集、凝固的特性，使外层蛋白质受热形成质地坚硬的保水层，确保食材内部水分含量和软嫩口感。如滑鱼片、熘肉片、涮羊肉，肉质鲜嫩可口，这是因为原料骤然受到高温作用，表层蛋白质变性凝固，而原料内部的水分和其他营养成分包裹在中间不会外流。在挂糊过程中，采用鸡蛋、面粉等蛋白质含量高的食材制作外壳，所烹饪出的食物内部蛋白质持水量更高，口感也更加水润。

与此相反，部分分子结构很紧密的蛋白质在加热时，发生解离和伸展，原来被遮掩的肽键和极性侧链暴露在表面，从而提高了极性侧链结合水的能力，此种蛋白质变性后不可逆胶凝，如果将凝胶干燥，可增加不溶性蛋白质网络内的毛细管作用，蛋白质的吸水能力会显著增强，可用于改良冰激淋、火腿肠、焙烤食品的持水效果。

(3) 溶解性质。大多数蛋白质变性后在水中的溶解度降低。从热力学的观点来看，溶解相当于分开溶剂的分子，在蛋白质分子和溶剂分子之间产生最大的相互作用。因此，蛋白质的溶解必须伴随着与溶剂之间尽可能多的分子间相互作用(氢键、偶极-偶极和离子等)。通常情况下，在一定温度范围之间，蛋白质的溶解度随着温度的升高而提升。当超过此温度时，分子运动剧烈到足以改变蛋白质的二级和三级结构。这种变性作用常导致蛋白质的变性和聚集作

用，因而变性蛋白质的溶解度变得低于天然蛋白质。例如，在 50 ℃时，芝麻蛋白质溶解度最大，低于 50 ℃时，溶解度随温度的升高而增加，超过 50 ℃时，则随温度的升高而减少。

(4) 胶凝作用。蛋白质凝胶是水分散在蛋白质中的一种胶体状态，多数情况下，热处理变性是蛋白质胶凝必不可少的，但随后需要冷却以便凝胶的形成。研究表明，在有序的蛋白质-蛋白质相互作用导致聚集之前，蛋白质必然发生变性和伸展，这便能解释为什么大豆蛋白质离析物预先加热或者用溶剂处理发生变性后，即使不加热也能形成凝胶(即豆腐脑)。

热凝结胶凝作用包括两个阶段:溶液向预凝胶的转变和凝胶网络的形成。第一个阶段是加热一定浓度的蛋白质溶液，此时蛋白质发生一定程度变性和伸展，从溶液状态转变为预凝胶状态。而且一些有利于凝胶网络形成的基团(如形成氢键的基团)暴露，然后一定数量的基团通过非共价键结合，使第二个阶段能够发生。第二个阶段是将预凝胶冷却至室温或冷藏温度，由于热动能降低，有利于各种分子暴露的功能基团之间形成稳定的非共价键。于是，产生了胶凝作用。在制作老酸奶、豆花、皮冻和阿胶的标准流程中，都需要首先将原料充分加热，以使食物蛋白质发生热变性，形成第一阶段的预凝胶状态。

根据分子结构和凝胶形成条件不同，蛋白质可生成可逆或不可逆凝胶。通常靠非共价键相互作用形成的凝胶结构是可逆的，如明胶的网络结构是靠氢键保持稳定，在加热(约 30 ℃)时熔融，并且这种凝结、熔融可反复多次，猪皮和鱼皮冻就有此特点。而靠疏水相互作用形成的凝胶网络结构是不可逆的。因为疏水相互作用随温度升高而增加，如蛋清凝胶，水蒸蛋形成的蛋白凝胶在复热时不会熔融成液态，而会加剧凝固程度，持水性下降，体积收缩，质地变硬。

蛋白质变性后的胶凝作用并不仅限于单一蛋白质，不同种类的蛋白质放在一起加热也可产生胶凝作用，如制作传统双皮奶所用的水牛奶蛋白和卵清蛋白形成复合凝胶。除此之外，蛋白质还能通过和多糖胶凝剂的相互作用形成凝胶，带正电荷的明胶和带负电荷的褐藻酸盐或果胶酸盐之间通过非特异性离子相互作用可形成高熔点(80 ℃)凝胶，这种凝胶可用于制作胶体内聚力高的酸奶布丁。

(5) 起泡性质。蛋白质的起泡性质包括起泡能力和泡沫稳定性。蛋白质分子疏水基团在表面暴露越多，则对应的起泡能力也就越强，即蛋白质的疏水性与其起泡能力有着直接的关系。泡沫稳定性与蛋白质分子之间的相互作用有关。蛋白质分子对泡沫的稳定是基于在气液界面形成具有一定黏弹性的吸附层，吸附层的强度取决于邻近蛋白质分子之间相互作用的程度。

蛋白质加热部分变性，可以改善泡沫的起泡性质。例如，热变性后牛血清蛋白起泡能力下降，但泡沫稳定性增强，而鸡蛋清蛋白在热变性后起泡能力及泡沫稳定性都大幅提高。鸡蛋清蛋白在热变性后分子表面巯基含量增加，表面疏水性提升，在泡沫膜吸附层中分子间以疏水形式发生相互作用的机会增大，这在一定程度上提高了蛋白质的起泡性能。因此在产生泡沫前，适当加热处理可提高大豆蛋白(70～80 ℃)、乳清蛋白(40～60 ℃)、卵清蛋白等蛋白质的起泡性能。所以，烘焙打发全蛋液时，会采用蛋液隔温水(40 ℃)打发，让鸡蛋蛋白质部分分子舒展变性，以提高全蛋起泡体积和泡沫稳定性。

(6) 乳化作用。乳化作用是衡量蛋白质促进油/水型乳状液形成能力的指标。乳化稳定性是指维持乳状液稳定存在的能力。蛋白质是一种表面活性剂，能通过降低界面张力帮助形成乳状液，同时在界面形成物理障碍帮助稳定乳状液(如牛奶、豆浆等)。

在一般情况下，热变性会造成蛋白质的乳化能力下降。加热通常可降低被界面吸附的蛋白质膜的黏度和刚性，从而使乳状液稳定性降低。这是溶液中的蛋白质经热处理后，蛋白质分子内的巯基(-SH)暴露，并与相邻分子间的巯基形成二硫交联键，在界面上发生有限变性聚集，破坏溶液乳化平衡。因此，在牛奶和豆浆过热沸腾后，容易发生油水部分分离，破乳后的脂肪聚集在液体表面形成奶油膜或豆油皮。研究者在研究核桃蛋白质乳化性时发现，低于70 ℃时，蛋白质的乳化能力和乳化稳定性随温度的升高而增加，但温度继续升高，蛋白质的乳化能力及乳化稳定性均下降。这是因为随着温度的升高，蛋白质分子受到适宜的热变性，其高级结构适当展开，链节变得更加柔顺，且暴露更多的疏水基团，使蛋白质分子呈有序排列，更易吸附于界面上，从而提高了蛋白质的乳化性质。当温度继续升高时，蛋白质过分变性而发生聚集，溶解度降低，蛋白质乳化能力逐渐下降。

但如果食品中的蛋白质能形成高度水合的界面蛋白质膜，这种蛋白质膜的胶凝作用可提高乳状液微粒表面的黏度和刚性，从而使乳状液保持稳定。因此，肌原纤维蛋白的胶凝作用有助于肉类乳胶体如香肠的热稳定性，其结果是提高这类食品对水和脂肪的保护力与黏结性。

(7) 风味结合。蛋白质本身没有气味，然而，蛋白质可以通过范德华力、共价键、静电键或氢键等相互作用与风味化合物结合。因此，影响食品的感官特性。由于变性蛋白质会出现分子链舒展和基团暴露的现象，蛋白质受热变性后对风味物质的结合量会增加。某些蛋白质食品(如油料种子蛋白和乳清浓缩蛋白)，虽然在功能和营养上能为人们接受，但由于一些产生异味(豆腥味、哈喇味、苦味和涩味)的化合物，如醛、酮、醇、酚和氧化脂肪酸，能够与蛋白质结合，使之在烹煮或咀嚼时能感觉到这些物质的释放。然而，某些物质与蛋白质结合非常牢固，甚至蒸汽或溶剂提取也不能去除。在素食烹饪中，会利用变性蛋白质的强风味结合作用，将植物性蛋白质作为风味载体和改良剂，如组织化植物蛋白可产生肉的风味，从而制作“素鸡”“辣条”等模拟动物性风味的素食食品。

(8) 拉伸性。拉伸性(又称拉丝性)指熔化后的干酪在张力作用下被拉长成纤维状的线条时，保持不断裂的能力，即当干酪受到持续的应力，酪蛋白网络保持完整性不破裂的能力。酪蛋白分子形成内聚性的连续酪蛋白网络结构，在受力时相互作用并释放张力，同时仍保持足够的相互联系以免断裂。干酪的融化性和拉伸性基于酪蛋白分子相互联系的多少，相互联系越多，融化性越低，拉伸性越好。

当温度升高，蛋白质变性，分子结构减弱，酪蛋白分子间聚集程度提升，脂肪液化，使得在酪蛋白纤维束之间的脂肪乳清层具有流动性，作为一种低黏度润滑剂，可辅助相邻的酪蛋白纤维在受力的方向发生相对位移。同时，温度升高使分子的热运动加强，酪蛋白分子之间的键可以更快地断开和恢复。因此，酪蛋白纤维发生位移时酪蛋白分子之间发生瞬间的键断裂，并且瞬间建立新的键连接，从而保持酪蛋白分子之间的密切联系，酪蛋白网络仍然完整。

2) 蛋白质水解

凝固变性的蛋白质若在水中继续加热，将有一部分逐渐水解，生成蛋白际、蛋白胨、缩氨酸、肽等中间产物，这些多肽物质进一步水解，最后分解成各种氨基酸。

在酸、碱等物质的作用下，蛋白质分子中的肽链会被破坏，发生水解作用。其水解过程为蛋白质→际→胨→多肽→低聚肽→氨基酸。工业上常利用酸、碱、酶水解的办法来提取各种氨基酸。富含蛋白质的食物如肉、鱼等在烹调中，也可以水解出游离状态的氨基酸和小分子肽。这不仅利于人体的吸收，而且对菜肴的色、香、味的形成也起到重要的作用。

(1) 风味形成。蛋白质或蛋白质食物在不添加其他物质的情况下进行热处理，可发生氨基酸脱硫、脱酰胺、异构化、水解等化学变化，有时甚至伴随有毒物质的产生，这主要取决于热处理的条件。在 115 ℃灭菌时，会使半胱氨酸和胱氨酸部分破坏（不可逆变性），生成硫化氢、二甲基硫化物和磺基丙氨酸。从鱼、肉、牛乳及很多蛋白质的模拟体系中已测定出这些反应的生成物，所产生的硫化氢和其他挥发性化合物能够让加热食物产生风味。

在有酸、碱等其他物质存在的环境下，蛋白质更易发生分解。植物性蛋白质在 1～3 mol/L 的盐酸溶液中，于 100 ℃条件下加热 10～15 h，可使肽键有限水解，非蛋白氮含量增加 3 倍，溶解度显著提高，从而改善蛋白质配料（如面筋蛋白）的表面性质。酸水解一般会引起蛋白质侧链的改变，如天冬酰胺和谷氨酰胺残基的脱酰胺反应和磷酸丝氨酸脱磷酸基以及色氨酸残基遭到破坏等。酸水解更为复杂的反应导致色素和肉风味衍生物的形成，有些植物蛋白质水解物，用碱中和或过滤后可用作增香剂。

蛋白质水解后，产生的氨基酸和低聚肽有很好的呈味作用。一般氨基酸的呈味作用比较鲜明，如谷氨酸有鲜味，甘氨酸有甜味，蛋氨酸有时显苦味。低聚肽的呈味作用比较柔和，它是肉类特殊风味的组成物质之一。实验表明，在烹调过程中，食物原料在 100～140 ℃的温度条件下，长时间加热（如炖、煮牛肉）会使食物原料中的蛋白质与水发生水解反应，产生有鲜香味的氨基酸和低聚肽。水解产物中低聚肽的含量高于游离氨基酸。因为在加热的过程中，氨基酸的分子间发生了交联，水解产生的肌肽、鹅肌肽等低聚肽组合味道，形成了牛肉汁特有的风味。鱼肉鲜美的味道是由天门冬氨酸和谷氨酸以及由它们组成的低聚肽构成的。通过在炖肉时加醋，就可以提高菜肴中游离氨基酸的含量，使菜肴更鲜香。

（2）其他特性。蛋白质在碱性介质中加热也能使肽键有限水解，如在 pH 值为 11～12.5 的 NaOH 溶液中，于 70～95 ℃加热 20 min 至几小时，植物蛋白质、微生物蛋白质或鱼蛋白质就会发生分解。牛乳蛋白质用碱部分水解能明显提高起泡性，这种方法可用于制备起泡剂，因为它们是具有疏水侧链和极性羧酸钠末端基团的双极性肽。

（3）营养价值提升。动物的皮、筋、骨等结缔组织中的蛋白质主要是胶原蛋白，胶原蛋白缺少人体必需的氨基酸，是一种不完全蛋白质，由于它的氨基酸组成特殊，其多肽链在分子内和分子间存在着共价交联键，因而形成特有的三股螺旋结构分子，外形呈棒状。许多棒状的胶原分子相互结合形成胶原纤维，组成动物体的皮、骨和结缔组织。生物体中还有球状蛋白、弹性蛋白和角蛋白都具有这种分子结构，这种天然状态的蛋白质只能被人体部分消化。

这种组织的结构非常严密，好像冰的晶体，当加热到一定的温度时，会突然熔化收缩，如肌肉中的胶原纤维在 65 ℃时就会发生这一变化，继续升高温度，在水中煮沸，胶原蛋白变为一个混合多肽，即明胶。工业上将动物的骨头、皮等在酸或碱的作用下，长时间水煮提取明胶。纯净的明胶是无色或者淡黄色透明体，不溶于冷水，易溶于热水，具有较高的黏性和可塑性，冷却后就成为富有弹性的凝胶。由于它的这一性质，明胶被广泛用于食品工业中。在制作冰激淋时，明胶作为稳定剂和增稠剂加入其中，目的是使冰激淋中形成一个薄的蛋白质水合网络，防止形成大块冰结晶。明胶的熔点是 27～31 ℃，接近并低于人的体温，因此入口即化，易于吸收。

有些菜肴烹调时需要长时间加热，促进胶原蛋白形成明胶。如用肉熬汤，晾凉后就凝结成肉皮冻。明胶的浓度越大，汤越浓，形成的肉皮冻弹性越大。因为明胶分子亲水性强，在加热情况下，极易与水发生水合作用，在明胶分子外面形成一层水化膜。水化膜的形成使蛋白质分子体积增大，活动能力减弱，在溶液中流动时阻力增大，造成蛋白质胶体溶液的黏度也增大，冷却后凝固成有弹性的肉皮冻，不仅口感柔软滑爽，还有利于人体吸收。

3）蛋白质高温分解或异构化

蛋白质在有氧存在下进行热处理，色氨酸被部分破坏。温度超过 200 ℃的剧烈处理和在碱性环境中的热处理都会导致 L-氨基酸残基异构化，它包括 β-消去反应和形成负碳离子的过程，负碳离子经质子化可随机形成 L 或 D 型氨基酸的外消旋混合物。这种 D-氨基酸大多数不具有营养价值，因此，必需氨基酸残基发生外消旋反应，使营养价值降低 50%。除此之外，D 型异构体的存在可降低蛋白质消化率，因为 D-残基肽键在体内比 L-残基肽键更难以被胃蛋白酶和胰蛋白酶水解，不易通过小肠吸收，即使被吸收，也不能在体内合成蛋白质。另外，某些 D 型氨基酸（如 D-脯氨酸）还具有神经毒性，毒性的大小与肠壁吸收的 D 型氨基酸量成正比。

在碱性条件下热处理时，精氨酸转变成鸟氨酸、尿素、瓜氨酸和氨，半胱氨酸转变成脱氢丙氨酸，从而引起氨基酸损失。在碱性介质中强热处理蛋白质，半胱氨酸或胱氨酸发生脱硫，形成不可以利用的赖氨酰基丙氨酸、羊毛硫氨酸和 D-氨基酸残基。在酸性环境中加热时，丝氨酸、苏氨酸和赖氨酸的含量也会大幅降低。

经剧烈热处理（如煎炸和烧烤等）的蛋白质可生成名为杂环胺的环状衍生物，到目前为止，从高温烹调肉制品中共分离和鉴定出杂环胺近 30 种，其中 2-氨基-3-甲基咪唑-(4,5-f)喹啉被国际癌症研究中心（IRAC）认定为Ⅱ级 A 类致癌物，另有 8 种杂环胺属于 II 级 B 类致癌物。如在 200 ℃以上加热环化生成氨基咪唑基氮杂环类致突变化合物。其中一类是由肌酸酐、糖和某些氨基酸（如甘氨酸、苏氨酸、丙氨酸和赖氨酸等）的浓缩产品在剧烈加热时生成的咪唑喹啉类化合物。图 3-2 中是 3 种在烧烤中发现的最强的致突变剂。

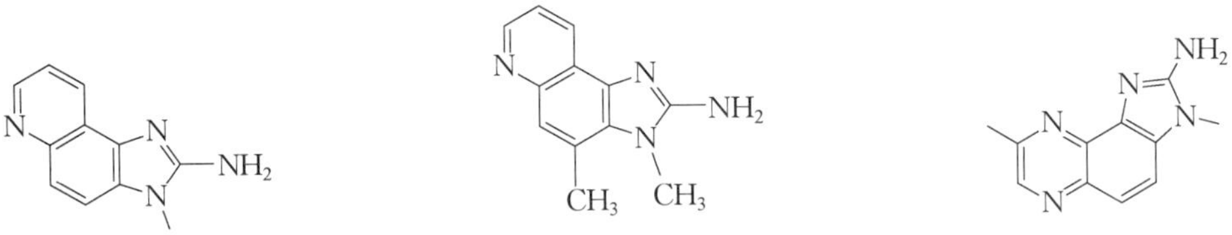

2-氨基-3-甲基咪唑-(4,5-f)喹啉

2-氨基-3,4-二甲基咪唑-(4,5-f)喹啉

2-氨基-3,8-二甲基咪唑-并(4,5-f)喹啉

图 3-2 烧烤中发现的杂环胺类致癌物

4）美拉德反应

含有还原性糖或羰基化合物的蛋白质食品，在加工和储藏过程中可能发生美拉德反应（非酶褐变的一种），这种反应会降低蛋白质的营养价值。因为非酶褐变中的许多反应具有高活化能，所以在蒸煮、热处理、蒸发和干燥时这些反应明显地增强。中等含水量的食品，如焙烤食品、炒花生、焙烤早餐谷物和用滚筒干燥的奶粉其褐变转化速率大。美拉德反应最易导致赖氨酸的营养价值损失，而且其中间产物还有可能抑制某些必需氨基酸在肠道内的吸收。在美拉德反应后期，类黑精分子间或分子内形成共价键，能明显地损害其蛋白质部分的可消化性，加热某些蛋白质-糖类模拟体系所产生的类黑精还有致突变作用，它的效力取决于美拉德反应程度。炼乳和奶粉中的赖氨酸含量和有效性见表 3-3。

表3-3 炼乳和奶粉中的赖氨酸含量和有效性

制备方法	总赖氨酸(酸水解)/(g/16 gN)	有效赖氨酸(试管中蛋白质水解)/(g/16 gN)	有效赖氨酸(鼠生长分析)/(g/16 gN)
冷冻干燥	8.3	8.3	8.4
喷雾干燥	8.0	8.3	8.1
蒸发	7.6	6.2	6.1
滚筒干燥(温和加热)	7.1	5.4	5.9
滚筒干燥(高温)	6.1	2.3	2.0

5）氨基酸氧化

食物加工过程中使用的氧化剂、脂类氧化过程产生的过氧化物、植物中存在的醌类化合物或聚合物、光氧化反应、辐射、热空气、干燥等都会引起蛋白质中氨基酸残基的变化，发生氧化反应，对蛋白质的营养性和功能性带来不利影响。

在有光、氧和敏化剂(如核黄素)存在时，蛋氨酸残基由于光氧化作用可生成蛋氨酸亚砜，这种物质对鼠类而言是生理上不可利用的物质，甚至还表现出某种程度的毒性。将蛋氨酸全部氧化成亚砜的酪蛋白进行鼠喂饲试验，结果表明，蛋白质功效比值比对照的未氧化酪蛋白大约低10%。

色氨酸是人体的必需氨基酸，在强氧化剂存在时，游离色氨酸氧化成β-氧吲哚基丙氨酸和N-甲酰犬尿氨酸、犬尿氨酸等。犬尿氨酸无论是甲酰化或非甲酰化，至少对老鼠来说，它们都无法替代色氨酸的生理作用。且犬尿氨酸注射至动物膀胱内会产生致癌作用，色氨酸的这类降解产物对培养的鼠胚胎成纤维细胞的生长有抑制作用，并且表现出致突变性。色氨酸-核黄素的光加合物对哺乳动物的细胞具有细胞毒性，并在肠胃外营养中引发肝功能障碍。

6）亚硝酸盐反应

肉制品中常使用的防腐和护色剂亚硝酸盐，可与二级和三级胺发生化学反应，生成N-亚硝胺，如脯氨酸、色氨酸、酪氨酸、半胱氨酸、精氨酸或组氨酸等都可能发生上述反应。蛋白质食品在烹饪或胃酸pH值条件下，容易发生此类反应，且反应所生成的亚硝胺或亚硝酸钠是强致癌物。在食用亚硝酸盐作为添加剂时，应注意适当添加抗氧化剂以阻断亚硝胺的生成过程。

案例3-1:炖排骨何时放盐?

排骨汤营养丰富，包含蛋白质、脂肪、矿物质等营养成分，在日常生活中，很多人都会炖排骨汤，因为做法十分简单，但是想要炖出鲜美的排骨汤，需掌控好火候、时间及调味。一般来说，当排骨已经煮熟，肉质变得鲜嫩时，这时是加盐的最佳时机。因为在这个阶段，排骨已经释放出了大部分的鲜味和营养，而且肉质也已经变得酥烂。此时加入适量的盐，可以提升整个汤的口味，使得味道更加鲜美。过早放盐会使蛋白质凝固，从而影响汤汁的炖煮和肉质的酥烂程度，而出锅后再放盐，会导致排骨没有入味。

2. 脂类

膳食脂类在营养中发挥着重要作用，能够供给热量和必需脂肪酸，作为脂溶性维生素载体并增加食品风味。但是，脂类的氧化对人可产生毒性，过度和反复加热也会造成脂类感官和营养价值劣变。

1）熔化与结晶

脂肪的结晶特性会对人造奶油、黄油、冰激淋、搅打奶油和焙烤食品的品质产生影响。当温度超过脂肪的熔点时，部分脂肪会从固态转变为液态，如猪油、黄油加热液化。而当温度低于熔点时，脂肪分子开始形成稳定的晶核，然后晶核不断长大，生长成晶体，此时由于光的折射不规律，结晶后的脂肪呈现出不透明外观。但熔化和结晶的温度如存在偏差，脂肪分子可形成化学组成相同而不同结构的晶体，这种现象称为同质多晶。利用同质多晶现象的例子很多，如大豆油经低温冻化可使其更加澄清；棕榈油和猪油等通过结晶分提可增大它的用途和改善其性质。不同产品对晶型要求不同，如起酥油需要 β 晶型以增强其持气性、酪化性等功能特性；可可脂需要 β 晶型来满足它的特殊要求，即 35 ℃以上不变软，但在人体温时能在口中迅速融化。倘若温度储存不当，可可脂会发生晶型改变，在表面沉淀小的脂肪结晶，导致巧克力表面起霜，外观呈白色或灰色。

2）脂类水解

脂类化合物在酶作用或加热条件下会发生水解，释放出游离脂肪酸，使脂类氧化稳定性下降，影响脂类感官品质和营养价值。乳脂水解释放出短链脂肪酸，使生牛奶产生酸败味。油料种子在收获时油脂会发生显著水解，并产生游离脂肪酸，因此大多数植物油在精炼时需要碱中和。

3）脂类热氧化与热分解

在高温条件下，脂类氧化和分解反应同时存在。脂类氧化是食品酸败的主要原因之一，它使脂类产生不良风味，生成对人体健康有威胁的氧化产物。当加热至 150 ℃以上时，饱和脂类会发生氧化，并生成同系列羧酸、直链烷醛、正烷烃和 1 -链烯等。饱和脂肪酸加热氧化形成氢过氧化物，脂肪酸的全部亚甲基都可能受到氧的攻击。不饱和脂肪酸比对应的饱和脂肪酸更易氧化，在高温下氧化分解反应的速度极快，不饱和脂肪酸在空气中高温加热可生成氧二聚物或氢过氧化物的聚合物、氢氧化物、环氧化物、羰基以及环氧醚化合物。

油脂热分解会产生丙烯醛。当用肉眼看到油面出现蓝色烟雾时，就表明油脂已发生热分解。煎炸食物时，油温控制在油脂的烟点以下，就可减轻油脂的热分解，降低油脂的消耗，可以保证产品的营养价值和风味质量。如煎炸牛排时，需要选择烟点较高的黄油，不但可以加速蛋白质变性，达到食用要求，还能提高牛排鲜嫩的质感。

4）热氧化聚合作用

在烹调过程中，油脂在空气中被加热，油脂持续发生热分解和氧化反应，这些分解产物继续发生氧化聚合，并产生聚合物，使油脂增稠、起泡，并附着在煎炸食物的表面，给食用者的健康带来威胁。

油脂加热至 200～230 ℃时能引起热氧化聚合，油炸食品所用的油会逐渐变稠。当油温升到 300 ℃以上时，分子间开始脱水缩合成相对分子质量较大的醚化合物。当油温达到 350～360 ℃时，则可分解成酮类和醛类物质，同时生成多种形式的聚合物，如己二烯环状单聚体、二聚体、三聚体和多聚体。其中，环状单聚体能被机体吸收，毒性较强。

油脂氧化聚合的速度与油脂的种类有关，一般来说，亚麻子油最容易聚合，大豆油和芝麻油次之，橄榄油和花生油不易聚合。烹饪中火力越大，时间越长，热氧化聚合反应就越剧烈。金属尤其是铁、铜等能加速油脂热氧化聚合过程，应选用不锈钢替代铸铁锅进行油炸烹制。应尽量避免油脂高温、长时间加热，带着火苗烹饪的做法更是不可取。油炸用油不宜反复使用。烹饪中，应尽量减少油脂与空气的接触面积。

5）形成有毒共聚物

脂类在高温下的热裂解产物与糖类和蛋白质经过缩合、环化和聚合反应会形成具有一定毒性的多环芳烃类化合物，例如苯并芘。苯并芘是由一个苯环和一个芘分子聚合而成的多环芳烃类化合物，它具有强致癌、致畸和致突变作用，还能干扰内分泌系统，它被国际癌症研究中心归类为Ⅰ类致癌物，即有充分的证据证明对人类有致癌作用。

在烹饪中，苯并芘的生成与脂肪不完全燃烧有关，比如烤架烧烤和高温（600 ℃以上）熏制过程中，动物脂类高温下熔化滴落至火焰中，发生高温裂解产生苯并芘类多环芳烃类化合物，这些化合物会随着热流和烟气上升并附着在食物表面，导致烧烤肉类中的苯并芘含量上升。一般情况下，脂类含量越高，则相同条件下烤制肉品中苯并芘产生的量越大。实验表明，280 ℃电烤 20 min 后，不同品种肉类的苯并芘含量分别为：鸡肉 2.95 μg/kg，牛肉 3.20 μg/kg，猪肉 4.83 μg/kg。《食品中污染物限量》（GB 2762—2017）中对食品污染物制定了限量标准，其中，苯并芘在熏烤肉中不应超过 5 μg/kg。

6）油脂稳定性下降

油脂的热稳定性可以用烟点、闪点、燃点来衡量。烟点是指油脂在标定实验条件下开始冒烟的温度；闪点是指当用火源点火时，产生火花的这种短暂燃烧的最低温度，此时油脂开始产生挥发性物质；燃点是指油脂由于热降解，快速地产生挥发性物质，当明火点燃时可以持续燃烧的温度。在油炸食品时，食品中大量水分进入油脂，油脂又处在较高温度条件下，因此脂解程度较高。随着油炸温度升高和时间延长，油脂中游离脂肪酸含量增加，通常会导致油脂烟点和表面张力降低，以及油炸食品品质劣变。且游离脂肪酸比天然油脂对氧化作用更为敏感，导致油脂氧化稳定性下降，更易发生氧化酸败。如一般新鲜油脂发烟温度为 220～230 ℃，若游离脂肪酸的含量达到 0.6%时，其油脂的发烟温度会降至 148 ℃。

3. 糖类

糖类是指多羟基醛或酮及其衍生物和缩合物，按照其可水解程度，常将糖类分为单糖、寡糖和多糖。这些糖类在烹饪高温中发生水解、分解、分子重排等化学反应，不但会使糖类生物利用率发生变化，甚至还可能生成对人体健康有害的化合物。

1）淀粉糊化

淀粉颗粒从吸收水分到体积增大，以致破裂的过程称作淀粉的溶胀。在一定的温度下，溶胀了的淀粉经过搅拌或沸腾，形成均匀的、黏稠的糊状物称为糊化。淀粉糊化的实质是淀粉分子间的氢键断裂，水分进入淀粉分子间，破坏了淀粉分子间的缔合状态，形成胶体溶液。

在常见的米、面以及薯豆类植物性食品中，光能被植物以淀粉的形式储备下来，并聚集成一个个微小的淀粉颗粒。这种能量的集合体，不溶于冷水，且质地坚硬，入口粗糙，不易被人体所消化吸收。在 60～80 ℃的区间内，淀粉颗粒受热，在水中舒展开来，像气球一样胀大并将水分吸纳到网络内部，淀粉分子伸展并与水结合，在空间内膨胀并相互挤压，膨润的淀粉分子流动受阻，变得黏滞，形成类似凝胶的淀粉糊。

淀粉糊化越彻底，人体对淀粉的吸收率就越高。部分天然淀粉颗粒存在蛋白质包埋、晶体结构紧密等特性，成为不易消化吸收的抗性淀粉，但其受热糊化后，蜷缩成一团的淀粉分子伸展开来，人体消化道中的酶更容易将这样的淀粉切片、分解，并最终转化为葡萄糖。在碳水化合物总量不变的条件下，糊化程度越高，食品的血糖生成指数越高。

决定淀粉糊化难易程度的因素包括淀粉种类、淀粉颗粒大小、水分含量、食品中其他成分等。在一般情况下，含支链淀粉多的、颗粒大的、结构较疏松的淀粉易于糊化。淀粉颗粒较大的地下块茎淀粉比淀粉颗粒小的谷类淀粉更易糊化，糊化温度也低。不同作物的糊化温度如下：大米 68～78℃，小麦 60～64℃，马铃薯 58～60℃。水分含量与淀粉糊化程度呈正相关，低水分含量的面团制备的烘焙食品中，许多谷物淀粉颗粒仍未糊化，而高水分含量的产品中，大多数或所有淀粉颗粒都已糊化。脂肪会降低淀粉糊化程度，凡能够直接跟淀粉配位的脂肪都会阻止淀粉颗粒溶胀，脂肪-直链淀粉络合物在大量水存在的情况下，至 100～120℃才能糊化。白面包中的脂肪含量低，其中 96%的淀粉可完全糊化，因而容易消化，属于高血糖生成指数食物。千层酥和蛋挞皮中脂肪含量高，水分含量低，其中，含有大量未糊化淀粉，不易消化。

干淀粉的黏性最小且细腻而滑爽。淀粉加热逐渐膨胀，黏度也逐渐增大，到了发生糊化而淀粉颗粒尚未破碎时，淀粉的黏度最大，这时在淀粉中加水，或搅拌使其分散，都会导致黏度下降。例如，在浓稠的稀饭中添水，就会破坏淀粉糊中的凝胶使黏度下降，甚至出现分层。用马铃薯勾芡的菜肴，进餐剩余后再存放会发现芡变稀而出水，这是因为筷子夹菜时的搅拌作用，破坏了淀粉糊及芡的分子之间的相互作用，导致黏度下降。

直链淀粉含量高的淀粉糊黏度低，糊化后体积增大较多；含支链淀粉高的淀粉糊黏度高，糊化时体积增加比较少。因此，糯米粉制品黏度高、出品率低、体积小但密度高。

2）淀粉老化

淀粉老化是糊化后的淀粉分子结构从无序到有序转变的过程，在淀粉糊老化过程中，常出现混浊、凝结或沉淀的现象。淀粉的老化过程为：热的淀粉糊冷却和储藏时，由于分子热运动能量不足，体系处于热力学非平衡状态，氢键相互作用使得淀粉分子由无定形态转为相互聚集并重结晶，淀粉溶解度逐渐降低，从糊状溶液中析出。直链淀粉形成螺旋结构并开始堆积，支链淀粉形成外支链间双螺旋结构与双螺旋之间有序堆积。如凉的馒头、米饭变硬、干缩；凉粉变得硬而不透明均属于淀粉老化现象。

影响老化速率的因素包括直链淀粉和支链淀粉的比例、分子量、淀粉浓度、温度以及其他共存物。直链淀粉比支链淀粉更易老化，如烘焙食品冷却至室温时，大部分直链淀粉已老化，而在随后的储藏过程中是支链淀粉的外侧支链缔合引起的老化，但其老化时间比直链淀粉长得多，这就是烘焙食品的陈化过程。淀粉老化最适宜的温度是 2～4℃，温度高于 60℃或低于－20℃都不会发生老化。馒头、凉粉、面包、米饭，不宜存放在冰箱保鲜室，而应放在冷冻室速冻，以阻止淀粉的老化。食品工业中将刚刚糊化的淀粉迅速骤冷脱水，或在 80℃以上迅速脱水，制作方便面、方便粥，这种食品食用时再复水储存则不会发生老化现象，这个过程称为预糊化。

淀粉老化对人体消化吸收过程不利，淀粉类食物发生老化或回生过程中，直链淀粉分子和支链淀粉的长链缠绕在一起形成双螺旋结构，并发生凝沉，这种淀粉聚合物不易与淀粉酶结合，使淀粉具有抗消化特性，如冷米饭、冷面包、玉米片等。通过含水量的韧化处理或增压热处理能将食物中的淀粉转化为抗性淀粉。有实验证实，热蒸汽和高压热蒸汽分别对黑豆、红豆及利马豆进行处理，抗性淀粉得率为19%～31%，所得抗性淀粉含量比原淀粉提高3～5倍。

3）膳食纤维软化

烹饪中的加热通常无法彻底分解膳食纤维，但能促使植物纤维素的软化，使食材中的营养成分更有效释放。可食性植物中含有大量的细胞壁组织，它们在植物细胞中起支撑和保护的作用，其成分主要为半纤维素、果胶和木质素。这些膳食纤维由D-吡喃葡萄糖通过β-D-(1→4)糖苷键连接构成的线性同聚糖，具有平直、线性的纤维素分子结构，并在广泛区域内通过氢键缔合形成多晶纤维束，具有结合牢固及化学性质稳定的特点。受热时，氢键受破坏，纤维素发生吸水溶胀，细胞壁出现裂隙或部分崩解。研究表明，全纤维素在75～95℃时软化，而α-纤维素样品在100℃时软化。蔬菜细胞壁组织在烹饪(杀青、焙烤、烧煮、蒸煮、油炸)的热处理过程中能充分软化，其表现为蔬菜组织的薄壁细胞脆性增加，容易发生破裂，如菠菜、黄瓜等经汆烫后就会变得异常柔软。部分果蔬加热后可获得可溶性的果胶。在果实细胞壁的中胶层中，含有大量原果胶，它是甲酯化程度高的半乳糖醛酸的聚合物，与纤维素和半纤维素结合，让果实具有良好的弹性和韧性。在酶解或加热条件下，原果胶会发生水解，与纤维素分离生成可溶于水的果胶，使果实组织变软。如在熬制草莓、苹果和柚子皮时，水果会逐渐软化并渗出黏而光滑的果胶。因原果胶分解需要水，故在烹制含水少的果蔬(如胡萝卜、刀豆等)时，可额外加水以促进原果胶的水解。

4）非酶褐变

食品不依靠酶催化的作用下，在储藏或加热条件下发生分解和聚合，生成深色色素的过程称为非酶褐变，常见的非酶反应包括美拉德反应和斯特雷克尔降解。由于非酶褐变均伴随着糖类和蛋白质分子结构的变化，会在一定程度上引起食品营养损失，尤其是必需氨基酸的损失。

美拉德反应分为糖热解、结合氨基酸、分子重排、产物降解、分子聚合五个过程，最终形成深色物质和特殊香味。储藏和加热时，食品中的还原糖与胺反应生成葡基胺或二葡基胺，该产物经过分子重排反应(阿马道莱重排或汉斯重排)生成1-氨基-1-脱氧-2-酮糖或2-氨基醛糖。这些糖与氨基酸的结合物最后通过环化、脱水、重排、异构化，并进一步缩合产生不溶于水的含氮聚合物和共聚物类黑精色素。斯特雷克尔降解过程与美拉德反应类似，也是糖类(羰基)和氨基酸(氨基)相互作用，并生成大量挥发性产物，如醛、吡嗪、吡啶、吡咯和糖的裂解产物，赋予烘焙食品(如咖啡、可可、烤鸭皮、面包、啤酒等)怡人的风味。

不同类型的糖类和氨基酸发生非酶褐变的难易程度不同。在外界环境相同的条件下，糖类发生非酶褐变从易到难依次为双糖(麦芽糖、乳糖和蔗糖)、已糖(半乳糖、甘露糖、葡萄糖、果糖)、阿拉伯糖、核糖、木糖。在所有的氨基酸中，赖氨酸易发生美拉德反应，并能获得较深的色泽。而半胱氨酸的美拉德反应，则获得最浅的色泽。例如在奶制品中，赖氨酸极容易发生非酶褐变而损失。谷物焙烤食品、面包和豆类焙烤制品赖氨酸损失也非常严重。烹调过程中，也可通过挑选糖的种类，以达到不同褐变效果，如烤鸭表皮涂抹麦芽糖以促进美拉德反应，烘焙制品中，选用木糖醇则产品表皮的色泽较浅。

除降低糖类和蛋白质营养价值外，非酶褐变的各种产物对人体的影响也存在争议。美拉德反应过程复杂，生成物众多，其中，部分产物具有一定抗氧化作用，而另一些可能存在“三致”(致突变、致癌、致畸)作用。研究表明，果糖和氨基酸的美拉德反应产物自由基清除能力及金属离子螯合能力均有提升。但从食品安全性角度考虑，在烹饪中不应过度追求褐变效果。JECFA 在 1996 年通过大量急性和亚急性动物毒理实验得出每人每日 5-羟甲基-2-呋喃醛(糖脱水产物)不应超过 540 μg 的限量标准。

5) 脱水、熔化、热解

直接加热糖类时(没有蛋白质或氨基酸存在)，糖类会发生脱水、裂解和聚合反应，色泽加深、褐变，这类化学反应称为焦糖化反应。糖类在加热初期，会发生分子内脱水并异构化，改变原有分子结构和营养功能。戊糖脱水生成的主要产物是 2-呋喃醛，己糖生成 5-羟甲基-2-呋喃醛和其他产物，这些产物具有吸收光和产生颜色的特性，使糖类色泽变深。继续加热后，糖类会在熔融时发生正位异构化、醛糖-酮糖异构化以及分子间和分子内的脱水反应。当剧烈加热后，糖类发生碳碳键断裂反应，形成挥发性酸、醛、酮、呋喃、醇、芳香族化合物、一氧化碳和二氧化碳，若继续加热，则糖类会发生碳化。

糖类脱水能改变糖类的物理特性，而热降解后发生的焦糖化反应可以产生焦香风味物质和着色效果优良的焦糖色素。在烹饪中，常利用油作为传热媒介进行糖色翻炒，如蔗糖溶液在温度由低到高的加热过程中，首先因水分蒸发，蔗糖溶液被不断浓缩，黏度增高形成晶莹亮泽的糖茓；温度升至 160 ℃时蔗糖开始熔化，蔗糖立方晶体熔融，此时进行快速降温处理，则蔗糖可向无定形态转化，凝固温度范围扩大，表现为不是迅速结晶硬化，而是在 124～162 ℃的区间内可拉出半液态的长丝。当温度升至 163 ℃以上时，蔗糖发生降解速度加快，降解产物在高温下迅速发生焦糖化反应，即经过聚合、缩水变成含黑褐色色素的物质。

蔗糖加热中，各升温区间的外观变化见表 3-4。

表 3-4 蔗糖加热中各升温区间的外观变化(室温 29 ℃)

糖液温度/℃	蔗糖变化现象	现象原因分析
100	有小气泡溢出	水中溶解的空气外溢
110	沸腾，有大气泡溢出	糖液增浓，沸点升高，水分蒸发
115	沸腾，大气泡，固体溶解	油拔糖表层晶型转化
122	沸腾，大气泡	油拔糖吸附水分汽化
146	沸腾，黏稠，大气泡	油拔糖达最佳拔丝升温区间
158	黏稠，淡黄，出糖丝	油拔糖达最佳拔丝点
160	黏稠，平静，出丝色佳	糖晶型转化为无定形态
162	转老黄色，继续出糖丝	处于最佳拔丝升温区间
163	浅棕黄，仍出丝	开始热分解焦糖化过程
166	棕色，多小气泡，出丝差	热分解焦糖化持续进行
172	红褐色，大量气泡上冲	大量分解、焦化
173	黑色，分解，大气泡放出	剧烈分解、部分炭化

结构更复杂的糖类(如淀粉)在 200 ℃热解时，会首先发生转糖苷反应，同时分子结构由

α-D-(1→4)链随加热时间延长逐渐减少，同时伴随着α-D-(1→6)和β-D-(1→6)键的形成，淀粉变得更容易糊化结团。随后，淀粉长链断裂成单糖、双糖和低聚糖，发生焦糖化反应。

由于焦糖化是一种历史悠久的传统烹饪工艺，一般认为，脱水和热解仅降低糖类的消化吸收，对人体不产生毒性。老抽中也经常添加焦糖色素以提升着色效果，可口可乐、啤酒等饮料中，也会使用焦糖色素改善色泽和香味。但近期发现用铵离子作催化剂制成的焦糖色素中含4-甲基咪唑，其具有细胞毒性，能诱发动物惊厥，在人体内能转化成致癌物质。因此，作为焦糖色素的安全指标被严格监控，GB 1886.64—2015 食品安全国家标准中规定焦糖色素中4-甲基咪唑不得超过 200 mg/kg。

6）糖苷的变化

糖苷是单糖的半缩醛（或半缩酮）羟基与其他基团的化合物失水而缩合成的缩醛（或缩酮）式衍生物，在动植物体内具有一定生理功能。部分植物（杏仁、木薯、高粱、竹笋、亚麻子等）中含有生氰糖苷，当植物细胞组织被破坏时，生氰糖苷被水解酶分解，生成氢氰酸，会对食用生氰植物的对象产生急性和慢性毒性。在食用生氰植物前，一般需加热使水解酶失活，阻止其对生氰糖苷进行水解。100℃、20 min 水煮可使亚麻子中的氰化物含量降低 90%；120℃、25 min 蒸煮可 100%去除亚麻子中的氰化物；木薯通过浸泡、日晒或粉碎、日晒工序，可将氰化物含量降低 96%～98%。

7）产生有毒共聚物

糖类在有蛋白质、脂肪共存的条件下过度加热，可能生成对人体健康具有危害性的化合物，如丙烯酰胺。

丙烯酰胺是由还原糖的羟基与游离 L-天冬酰胺在高温下形成的次级反应产物，具有神经毒性、生殖毒性、发育毒性。国际癌症研究机构将丙烯酰胺定义为Ⅱ级 A 类致癌物，即在动物实验中致癌性证据充分。动物实验表明，鼠口服丙烯酰胺的半致死量是 100～270 mg/kg，WHO 推荐的丙烯酰胺安全摄入量为 1 μg/(kg·d)。

丙烯酰胺在食品中的含量高低由食品原料种类、加热温度及共存物决定。在一般情况下，丙烯酰胺在富含碳水化合物的食品中更易形成，而在富含蛋白质的食品中丙烯酰胺的含量则很低。油炸有利于丙烯酰胺的产生，微波炉加热的食品中丙烯酰胺的含量比较低，而水煮的食品中测不到丙烯酰胺的存在。研究表明，氨基酸天冬酰胺与羰基源类物质的美拉德反应是丙烯酰胺形成的主要反应途径。因此，谷类及马铃薯这类富含天冬酰胺的高淀粉食材，加热至 120～180℃时会大量生成丙烯酰胺。

不同食品中丙烯酰胺的质量分数见表 3-5。

表 3-5 不同食品中丙烯酰胺的质量分数

食品种类	丙烯酰胺的质量分数/(μg/kg)	食品种类	丙烯酰胺的质量分数/(μg/kg)
百吉圈	12～27	软饼	<30
脆面包	259	脆饼	37～620
油炸马铃薯	726	饼干	334～342
烤箱烘烤的马铃薯(整个)	<30	常规烘烤的咖啡	37～374

（续表）

食品种类	丙烯酰胺的质量分数/(μg/kg)	食品种类	丙烯酰胺的质量分数/(μg/kg)
马铃薯片	693～3 212	深度烘烤的咖啡	97～319
麦片	11～89	小米锅巴	256
其他种类的谷类早餐食物	44～1 507	盐焗腰果	452
油炸鸡蛋	<30	虾条	563
炸鸡腿	365	黄金蟹钳	686

脂类、蛋白质和糖类高温缩合也可生成苯并芘。在烤制食物（如烤鸭、叉烧肉等）中，为改善色泽和风味，会在动物肉类表面涂抹糖类，高温下蛋白质和糖类发生美拉德反应后的产物，经环化和聚合可能形成苯并芘。除此之外，糖类滴落在火焰中，不完全燃烧也可产生苯并芘。

4. 维生素

维生素在食品中含量较低，其中许多还具有辅酶、还原剂、自由基淬灭剂的特性，因此在热处理中，往往会改变维生素的化学性质而造成其营养价值降低。但事实上食物在烹饪中所造成的维生素营养损失（特别是水溶性维生素）并没有想象中那么严重，这可能是由于膳食组成、特定维生素与膳食组分以及维生素的存在形式都对维生素的生物利用率产生影响，这种复杂体系减轻了热处理对维生素的破坏作用。

1）高温酶灭活

果蔬加工中，常采用热烫的方式以达到酶灭活及食材空隙间气体减少的目的。尽管热烫过程中，沥滤和氧化会造成食材维生素含量降低，但这样的过程有利于维持维生素在储藏过程中的稳定性。已有充分的资料表明，高温瞬时处理能提高热不稳定营养素的保留率，如硫胺素和抗坏血酸。

2）热损失

高温会引发维生素的降解或分子结构变化，从而致使其生物利用率降低。

高温会降低类胡萝卜素作为维生素 A 原的活性，即降低类胡萝卜素进入体内后转化成维生素 A 的比例。这是因为维生素 A 和类胡萝卜素在加热过程中，由于发生不饱和异戊二烯侧链上的自动氧化或立体异构化，它们会由天然的全反式结构转变成顺式异构体。这种顺式异构体的维生素 A 相对活性仅有天然全反式类胡萝卜素的 30%～90%，如 β-胡萝卜素的 9-顺式维生素 A 相对活性为 38%，13-顺式也仅有 53%。果蔬的加热罐装处理就会造成类胡萝卜素的异构化，继而导致维生素 A 活性损失，通常在罐装果蔬中观察到由热引起的最大异构化程度为约 40%的 13-顺-β-胡萝卜素和 30%的 9-顺-β-胡萝卜素。但需要特别注意的是，异构化的类胡萝卜素仅仅使维生素 A 的活性下降，并不影响类胡萝卜素作为抗氧化剂的保健功效。

硫胺素在中性或酸性环境中热降解速度缓慢；在 pH 6～7 时，硫胺素发生亚甲基桥的断裂，释放出的嘧啶和噻唑发生环裂解，硫胺素降解速度加快；当 pH>8 时，食品中所有噻唑环均遭到破坏，产生大量含硫化合物，并产生烹饪肉制品的特征风味。

热加工除直接引起维生素降解外，还容易造成水溶性维生素从食物中浸出。如蔬菜中叶酸的总损失与沥滤程度密切相关，食品加工和家庭制作过程中也可能会造成叶酸的大量损失。

蒸煮对部分蔬菜中叶酸含量的影响见表3-6。

表3-6 蒸煮对部分蔬菜中叶酸含量的影响

蔬菜(水中煮10 min)	总叶酸含量/(μg/100 g新鲜质量)		叶酸在蒸煮水中的含量(μg/100 g水)
	新鲜	煮后	
芦笋	175±25	146±16	39±10
西兰花	169±24	65±7	116±3
抱子甘蓝	88±15	16±4	17±4
卷心菜	30±12	16±8	17±4
花菜	56±18	42±7	47±20
菠菜	143±50	31±10	92±12

高温不仅会促使维生素B_6降解，还有可能使维生素B_6与食品中其他营养素形成复合物，进而降低食品中维生素B_6的营养活性。在加热过程中，不同形式的维生素B_6分解条件略有差别。吡哆醇在pH值为4～7的缓冲液中，40～60℃保温140 d也未见损失，吡哆胺在pH值为7时损失最大，而吡哆醛的最大损失出现在pH值为5时。在食品加工过程中维生素B_6的损失途径和程度与其他B族维生素相似，如在杀青和罐装过程中，鹰嘴豆和利马豆的总维生素B_6损失为20%～25%。特别需要注意的是，牛乳中天然吡哆醛在高温灭菌过程中会发生乳蛋白相互作用，形成含硫衍生物-4-吡哆醛-二硫化物及吡哆醛赖氨酸残基，这两种物质分别仅有普通维生素B_6活性的20%和50%。若单一食用上述灭菌乳所致的副产品，则会造成生物体出现维生素B_6缺乏症。20世纪50年代曾出现50多例因食用市售乳基婴儿配方食品而发生的婴儿抽搐发作，在给患病儿服用吡哆醇后，惊厥失调得以纠正的事例。通过强化吡哆醇，可以杜绝食品经热加工而出现的维生素B_6不足的问题。

加热有利于提升烟酸的生物利用率。这是由于在部分食物中，烟酸以烟酰胺腺嘌呤二核苷酸、烟酰胺腺嘌呤二核苷酸磷酸的形式存在，它们与碳水化合物、肽和酚类结合成复合物，除非经热水解，否则，这些复合物不具有烟酸活性。而由烹制高温引起的分解反应能够显著提升烟酸的相对浓度，如在玉米的蒸煮过程中，加热可使烟酸复合物中释放出游离烟酰胺，加碱可以加速该反应速率。霍皮族印第安人会使用一种用木灰(碱性物质)煮制玉米粒的传统方法，其原理为碱水解烟酸和糖之间的酯键，释放出游离烟酸。除此之外，在温和的酸处理条件下(主要是咖啡烘烤过程中)，葫芦巴碱(N-甲基-烟酸)发生脱甲基从而生成烟酸，使得咖啡中烟酸的浓度与活性提升30倍。

维生素B_{12}属于热稳定性较好的维生素，在早餐谷类膨化加工过程中，维生素平均损失为17%，但当加热温度过高或时间延长时，维生素B_{12}损失则加剧，如经过超高温瞬时杀菌(UHTST)处理过的牛乳经过90天的室温储藏后会造成维生素浓度近50%的损失，在120摄氏度下灭菌13分钟后，牛乳中维生素损失率达到77%，如果乳制品经过预先浓缩(如炼乳、奶粉等)则维生素 B_{12} 的损失会更为严重。

罐装食品中维生素的典型损失见表 3-7。

表 3-7 罐装食品中维生素的典型损失(%)

产品	生物素	叶酸	维生素 B_6	泛酸	硫胺素	核黄素	烟酸	维生素 C	维生素 A
芦笋	0	75	64	—	67	55	47	54	43
利马豆	—	62	47	72	83	67	64	76	55
绿豆	—	57	50	60	62	64	40	79	52
甜菜	—	80	9	33	67	60	75	70	50
胡萝卜	40	59	80	54	67	60	33	75	9
玉米	63	72	0	59	80	58	47	58	32
蘑菇	54	84	—	54	80	46	52	33	—
嫩豌豆	78	59	69	80	74	64	69	67	30
菠菜	67	35	75	78	80	50	50	72	32
番茄	55	54	—	30	17	25	0	26	0

注:—表示未检出。

3) 氧化损失

具备抗氧化功能的维生素往往容易在有氧的条件下发生降解,导致其生物利用率降低。维生素 A(以及维生素 A 原)的降解途径及条件类似不饱和脂肪酸的氧化降解,包括直接的过氧化作用以及在脂肪氧化过程中产生的自由基的间接作用。单重态氧、羟基、超氧化物自由基和过氧化物自由基等氧化自由基侵袭β-胡萝卜素,形成表环氧化物,如存在高温处理或有光照作用,β-胡萝卜素则继续降解成相对分子质量低的片段产物,失去其原有生理活性。温度越高,与空气接触越充分,则维生素 A 和类胡萝卜素氧化降解程度越高,如经蒸煮过的脱水胡萝卜,通过常规气干、变温压差膨化干燥和真空冻干三种不同工艺进行干燥脱水,其β-胡萝卜素损失率依次为 50%、56%、60%。

还原态的天然 L-抗坏血酸在金属离子和氧共存的条件下,会发生快速化学降解,L-抗坏血酸被氧化成脱氢抗坏血酸,接着水解为 2,3-二酮古洛糖酸,再经过进一步氧化、脱水和聚合形成一系列无营养活性的产物。2,3-二酮古洛糖酸不再具有维生素 C 活性,且 L-抗坏血酸降解过程总是伴随着变色反应,可通过食品色泽从无色向黄、棕色转变,可间接推断抗坏血酸的氧化进程。当温度升高时,脱氢抗坏血酸水解成 2,3-二酮古洛糖酸的反应速率大幅提高,体系维生素 C 活性损失严重。然而,体内实验发现,经蒸煮后的果蔬食品(西蓝花、橘瓣)L-抗坏血酸的生物利用率与维生素补充片剂的生物利用率相同,新鲜西蓝花中 L-抗坏血酸的生物利用率反而比蒸煮后低 22%,这可能是由于咀嚼和消化过程中细胞分裂不完全造成的。故复杂体系(天然食物的细胞组织)中存在的 L-抗坏血酸的生物利用率并不因适度蒸煮而降低。

维生素 E 在有分子氧和自由基存在时，会快速降解，比如在面粉中添加具有氧化性的增白剂，可导致维生素 E 的大量损失。维生素的化学结构对其氧化稳定性起决定作用，四氢叶酸（天然存在形式）极易氧化分解，而叶酸（用于食物强化的人工合成形式）却非常稳定。

4）光分解

光照能够引起维生素化学结构改变或者降解，致使部分光敏性维生素生物利用率降低。天然反式 β-胡萝卜素在光照下会发生光异构化及光化学降解，导致食品维生素 A 的相对活性下降，如胡萝卜汁和牛奶（类视黄醇）中都已观察到类似的光化学反应。因此，对于含有光敏性维生素的食品，包装材料和包装形式对其在储藏过程中维生素活性的净保留率影响显著。维生素 D 在光照下也会发生降解反应，实验表明，连续用荧光照射 12 个小时，可使约 50%添加于脱脂奶中的胆钙化固醇失去活性。

核黄素极易发生光化学反应，生成无生物活性的光黄素、光色素及一系列自由基，这些光氧化产物还会引发其他不稳定维生素的光敏降解。如牛奶产生“日光臭味”的机理就与核黄素光降解产生自由基，引起牛乳中的不饱和脂肪酸脱羧以及蛋氨酸脱氨有关。维生素 B_6 易见光降解，发生光氧化形成无营养活性的衍生物 4-吡哆酸和 4-吡哆酸-5-磷酸。

各种维生素的稳定性比较见表 3-8。

表 3-8　各种维生素的稳定性比较

营养素	中性环境	酸性环境	碱性环境	空气或氧气	光	热	最大烹调损失/%
视黄醇	S	U	S	U	U	U	40
生育酚	S	S	S	U	U	U	55
抗坏血酸	U	S	U	U	U	U	100
生物素	S	S	S	S	S	U	60
胡萝卜素	S	U	S	U	U	U	30
胆碱	S	S	S	U	S	S	5
维生素 B_{12}	S	S	S	U	U	S	10
维生素 D	S	S	U	U	U	U	40
叶酸	U	U	U	U	U	U	100
维生素 K	S	U	U	S	U	S	5
烟酸	S	S	S	S	S	S	75
泛酸	S	U	U	S	S	U	50
维生素 B_6	S	S	S	S	U	U	40
核黄素	S	S	U	S	U	U	75
硫胺素	U	S	U	U	S	U	80

注：S 表示稳定（未受重大破坏）；U 表示不稳定（显著破坏）。

在烹饪时,依据维生素在不同条件下的稳定特性,采取针对性措施以降低其损失率。如水溶性维生素主要通过渗透和扩张两种形式从食物中析出,食品的表面积大,水流速度快、水温高、浸泡时间长、挤汁与烹饪时间长,均对水溶性维生素的保存不利;抗坏血酸易被氧化酶氧化,青菜类、南瓜、胡萝卜含氧化酶较多,可通过旺火急炒、加醋、先洗后切、加盖烹饪、勾芡等方法降低氧化酶对抗坏血酸的破坏程度。同时,尽量避免食材过于细小的分割,因为切得越细碎,就会有更多的细胞膜被破坏,氧化酶释放越多,且增加了与水和空气的接触面,从而加快抗坏血酸的损失速率。对热敏感的维生素(B族维生素),应避免其在较高温度下烹制,也可以采取上浆挂糊后烹制,相对减少维生素的损失。对氧敏感的维生素,在储存、加工、运输过程中采用真空或充氮方式隔绝氧气,特别是有的维生素在有氧加热时损失更大,如视黄醇、抗坏血酸和叶酸在敞开锅烹制时更容易受损失,应密封保存或用高压锅等密闭炊具烹制。对酸敏感的维生素,如视黄素、泛酸等,在烹制时应减少酸性调料(醋)的使用量,并避免与番茄、柠檬等有机酸含量高的食物搭配共烹。对碱敏感的维生素,如核黄素、硫胺素、抗坏血酸和叶酸等,在腌制或预处理食材原料时应避免使用碱性食品添加剂(小苏打)。

5. 矿物质

矿物质的化学性质在烹饪中,不会发生显著改变,热加工所引起的食材矿物质的流失主要跟加热破坏细胞结构,导致矿物元素从食材中溢出有关。因此与水接触时间越长,原料汁水渗出越严重的烹制方式,矿物元素损失越严重,如实验证实在烹制时间相同时水煮蔬菜中钙、铁、锌损失率远高于蒸制和炒制。

在烹饪中,不同矿物元素损失率有显著差别。相同食材中钠、钾离子的流失率高于钙、铁、锌等二价金属离子,这是因为钾通常以离子形式存在于食品中,而铁、锌常以蛋白质或其他与大分子配位体相结合的形式存在于食品中,前者在食材和汤汁内外渗透压失衡时更容易出现溢出。在动物性食品中,铁元素的损失较钙、锌、镁更严重,可能因铁离子以血红素铁的形式大量分布在血液中,富含铁的动物血在清洗、焯水和烹煮过程中被去除。铁锅在烹饪过程中能够溶出少量铁元素,具有一定膳食铁的补充效果。实验显示,铁锅烹制的汤汁、菜及米饭中的铁浓度是不锈钢锅、铝锅和砂锅中的2~9倍。改变环境pH值,也会对食材中矿物元素的溶出产生影响,如烹制骨骼时,加入醋有助于骨骼中的羟基磷酸钙和碳酸钙向汤汁中溶出。

部分天然植物性食物中含有抑制矿物质生物利用率的酸性成分,如植物种子中的肌醇六磷酸(又称植酸),植物叶片如茶叶中的单宁酸等,它们能与钙、铁、锌、镁形成高度不溶性螯合物,导致矿物质生物利用率降低。草酸水溶性强,可通过焯水和汆烫去除。食材发酵时,植酸会被活性植酸酶水解,进而提高磷及其他矿物质的利用率。

3.1.3 不同烹饪方法对营养素的影响

在常见的烹调方式中,食物中的维生素最易受损,各种矿物质次之,而蛋白质、脂肪、碳水化合物量与质的变化相对不明显。

1. 炸

油炸这一烹饪工艺距今已有约2 000年的历史。油炸食品不仅色泽鲜亮,还具有水煮无法企及的糊香味、酥脆感,令人垂涎欲滴、食欲大增。炸是旺火加热,以大量食用油为传热介质的烹调方法。原料、挂糊与否及油温高低,可使油炸制品获得多种不同质感。炸鸡、天妇罗都是代表菜式。

1）提升食物脂肪含量

食品在有氧存在和温度约 180 ℃的油炸过程中，随食品与热油脂接触时间不同，油炸食品通常吸收 5%～40%的油脂，导致食品总能量值剧增。

2）造成维生素损失

油炸可能会对食物中的蛋白质、不耐热的维生素造成一定破坏。若原料初步处理后不经挂糊就投入油锅，在炸制过程中，原料的水分会迅速汽化，成品具有酥、脆、稍硬的特点，如干炸鱼、炸麻花。在此过程中，所有营养素都有不同程度的损失，蛋白质因高温炸焦而严重变性，致使营养价值降低。对于蔬菜而言，油炸要比沸煮损失的维生素多一些，炸熟的肉类会损失 B 族维生素。

3）产生有害物质

高温或长时间及反复加热的油脂，会生成对人体健康产生巨大危害作用的有毒物质。酸含量增加，颜色变深、碘值降低、折光指数改变、表面张力下降，油脂产生泡沫的趋势增强。产物从体系中释放出去，被蒸发出的水同时还起到搅拌油脂的作用，并促使油脂水解，产生更多的游离脂肪酸和反式脂肪酸。有研究表明，含碳水化合物的食物在经油炸之后，都会产生丙烯酰胺。在温度为 130 ℃时会出现丙烯酰胺，超过 160 ℃更会大量出现。

2. 炒、爆、熘

《齐民要术》中已有“炒令其熟”的记载。爆（也称“炮”）始于宋代，那时有“爆肉”的菜肴，元代又出现汤爆法，如“汤爆肚”。到了明代开始有油爆，如油爆鸡，也有的将油爆叫作爆炒或生爆。熘初始于南北朝时期。炒是将加工成细小形状的原料，用旺火、少量热油快速加热，边加热边放调味料、原料，充分搅拌，使油、调味品与原料拌为一体的烹调技法。炒是应用最广泛的烹调方法，家常番茄炒蛋就是其代表。爆是利用旺火沸油或沸水将切成小块的原料进行瞬间加热，再放入有少许热油的锅内，加调味汁而成菜的烹调技法。宫保鸡丁等是其经典菜式。熘是将加工、切配的原料用调料腌制入味，经油、水或蒸汽加热变熟后，再将调制的卤汁浇淋于烹饪原料上或将烹饪原料投入卤汁中翻拌成菜的烹调方法。醋熘白菜、糟熘鱼片都是其代表菜式。

上述三种烹饪工艺，要点均为用油脂传热、高温、短时，因此，该方法对食材营养成分破坏作用较小。

1）营养素损失较少

经此三种烹饪方法食材的营养保留较好。肉类制品在炒、熘、爆的过程中，形成淀粉凝胶包覆在肉块的表层，能有效隔断肉制品中汁液的流失，减少肉类中的水溶性 B 族维生素及矿物质的不必要损失。研究表明，原料（猪肉）旺火急炒比文火炖烧，B 族维生素损失率减少 50%以上。叶类菜用旺火急炒的方法，维生素 C 的平均保存率达 60%～70%，仅苦瓜中维生素 C 的损失量稍高，高达 95%。

2）适量油脂促进维生素吸收

在三种烹饪方法中，所加入的少量油脂，可促进人体对蔬菜中脂溶性维生素的吸收，如胡萝卜中的 β-胡萝卜素、番茄中的番茄红素等。

3）存在食物安全隐患

炒、熘、爆这三种工艺的核心在于快速，以保证嫩脆口感。但加热时间过短，食材中的部分抗营养因子和细菌、寄生虫可能无法充分灭活，从而引发食品安全事故。四季豆中的皂苷、藕中的姜片虫、猪肉内囊尾蚴以及水产品携带的甲肝病毒，这些都是在旺火炒制方式中，曾出现过的食品安全问题。

3. 煎、贴

煎法起源于北魏时期的《齐民要术》，贴法起源于同一时期的可能性很大，煎与贴的区别在于贴为单边，而煎需双面。煎指先用少量油下锅，油热时下原料，煎至两面都呈金黄色，另下料做熟的烹饪方式。牛排、荷包蛋、带鱼等多以煎法烹制。贴指将两种以上扁平状原料叠合一起，经糊浆处理后，平铺入锅，加少量油用中小火加热，使原料底面呈金黄色而成菜的烹调技术。锅贴饺子就是贴法的代表菜式。煎、贴的原料都呈扁形或厚片形，制作时火力不大，因而原料中水分汽化并不严重。贴菜的原料大多要经过挂糊，所以，营养素损失不多。

1）提升食物脂肪含量

煎和贴的制作都需保证原料和锅底间始终有用来传热和控温的油脂，否则易出现原料过度受热，而出现焦糊现象。这必然会使制成菜式的油脂含量上升，特别是吸油能力较强的淀粉类原料，如饺子、面饼，其热量值将大幅增高。

2）水溶性维生素损失

B 族维生素大多不耐光、不耐热，煎制时间过长，易造成肉类和鸡蛋中的 B 族维生素部分损失。

4. 蒸

蒸法，起源于炎黄时期。随着陶器的兴起，祖先们就发明了甑等多种蒸制器具。《齐民要术》里记载了蒸鸡、蒸羊、蒸鱼等方法。蒸是以蒸汽为传导介质进行加热的烹调方法，馒头、包子、烧卖等皆以此法烹制。

1）营养素保留率高

蒸制菜以水蒸气为传热介质，原料与水蒸气基本处于密闭环境，在饱和热蒸汽下蒸熟，所以可溶性营养素如淀粉、矿物质和 B 族维生素的损失较少。

2）轻微的维生素损失

标准气压下，水蒸气的温度可达 110～150 ℃，虽温度并不高，但因烹调时间较长，故加热而引起的维生素 C 分解量有所增加。

5. 煮、炖、煨、煲

有文字记载的炖和煨，最早出现在对“周代八珍”的记载中。煮是将处理好的原料放入足量汤水，按不同的加热时间进行加热，待原料熟时即可出锅的烹饪技法；炖是将原料加汤水及调味品，旺火烧沸以后，转中小火长时间烧煮成菜的烹调方法；煨的操作方式与炖类似，但主要针对不易酥烂的食物原料，将原料放入被火加热的间接热源中，以达到均匀受热效果，最终将原料焖至熟烂的烹饪方法；所谓煲汤中的“煲”，即小火煮食物，慢慢地熬。

1）提高食物消化率

食物蛋白质受热轻微变性或分解，有助于人体对其的消化吸收，长时间炖煮对骨骼制品中矿物质的释放也有帮助。除此之外，食物中淀粉的充分糊化及骨骼中矿物质的溶出，也有助于汤汁营养价值的提升。

2）减少原料脂肪含量

高温下，动物性食品中脂肪部分溶出汤汁，撇除表面浮油，可减少膳食中油脂的摄入量。

3）营养素部分损失

加热时间过长，往往导致水溶性维生素的大量损失。俗话“三煲四炖”，就是指煲一般需要3个小时左右，炖则需要4个小时左右。如此长时间的加热，历经汤汁溶出和热分解，肉类中B族维生素损失情况严重。

6. 焖与烧

焖是把原料经油锅加工成半成品或先炸，再放入锅中，加少量汤汁与适量的调味品煮开后，盖紧锅盖用微火焖烂的烹饪方式。烧是用少量油将生原料或蒸煮成半成品的原料，加上调料煸炒至颜色变深后，再放入调味品和汤或水的烹调方法。

1）提高原料消化率

根据食物成熟的难易程度不同，焖和烧的烹饪时间为5～25 min。原料经过油脂的高温煎炸，再遭受水煮热烧，一般蛋白质和淀粉的变性和糊化程度都很高，食物质地软烂，易于机体消化吸收。

2）肉类中营养素保存较好

瞬时高温下与油脂接触，可使表层蛋白质变性成膜，阻止原料中营养素向汤中释放。蛋白质薄膜的保温和氧气隔绝作用，也能够提升不耐热的维生素B、维生素C在肉质中的保存率，对氧气敏感的维生素E也得到了妥善保护。如在红烧鱼制作过程中，预先炸制成的鱼皮硬壳，不仅保持了鱼肉鲜嫩的特点，也能最大程度将鱼肉的营养素截留下来。在烧制过程中加入醋，还可提升骨骼中钙质的溶出量，将其转化为易被人体吸收的乙酸钙，可提升骨骼类原料的营养价值。

3）蔬菜中部分营养素被破坏

叶类、茎秆类蔬菜在焖烧过程中营养损失严重。蔬菜经过高温油煎和长时间炖煮，其中的维生素C、B族维生素和矿物质遭大幅度破坏和溶出，蔬菜失去了大量的原有营养素。部分淀粉含量较高的蔬菜，还可能在烹制过程中，吸收过多的油脂，给身体健康带来负面影响。

7. 涮与汆

涮是指将易熟的原料切成薄片，放入沸水锅中，经极短时间加热后捞出，蘸调味料食用的技法，常用于火锅。汆是将加工的小型原料放入烧沸的汤水锅中进行短时间加热成汤菜的技法，汆鱼丸便是最常见的菜式。

1）提升植物性食品中矿物质的吸收率

植物性食物尤其是叶类菜，所含草酸和鞣质会影响矿物质的吸收。植物性食品经过涮或汆，可去除草酸和鞣质，提高矿物质的吸收率。

2）肉类制品部分营养素损失

肉类制品在涮和汆的过程中，往往被切成薄片以确保其能够熟透，在切制过程中，小部分矿物元素和B族维生素随汁液流失。但在烹制中，由于肉片在沸水中停留的时间很短，因而肉的营养价值并未受到严重影响。

8. 烤

烤是最古老的烹饪方法，自从人类发明了火，知道食用熟的食物后，最先使用的方法就是野火烤食，延续至今。烤已经发生了重大变化，除了烤本身的热源转换外，更重要的是使用了调料和调味方法，改善了口味。烤是将加工处理好或腌渍入味的原料置于烤具内部，用明火、暗火等产生的热辐射进行加热的技法总称。烤乳猪、烤羊肉串可谓是家喻户晓的烤制美食。

1）食物水分显著降低

烤易导致食物外层失水严重，质地干硬。食用烤制品后，由于其水分过少，身体需调动更多储备水去消化和代谢这些干燥的食物，从而导致机体水含量下降，随后向脑部发出“渴”的信号，脑部同时督促垂体分泌抗利尿激素，促进肾脏对水分的重吸收，减少水的排泄。若食用烤制食品过多，又不及时补充水分，易造成身体部分功能紊乱，出现痤疮、便秘、咽喉肿痛等症状。

2）部分营养素被破坏

高温易造成蛋白质和维生素的营养损失，包括以下三个方面的影响：第一，氨基酸高温下发生分解与氧化，造成蛋白质营养损失。加热温度过高，尤其是在无水情况下，蛋白质中的色氨酸、精氨酸、蛋氨酸等将被分解破坏，丝氨酸和苏氨酸发生脱硫作用，产生具有刺激性气味的硫化氢或二氧化硫，使得氨基酸的营养价值下降。美拉德反应是碳水化合物还原糖上的羰基与蛋白质氨基酸上氨基发生反应，易造成食物营养价值下降。第二，烤制温度高，食品中容易产生苯并芘、丙烯酰胺等有毒化合物。第三，烤制过程易造成水溶性维生素的损失。高温烤制中，不耐热的B族维生素和维生素C，以及对氧敏感的维生素E，均会有损失。

9. 熏

熏制食品大概起源于人类穴居时代。熏制过程中，熏烟中各种脂肪族和芳香族化合物，凝结在食品表面和渗入近表面的内层，从而使熏制品形成特有的色泽、香味和具有一定保藏性。熏是指将食品放在一定材料燃烧时产出的浓烟上的烹饪技法。湘西腊味、西方培根、宣威火腿都是熏制品的代表。

1）致病细菌被杀灭

熏烟中各种脂肪族和芳香族化合物对微生物的生长具有抑制作用。

2）营养素损失比较严重

烟熏制品中，因出现高温和脱水，原料中B族维生素损失较为严重。

3）易产生毒害物质

熏制食品中，易出现具有强致癌作用的物质，如多环芳烃类物质。

10. 压力烹制

压力烹制指在密闭容器中，利用压力条件下水分沸点提升的特性，用较高温度烹制食品的方法。常见高压锅的压力范围在110～180 kPa，饱和蒸汽压所对应的温度应在102～117 ℃，高温高压与外界隔绝的烹饪工艺，不仅能保证高压地区蒸煮食物的熟烂程度，且在处理一些质地较为紧密坚硬的特殊食材时，效果明显优于常压烹饪方式。

动物皮、蹄筋中的结缔组织，属于人体极难消化的蛋白质。长时间的烹饪可使其受热分解，成为易被人体吸收的白明胶，即肉皮冻。而胶原蛋白转变成白明胶的速度虽然随着温度的升高而加快，但只有在接近100 ℃时才能显著提升转变速率。胶原蛋白的分解能使肉质嫩化，需要花费大量的时间和精力。牛蹄筋、猪蹄等富含胶原蛋白的食物，利用高温高压则可使其烹饪耗时明显缩短。动物骨骼主要由骨质、骨髓和骨膜三部分构成。骨膜是被覆在骨表面的一层致密结缔组织膜，它能保持骨骼的韧性。在高温下，结缔组织的组成单位——胶原组织发生部分分解，骨膜强度下降，使炖出的骨类菜肴口感更为酥软。

豆类属于植物种子，在烹饪过程中，首先是靠吸胀吸水将水导入细胞内部，再发生蛋白质变性、淀粉糊化、脂肪溶出等一系列的反应，吸胀吸水和淀粉糊化这两个变化是豆类菜肴口感优劣的主要影响因素。压力和高温能促进水分向种子中迁移渗入，从而缩短烹饪时间。

3.1.4 合理的烹饪方法及措施

烹饪中，菜肴制作的步骤一般为：选料→原料的初步加工→原料的切配→糊浆处理→原料熟处理→加热调味→烹调成菜→出锅装盘。

食物在烹调加工的每一个过程中都会发生理化变化，致使部分营养素受损。因此，要求烹饪者在食品烹制的全过程中，既要认真选料，又要做到得当的初加工、合理的切配、正确的熟处理和科学的烹调，以使食物营养素的流失降至最低，使食物发挥最大的营养效能，从而提高菜肴质量。

1. 合理的初加工

食品原料的初加工包括挑选、清洗和去皮等，其目的是降低食品安全风险，并最大程度保留食品原始营养成分。针对不同食材，初加工的原则应有差别。水稻和小麦等主粮，其矿物元素及维生素等营养素主要集中在糊粉层，因此在加工成大米、面粉的过程中，碾磨越精细，营养素损失越多。所以在五谷杂粮的洗涤过程中，应适当减少淘洗次数，不用流水冲洗或热水淘洗，不宜用力搓洗，避免水溶性维生素和矿物元素的损失。

果蔬应遵循先洗后切的总原则，由于存在农药残留的风险，果蔬应在改刀前充分洗净，对于果皮完整的水果类食品，还能采用温水浸泡和反复揉搓的方式去除农药残留。实验表明，当水果外壳存在农药残留时，不经清洗而直接用手或工具剥去外皮，也会造成果肉的农残污染，杧果、猕猴桃、阳桃、柠檬、木瓜、苹果在剥皮时果肉农药污染尤其严重。而当果蔬已经切块，其原有细胞组织结构被破坏、汁液外溢时，清洗则会引起营养素流失。

土壤中生长的根茎类蔬菜应去皮食用，因为红薯和马铃薯这类块茎类植物能够富集土壤里的重金属离子，从而改良土壤质量。对四川绵阳的四种红薯(以及土壤样本)中铅、镉含量进行抽样检测结果显示，两种红薯镉含量超过粮食卫生标准，四种红薯的铅含量均超标。重金属随块根向植株的茎叶迁移，并在块根外皮大量富集，而在储存能量的块根芯中含量很少。即便根茎蔬菜表皮营养素密度高，也不应食用。

2. 科学的切配

食品原料应先洗涤后切配，以减少水溶性营养素的流失。需要长时间炖煮的菜肴，食材原料(特别是果蔬)切块宜大，这是因为与新鲜完整果蔬相比，鲜切果蔬由于加工过程中的切分，造成机械损伤，导致细胞破裂，引起呼吸作用和代谢反应急剧活化，生理衰老及表面发生褐变等现象，使产品色泽、质地、风味、营养价值降低。实验表明，萝卜经切割后储藏在 4℃条件下，抗坏血酸含量逐渐下降，其机理为被切萝卜的细胞膜组织结构遭到破坏后，酶和酚类物质迅速发生氧化产生醌，导致果肉组织发生褐变，其中抗坏血酸作为一种非酶类抗氧化剂与醌发生反应生成无色的物质，被输送至切面以保护组织、抑制褐变而被消耗。食材切割越细碎，则在烹制中营养素损失越严重。如小白菜，切段和切丝快炒后抗坏血酸的损失率分别为 31%和 51%。已切成片、丁、丝、条的食材不应再用水冲洗或浸泡，应现切现烹，避免切面与空气长时间接触造成维生素的氧化损失。

3. 适时地焯水

焯水可以去除蔬菜中的草酸，使蔬菜色泽鲜艳、味美脆嫩；可使肉类排出血污，除去异味；也可调整不同性质原料的加热时间，使其正式烹调时成熟时间一致。但食物原料在焯水时，一定要控制好时间和成熟度。通常采用大火沸水、原料分次下锅、沸进沸出的方法，加热时间则宜短，操作要快，这样不仅能减轻原料色泽的改变，同时可减少维生素的损失。如蔬菜中维生素 C 氧化酶，焯水可有效去除该氧化酶的影响，减少对维生素的破坏。需注意，原料焯水后切勿挤去汁水，否则会使水溶性维生素大量流失。动物性原料也需用旺火沸水焯水法，因为原料瞬间受到高温，会使蛋白质凝固，从而保护营养素不外溢。

4. 使用糊浆保护烹饪原料

上浆挂糊能让原料表面形成一层保护外壳。其作用首先是使原料中的水分和营养素不致大量溢出；其次可避免营养素更多被氧化；另外，原料受糨糊层的保护不会因直接高温而使蛋白质过度变性，也可使维生素少受高温分解而被破坏。如此烹制出来的菜肴不仅色泽好、味道鲜嫩、营养素保存得当，而且人体消化吸收率也高。

5. 烹调方法要得当

我国的烹调方法多样，为使原料中营养成分少受损失，应尽量选用较科学的方法，如蒸、煮、熘、炒、爆等。因这些烹调方法加热时间短，可使原料中营养素损失大大降低。例如猪肉切成丝，旺火急炒，其维生素 B_1 的损失率为 13%、维生素 B_2 的损失率为 21%；而切成块用文火炖，则维生素 B_1 的损失率为 65%、维生素 B_2 的损失率为 41%。叶菜类蔬菜应采用旺火急炒的方法。

6. 适当加醋，不加碱

碱可以破坏绝大部分 B 族维生素，而酸则可以起到保护维生素 C 并增加矿物质吸收的作用。在菜肴烹制过程中，适当放些醋能增加鲜味、解腻去腥，还能使维生素少受破坏，也可使食物中钙质分解，利于人体消化吸收。

7. 勾芡保护

勾芡是指菜肴接近成熟时，将调好的淀粉汁淋入锅内使卤汁稠浓，增强卤汁对原料的附着力。原料在加热时，部分营养成分流失在汤汁中，勾芡可以使这些营养物质裹在原料上被一同食用，实现充分利用营养素的目的。因此，勾芡不仅可使汤汁浓稠，还可使汤汁与菜肴融和，使菜肴味美可口的同时又保护了营养素。

任务 3.2 了解膳食结构

膳食结构

任务引入

膳食结构指一个国家、一个地区或个体日常膳食中各类食物的种类、数量及其在膳食中所占的比重。由于影响膳食结构的因素是在逐渐变化的，所以膳食结构并非一成不变，人们可以通过均衡调节各类食物所占的比重，充分利用食品中的各种营养，以达到膳食平衡，促使其向更利于健康的方向发展。一个国家或区域的膳食结构可以间接地反映当地的食物资源、饮食文化等特征。每一种膳食模式都有各自的优势或不足。可以根据各类食物所能提供的能量及各种营养素的数量和比例来衡量膳食结构的组成是否合理。

3.2.1 世界不同地区膳食结构的类型

随着时代的发展和进步，世界各国的膳食结构也相应发生了改变。依据动、植物性食物在膳食构成中的比例，现在世界上典型的膳食结构主要包括以下四种类型。

1. 东方膳食结构

该膳食结构以植物性食物为主，动物性食物为辅，属于营养缺乏型膳食。一些发展中国家的贫困人口的膳食结构属于这种类型。该膳食结构的特点是植物性食物消费量大，动物性食物消费量小，植物性食物提供的能量占总能量的近 90%，动物性蛋白质一般占蛋白质总量的 10%～20%。平均每天能量摄入 2 000～2 400 kcal，蛋白质仅 50 g 左右，脂肪为 30～40 g，膳食纤维充足，来自动物性食物的营养素如铁、钙、维生素 A 的摄入量常常不足。这种膳食容易出现蛋白质能量营养不良，以致体质较弱、健康状况不佳、劳动能力下降，但心脑血管疾病（如冠心病、脑卒中）、2 型糖尿病、肿瘤等慢性病的发病率较低。

2. 经济发达国家膳食结构

该膳食结构以动物性食物为主，是多数欧美发达国家的典型膳食结构，属于营养过剩型膳食。该膳食结构的特点是粮谷类食物消费量小，动物性食物及食糖的消费量巨大。人均每日摄入肉类 300 g 左右，食糖甚至高达 100 g，奶和奶制品 300 g，蛋类 50 g。人均日摄入能量高达 3 300～3 500 kcal，蛋白质 100 g 以上，脂肪 130～150 g，以高能量、高脂肪、高蛋白质、低膳食纤维为主要特点。这种膳食模式容易引发肥胖、高血压病、冠心病、糖尿病等营养过剩性慢性病发病率上升。

3. 日本膳食结构

该膳食结构是一种动植物食物较为平衡的膳食结构，以日本为代表。该膳食结构的特点是谷类的消费量平均每天 300～400 g，动物性食物消费量平均每天 100～150 g，其中，海产品比例达到 50%，奶类 100 g 左右，蛋类、豆类各 50 g 左右。能量和脂肪的摄入量低于欧美发达国家，平均每天能量摄入为 2 000 kcal 左右，蛋白质为 70～80 g，动物蛋白质占总蛋白的 50%左右，脂肪 50～60 g，该膳食模式既保留了东方膳食的特点，又汲取了西方膳食的长处，来自植物性食物的膳食纤维和来自动物性食物的营养素如铁、钙等都比较充足，少油、少盐、多海产品，蛋白质、脂肪和碳水化合物的供能比合适，有利于避免营养缺乏病和营养过剩性疾病（心血管疾病、糖尿病和癌症）。

4. 地中海膳食结构

该膳食结构以地中海命名是因为该膳食结构的特点为居住在地中海地区的居民所特有，意大利、希腊居民的膳食可作为该种膳食结构的代表。该膳食结构的特点是富含植物性食物，包括谷类（每天 350 g 左右）、水果、蔬菜、豆类、果仁等；每天食用适量的鱼、禽、少量蛋、奶酪和酸奶；每月食用畜肉（猪、牛和羊肉及其产品）的次数不多；主要的食用油是橄榄油；大部分成年人有饮用葡萄酒的习惯；食物加工程度低，新鲜度高；脂肪提供能量占膳食总能量的 25%～35%，其中，饱和脂肪所占比例较低，为 7%～8%。此膳食结构的突出特点是饱和脂肪摄入量低，不饱和脂肪摄入量高，膳食含大量复合碳水化合物，蔬菜、水果摄入量较高。地中海地区居民心脑血管疾病、2 型糖尿病等的发生率低。

3.2.2 我国的膳食结构

近30年来，随着中国经济的高速发展，充足的食物供应和居民生活水平的不断提高，我国各地区、各民族以及城乡居民的膳食结构都发生了显著变化，总体而言，我国居民膳食结构朝着“富裕型”膳食结构的方向转变。

1. 中国居民传统的膳食结构特点

中国居民的传统膳食以植物性食物为主，谷类、薯类和蔬菜的摄入量较高，肉类的摄入量比较低，豆制品总量不高且随地区而不同，奶类消费在大多数地区不多。此种膳食具有以下特点：

1）高碳水化合物

中国南方居民多以大米为主食，北方居民以小麦粉为主，谷类食物的供能比例占70%以上。

2）高膳食纤维

谷类食物和蔬菜中所含的膳食纤维丰富，因此，我国居民膳食纤维的摄入量也很高。这是中国传统膳食具备的优势之一。

3）低动物脂肪

中国居民传统的膳食中动物性食物的摄入量很少，动物脂肪的供能比例一般在10%以下。

2. 中国居民的膳食结构现状及变化趋势

《中国居民营养与慢性病状况报告(2020年)》指出，我国居民膳食能量和宏量营养素摄入充足，优质蛋白摄入不断增加。家庭减盐取得成效，人均每日烹调用盐9.3g，与2015年相比下降了1.2g。近年来，饮酒者中几乎每天饮酒的比例有所降低。

目前，膳食结构不合理的问题突出，膳食脂肪供能比持续上升，农村首次突破30%推荐上限，食用油、食用盐摄入量远超推荐值，而水果、豆及豆制品、奶类消费量不足。部分重点地区、重点人群，如婴幼儿、育龄妇女和高龄老年人面临的重要微量营养素摄入不足等问题仍需关注。儿童、青少年经常饮用含糖饮料问题已凸显，15岁以上人群吸烟率、成人30天内饮酒率超过四分之一。

当前中国富裕地区与落后地区的膳食构成差异较大，存在营养缺乏与过剩的双重负担。随着社会经济的发展，我国居民膳食结构在向“富裕型”转变过程中，应特别注意部分居民膳食结构出现以高热量、高脂肪、高动物蛋白为特征的“西化”趋势，避免营养过剩性疾病(如肥胖率)不断攀升、慢性病高发的状况，将合理膳食和重大慢性病防治纳入健康中国行动。

案例3-2:巴马人的饮食结构

我国广西的西北部，有一个叫巴马的小县城，被誉为“世界长寿之乡”“中国人瑞圣地”。巴马不仅是我国著名的长寿村之一，也是世界上长寿村的代表之一。根据1990年的人口普查数据，巴马每10万人中就有30.8位百岁老人，位居全球第一。巴马人长寿的秘诀除了规律的作息、宜人的生活环境和积极乐观的心态外，其中最重要的当属巴马人的饮食结构。

巴马不管男女老幼，几乎都还保持着清淡、素食为主的饮食习惯，一般只有到逢年过节的时候才会食用一些荤食。这样的饮食习惯,与医学公认的健康饮食习惯不谋而合。有调查显示,巴马几乎没有一位百岁老人是死于糖尿病、高血压、心脑血管疾病或者癌症的,大多都属于自然死亡。所以,饮食,对巴马人的健康和长寿起着很重要的作用。

(1) 主食多样化。巴马的长寿老人常年以香米、玉米、红素、豆类等粗粮为食,烹饪食物时,也只是做最为简单的加工,很少吃一些深加工的食物,这样可以最大限度地保护食物中的营养成分不受破坏,保持原汁原味。

(2) 低盐摄入。巴马人食物的另一大特点就是“淡”,只是保证了人体每天必需的盐分,因此,很多人吃当地的食物都会感觉“索然无味”。正因为如此,让巴马人很少患心血管疾病。

(3) 营养均衡。人体所需要的营养成分非常多,光吃一种或几种食物很难保证人体营养的均衡,而巴马老人从来不挑食,饭桌上的食物非常丰富,同时,巴马人还十分热衷“大杂烩”,将不同的食物一起煮着吃。

(4) 蔬菜摄入量丰富充足。巴马人最常食用的就是素食,饭桌上除了逢年过节,很少有大鱼大肉。即使吃荤菜,也只吃自己饲养的动物肉类。

(5) 长寿老人以食用植物油为主,辅以动物油。火麻油等植物油是长寿老人的主要食用油,人们称火麻油为长寿油。经测定,火麻油中含有大量利于延缓衰老的维生素E。火麻油中不饱和脂肪酸含量丰富,亚油酸及α-亚麻酸含量均较高,还有蛋白质、卵磷脂等。除了火麻油之外,巴马长寿老人还常食用山茶油。山茶油在民间也有长寿油的说法,山茶油里的油酸含量比橄榄油还要高。

任务3.3　读懂膳食指南

吃动平衡保持健康体重

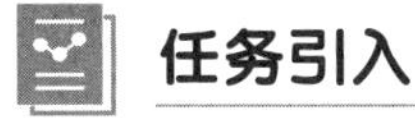

任务引入

膳食指南是根据营养科学原则和当地居民健康需求,结合当地食物生产供应情况及人群生活实践,由政府或权威机构研究并提出的食物选择和身体活动的指导意见。我国于1989年由中国营养学会发布了《中国居民膳食指南》,先后于1997年、2007年、2016年、2022年进行了四次修订并发布。中国居民膳食指南的发展历程体现了我国对居民健康饮食的关注与重视。不同时期的膳食指南都在不断完善和修订,以适应居民膳食需求的变化。通过合理安排膳食、控制总热量和营养素的摄入量,维持健康体重,预防和控制慢性疾病的发生发展。

3.3.1　一般人群膳食指南

1. 食物多样,合理搭配

随着生活水平的提升,食物的种类也日益丰富。为确保人体所需的营养素得到全面、均衡地摄入,我们需要遵循食物多样、合理搭配的原则。在日常饮食中,应尽量摄入多种类、不同颜色的食物,如蔬菜、水果、谷物、蛋白质等,以供给丰富的维生素、矿物质、膳食纤维等营养素。

同时，合理搭配食物，使食物中的营养素能够相互补充，提高整体的营养价值。

坚持谷类为主的平衡膳食模式。每天的膳食应涵盖谷薯类、蔬菜、水果、畜、禽、鱼、蛋、奶和豆类食物。平均每天摄入12种食物，每周25种以上，合理搭配。每天摄入谷类食物200～300 g，其中包含全谷物和杂豆类50～150 g；薯类50～100 g。

2. 吃动平衡，健康体重

适量运动对于保持健康体重极为重要。在日常饮食中，我们需要根据自己的身体状况和运动量来合理安排食物的摄入量，避免摄入过多热量导致体重增加。同时，通过适度的运动，如散步、游泳、跑步等，能够消耗多余的热量，帮助维持健康的体重。在饮食和运动之间建立平衡，是保持健康的关键。

坚持日常身体活动，每周至少进行5天中等强度身体活动，累计150分钟以上。主动身体活动最好每天走6000步。鼓励适当进行高强度有氧运动，加强抗阻运动，每周2～3天。减少久坐时间，每小时起来活动一下。

3. 多吃蔬果、奶类、全谷、大豆

蔬果、奶类、全谷、大豆等食品是人体所需营养的重要来源。蔬果富含维生素、矿物质和膳食纤维，有助于提高人体免疫力、促进肠道健康。奶类和大豆制品是优质蛋白质和钙的重要来源，对骨骼健康和肌肉发育意义重大。全谷类食物则富含膳食纤维和B族维生素，有助于调节血糖和血脂。因此，在日常饮食中，应适当增加这些食物的摄入量。

餐餐有蔬菜，保证每天摄入不少于300 g的新鲜蔬菜，深色蔬菜应占1/2。天天吃水果，保证每天摄入200～350 g新鲜水果，果汁不能代替鲜果。吃各种各样的奶制品，摄入量相当于每天300 mL以上的液态奶。经常吃全谷物、大豆制品，适量吃坚果。

4. 适量吃鱼、禽、蛋、瘦肉

鱼、禽、蛋、瘦肉等食品是优质蛋白质和脂肪的重要来源。然而，这些食物中的脂肪含量较高，过量摄入可能对健康产生不利影响。因此，在摄入这些食物时，应遵循适量的原则，并根据个人情况进行合理的搭配。除此之外，在选择肉类时，应优先选择低脂肪、低胆固醇的瘦肉和禽肉。

鱼、禽、蛋类和瘦肉摄入要适量，平均每天120～200 g。每周最好吃鱼2次或300～500 g，蛋类300～350 g，畜禽肉300～500 g。少吃深加工肉制品。鸡蛋营养丰富，吃鸡蛋不弃蛋黄。优先选择吃鱼肉，少吃肥肉、烟熏和腌制肉制品。

5. 少盐少油，控糖限酒

高盐、高油、高糖、高酒精的饮食习惯是导致慢性病的重要原因之一。为了保持健康，应尽量减少这些食物的摄入量。在日常饮食中，应控制盐、油、糖的摄入量，避免食用高盐、高油、高糖食品，同时限制酒精摄入量。为达成这一目标，可以采取逐渐减少摄入量的方式，逐渐养成良好的饮食习惯。

培养清淡饮食习惯，少吃高盐和油炸食品。成年人每天摄入食盐不超过5 g，烹调油25～30 g。控制添加糖的摄入量，每天不超过50 g，最好控制在25 g以下。反式脂肪酸每天摄入量不超过2 g。不喝或少喝含糖饮料。儿童、青少年、孕妇、乳母以及慢性病患者不应饮酒。成年人如饮酒，一天饮用的酒精量不超过15 g。

6. 规律进餐，足量饮水

合理安排一日三餐，定时定量，不漏餐，每天吃早餐。规律进餐、饮食适度，不暴饮暴食、不偏食挑食、不过度节食。足量饮水，少量多次。足量饮水对于人体健康至关重要。水是维持人体正常生理功能所必需的物质，有助于调节体温、运输营养物质、排出废物等。每天保持足够的水分摄入，有助于维持身体各项机能的正常运作，预防脱水，促进新陈代谢和排毒。在温和气候条件下，低身体活动水平成年男性每天喝水 1 700 mL，成年女性每天喝水 1 500 mL。推荐喝白水或茶水，少喝或不喝含糖饮料，不用饮料代替白水。

7. 会烹会选，会看标签

在生命的各个阶段都应做好健康膳食规划。认识食物，选择新鲜的、营养素密度高的食物。学会阅读食品标签，合理选择预包装食品。学习烹饪，传承传统饮食，享受食物天然美味。在外就餐，不忘适量与平衡。

首先，在食品选择方面，我们应该尽量选择新鲜的、无添加的、天然的食材。新鲜的食材通常含有更多的营养素，无添加的食品则能避免摄入过多的食品添加剂，而天然食材通常更符合人体健康需求。

其次，在烹饪技术上，我们应掌握基本的烹饪技巧，如煮、蒸、炖、炒等。不同烹饪方式对食物的营养价值有不同影响，如蒸、炖能更好地保留食物中的营养素，而炒、炸等高温烹调方式则可能使食物中的营养成分受损。

最后，食品标签的解读也是十分重要的。我们应学会查看食品的营养成分表和食品配料表，以了解食品的营养价值和食品添加剂的使用情况。在购买食品时，我们应选择添加剂少、营养价值高的产品。

8. 公筷分餐，杜绝浪费

选择新鲜卫生的食物，不食用野生动物。食物制备生熟分开，熟食二次加热要热透。讲究卫生，从分餐公筷做起。珍惜食物，按需备餐，提倡分餐不浪费。做可持续食物系统发展的践行者。

公筷分餐制度是指在用餐时，使用专用的筷子、勺子等餐具，将食物分成小份，每人一份，以避免交叉感染和疾病传播。这种制度不仅能保障个人卫生和健康，还能有效减少食物浪费和环境污染。

其次，杜绝浪费意味着我们要珍惜食物，合理安排餐食，避免因过量烹饪或过量购买而导致食物浪费。在家庭或集体用餐时，可根据人数和食量合理安排食材，适量烹饪，尽量吃完每餐的食物，不随意丢弃剩菜剩饭。

3.3.2 特定人群膳食指南

特定人群膳食指南包括孕期妇女、哺乳期妇女、婴幼儿(0～6 月龄婴儿、7～24 月龄婴幼儿)、儿童(2～5 岁学龄前儿童、6～17 岁学龄儿童少年)、老年人(65～79 岁老年人、80 岁及以上高龄老年人)及素食人群的膳食指南。除 0～24 月龄婴幼儿喂养指南外，特定人群膳食指南是根据不同年龄阶段人群的生理和行为特点，在一般人群膳食指南基础上进行的补充。

1. 孕妇、哺乳期妇女膳食指南

女性的身体健康和营养状况与成功孕育新生命、获取良好妊娠结局以及哺育下一代健康成长密切相关。育龄女性应在计划怀孕前做好身体健康状况、营养和心理准备，以成功孕育新生命。妊娠期是生命早期 1 000 天机遇窗口期的第一个阶段。孕期妇女的营养状况对母婴近期、远期健康都至关重要。孕期妇女的总体营养需求有所增加,以满足孕期母体生殖器官变化和胎儿的生长发育,并为产后泌乳储备营养。哺乳期妇女营养状况直接关系到母乳喂养的成功和婴儿生长发育状况。

1) 备孕和孕期妇女膳食指南

由于备孕期和孕期妇女在膳食、营养和身体活动方面有诸多相似之处,因此,将备孕期和孕期妇女膳食指南合并。

为保证孕育质量,夫妻双方都应做好充分的孕前准备,使健康营养状况尽可能达到最佳后再怀孕。孕前应将体重调整至正常范围,即 BMI 为 18.5～23.9 kg/m^2,并确保身体健康和营养状况良好,特别要关注叶酸、碘、铁等重要营养素的储备。备孕妇女至少应从计划怀孕前 3 个月开始每天补充叶酸 400 μg,坚持食用碘盐,每天吃鱼、禽畜瘦肉和蛋类共计 150 g,每周至少摄入 1 次动物血和肝脏。

早孕反应不明显的孕早期妇女可继续维持孕前平衡膳食,早孕反应严重影响进食者,不必强调平衡膳食和规律进餐,应保证每天摄入至少含 130 g 碳水化合物的食物。孕中期开始,应适当增加食物的摄入量,尤其是富含优质蛋白质、钙、铁、碘等营养素的食物。孕中、晚期每天饮奶量应增至 500 g;孕中期鱼、禽畜及蛋类合计摄入量增至 150～200 g,孕晚期增至 175～225 g;建议每周食用 1～2 次动物血或肝脏、2～3 次海产鱼类。

健康孕妇每天应进行不少于 30 分钟的中等强度的身体活动,保持健康生活方式,保证孕期体重适宜增长。母乳喂养对孩子和母亲都是最佳选择,夫妻双方应尽早了解母乳喂养的益处,学习正确的哺乳方法,为产后尽早开奶和成功母乳喂养做好准备。

2) 哺乳期妇女膳食指南

哺乳期妇女的营养是泌乳的基础,尤其是那些母体储备量较低、易受膳食影响的营养素。动物性食物能够提供丰富的优质蛋白质和一些重要的矿物质及维生素,建议哺乳期妇女每天摄入 200 g 鱼、禽、蛋和瘦肉(蛋类 50 g)。为满足蛋白质、能量和钙的需要,还要摄入 25 g 大豆(或相当量的大豆制品)、10 g 坚果、300 g 牛奶。为满足乳汁中碘和维生素 A 的需求,乳母应选用碘盐烹调食物,适当摄入海带、紫菜、鱼、贝类等海产品和动物肝脏、蛋黄等动物性食物。

乳母的心理及精神状态是影响乳汁分泌的重要因素,哺乳期间保持愉悦的心情可以提高母乳喂养的成功率。坚持哺乳、适量的身体活动,有利于身体复原和体重恢复正常。吸烟、饮酒会影响乳汁分泌,其含有的尼古丁和酒精也可通过乳汁进入婴儿体内,影响婴儿睡眠及精神运动发育,哺乳期间应忌烟酒。茶和咖啡中的咖啡因可导致婴儿兴奋,哺乳期妇女应限制饮用。

2. 婴幼儿喂养指南

婴幼儿喂养指南是与一般人群膳食指南并行的喂养指导。出生后至满 2 周岁这个阶段,是构成生命早期 1 000 天关键窗口期 2/3 的时长,该阶段的良好营养和科学喂养是儿童近期和远期健康最重要的保障。

1) 1～6 月龄婴儿母乳喂养指南

6 月龄内婴儿处于生命早期 1 000 天健康机遇窗口期的第二个阶段,营养作为最主要的环境因素对其生长发育和后续健康持续产生至关重要的影响。基于我国 6 月龄内婴儿的喂养需求和可能出现的问题,同时,参考世界卫生组织(WHO)、联合国儿童基金会(UNICEF)和其他国际组织的相关建议，提出6条6月龄内婴儿母乳喂养指南指导准则。

(1) 母乳是婴儿最理想的食物，坚持6月龄内纯母乳喂养。母乳是婴儿最理想的食物。在一般情况下，纯母乳喂养能满足6月龄内婴儿所需要的全部能量、营养素和水。母乳有利于肠道健康微生态环境的建立、肠道功能及免疫功能的成熟，降低感染性疾病和过敏发生的风险。母乳喂养营造母子情感交流的环境，给婴儿最大的安全感，有利于婴儿心理行为和情感发展，且母乳喂养的婴儿往往更聪明。母乳喂养经济、安全且方便，并有利于避免母亲产后体重滞留，降低母亲乳腺癌、卵巢癌和2型糖尿病的发病风险。纯母乳喂养应坚持至婴儿满6个月，母乳喂养需要全社会的努力，包括专业人员的技术指导，家庭、社区和工作单位的积极支持。同时，应充分利用政策和法律保护母乳喂养。

(2) 生后1小时内开奶，重视尽早吸吮。初乳富含营养和免疫活性物质，有助于婴儿肠道成熟和功能发展，并提供免疫保护。母亲分娩后，应即刻开始观察新生儿觅食表现并不间断地母婴肌肤接触，在生后1小时内让新生儿开始吸吮乳头和乳晕，除尽快获得初乳外，还可刺激乳头和乳晕神经感受，向垂体传递其需要母乳的信号，刺激催乳素的产生，促进乳汁分泌(下奶)，这是确保母乳喂养成功的关键。婴儿出生时具有一定的能量储备，可满足至少3天的代谢需求；在开奶过程中，不用担心新生儿饥饿，可密切关注新生儿体重，体重下降只要不超过出生体重的7%，就应坚持纯母乳喂养。精神鼓励、专业指导、温馨环境、愉悦心情等可以辅助开奶。

(3) 回应式喂养，建立良好的生活规律。随着婴儿胃肠道的成熟和生长发育，母乳喂养将从按需喂养模式向规律喂养模式递进。婴儿饥饿是按需喂养的基础，应及时识别婴儿饥饿及饱腹信号，做出喂养回应。哭闹是婴儿饥饿的最晚信号。应避免婴儿哭闹后才哺喂，以免增加哺喂的困难。按需喂奶，两侧乳房交替喂养；不要强求喂奶次数和时间，特别是3月龄内的婴儿。婴儿出生后2～4周就基本建立了自己的进食规律，家长应明确感知其进食规律的时间信息。一般2月龄后，婴儿胃容量逐渐增加，单次摄乳量也随之增加，哺喂间隔则会相应延长，特别是在夜间，喂奶次数减少，婴儿睡眠更好，逐渐建立起哺喂和睡眠的规律。如果婴儿哭闹明显不符合平日进食规律，应该首先排除非饥饿原因，如胃肠不适等。非饥饿原因哭闹时，增加哺喂次数只能缓解婴儿的焦躁心理，并不能解决根本问题，应及时就医。

(4) 适当补充维生素D，母乳喂养无须补钙。人乳中维生素D含量低，母乳喂养儿不能通过母乳获得足量的维生素D。阳光照射会促进皮肤中维生素D的合成，但鉴于养育方式的限制，阳光照射可能不是6月龄内婴儿获得维生素D的最方便途径。婴儿出生后，应每日补充维生素D 10 μg。纯母乳喂养能满足婴儿骨骼生长对钙的需求，不需额外补钙。

(5) 任何动摇母乳喂养的想法和举动，都必须咨询医生或其他专业人员，并由他们帮助做出决定。一般情况下，通过及时有效的排空乳房和专业的指导，绝大部分婴儿都可以获得成功的纯母乳喂养。在某些医学状况下，当婴儿患有某些代谢性疾病、母亲患有某些传染性疾病时，可能暂时不宜进行纯母乳喂养，此时应遵循医生的建议，选择适合的哺喂方式。

任何婴儿配方奶或代乳品都无法与母乳相比，只能作为纯母乳喂养失败后无奈的选择。当不能用纯母乳喂养婴儿时，建议首选适合6月龄内婴儿的配方奶喂养。普通液态奶、成人奶粉、蛋白粉、豆奶粉等均不宜用于喂养婴儿。任何其他食物喂养不足6月龄的婴儿可能会由于营养不完全匹配、代谢不适宜等原因对婴儿健康造成不利影响。

(6) 定期监测婴儿体格指标，保持健康生长。身长和体重是反映婴儿喂养和营养状况的直观指标。疾病或喂养不当、营养不足会使婴儿生长缓慢或停滞。6月龄内婴儿应每月测一次身长、体重、头围，病后恢复期可增加测量次数，选用国家卫生行业标准《5岁以下儿童生长状况判定》(WS/T 423—2022)判断婴儿是否得到正确、合理喂养。婴儿生长具有自身规律，过快、过慢生长都不利于儿童远期健康。婴儿生长存在个体差异，且有阶段性波动，不必相互攀比生长指标。母乳喂养儿体重增长可能低于配方奶喂养儿，这是完全正常的。只要处于正常的生长曲线轨迹，便是健康的生长状态。

2) 7～24月龄婴幼儿喂养指南

7～24月龄婴幼儿处于生命早期1 000天健康机遇窗口期的第三阶段，适宜的营养和喂养不仅关系到婴幼儿近期的生长发育，还关系到长期的健康。基于我国7～24月龄婴幼儿营养和喂养的需求以及现有的主要营养问题，同时参考WHO、UNICEF和其他国际组织的相关建议，提出6条7～24月龄婴幼儿的喂养指南指导准则。

(1) 继续母乳喂养，满6月龄起必须添加辅食，从富含铁的泥糊状食物开始。7～24月龄婴幼儿应进行接续性母乳喂养。母乳仍然是6月龄后婴幼儿能量的重要来源。母乳可为7～12月龄婴儿提供总能量的1/2～2/3，为13～24月龄幼儿提供总能量的1/3。母乳也为婴幼儿提供优质蛋白质、钙等重要营养素，以及各种免疫保护因子等。继续母乳喂养可减少感染性疾病的发生，持续增进母子间的亲密接触，促进婴幼儿认知发育。

必须在继续母乳喂养的基础上添加辅食。纯母乳喂养无法为满6月龄后婴儿提供足够的能量和营养素；且经过最初半岁的生长发育，婴儿胃肠道及消化器官、消化酶发育已相对成熟；婴儿的口腔运动功能，味觉、嗅觉、触觉等感知觉，以及心理、认知和行为能力也已准备好接受新的食物。满6月龄时开始添加辅食，不仅能满足婴儿的营养需求，也能满足其心理需求，并促进其感知觉、心理及认知和行为能力的发展。

我国7～12月龄婴儿铁的推荐摄入量为10 mg/天，其中97%的铁需要来自辅食。同时，我国7～24月龄婴幼儿贫血高发，铁缺乏和缺铁性贫血可损害婴幼儿认知发育和免疫功能。添加富含铁的辅食是保证婴幼儿铁需要的主要措施。

(2) 及时引入多样化食物，重视动物性食物的添加。辅食添加遵循原则：每次只添加一种新的食物，由少到多、由稀到稠、由细到粗，循序渐进。从一种富铁泥糊状食物开始，如强化铁的婴儿米粉、肉泥等，逐渐增加食物种类，过渡到半固体或固体食物，如烂面、肉末、碎菜、水果粒等。每引入一种新的食物应适应2～3天，密切观察是否出现呕吐、腹泻、皮疹等不良反应，适应一种食物后，再添加其他新的食物。

畜禽肉、蛋、鱼虾、肝脏等动物性食物富含优质蛋白质、脂类、B族维生素和矿物质。蛋黄中含有丰富的磷脂和活性维生素A。鱼类还富含ω-3多不饱和脂肪酸。畜肉和肝脏中的铁主要是易于人体消化吸收的血红素铁，肝脏还富含活性维生素A。

婴儿开始添加辅食后适时引入花生、鸡蛋、鱼肉等易过敏食物，可以降低婴儿对这些食物过敏或特应性皮炎的风险；1岁内婴儿避免食用这些食物对防止食物过敏未见明显益处。

(3) 尽量少加糖盐，油脂适当，保持食物原味。家庭食物的质地多不适合婴幼儿食用，添加盐、糖等调味品常超过婴幼儿需要量，因此，婴幼儿辅食需要单独制作，尽量不加盐、糖及各种调味品，保持食物的天然味道。淡口味食物有利于提高婴幼儿对不同天然食物口味的接受度，培养健康饮食习惯，减少偏食挑食的风险。淡口味食物也可减少婴幼儿盐、糖的摄入量，降低儿童期及成人期肥胖、糖尿病、高血压、心血管疾病的发生风险。吃糖还会增加儿童患龋齿的风险。辅食添加适量和适宜的油脂，有助于婴幼儿获得必需的脂肪酸。

(4) 提倡回应式喂养，鼓励但不强迫进食。在喂养过程中，父母或喂养者应及时感知婴幼儿发出的饥饿或饱足信号，并做出恰当的喂养回应，决定开始或停止喂养。尊重婴幼儿对食物的选择，耐心鼓励和协助婴幼儿进食，但绝不强迫。

随着月龄增加，父母或喂养者应根据婴幼儿营养需求的变化，以及婴幼儿感知觉、认知、行为和运动能力的发展，给予相适应的喂养，帮助婴幼儿逐步达到与家人一致的规律进餐模式，并学会自主进食，遵守必要的进餐礼仪。

父母或喂养者还有责任为婴幼儿营造良好的进餐环境，保持进餐环境安静、愉悦，避免电视、玩具等对婴幼儿注意力的干扰。控制每次进餐时间不超过 20 分钟。父母或喂养者应成为婴幼儿进食的好榜样。

(5) 注重饮食卫生和进食安全。选择新鲜、优质、无污染的食物和清洁的水来制作辅食。制作辅食前，须先洗手。制作辅食的餐具、场所应保持清洁。婴幼儿辅食应煮熟、煮透。制作的辅食应及时食用或妥善保存。进餐前洗手，保持餐具和进餐环境清洁、安全。

婴幼儿进食时一定要有成人看护，以防进食意外。整粒花生、坚果、果冻等食物不适合婴幼儿食用。

(6) 定期监测体格指标，追求健康生长。适度、平稳生长是婴幼儿最佳的生长模式。每 3 个月一次监测并评估 7～24 月龄婴幼儿的体格生长指标有助于判断其营养状况，并可根据体格生长指标的变化，及时调整营养和喂养。对于营养不足、超重肥胖以及处于急慢性疾病期间的婴幼儿应增加监测次数。

3. 儿童膳食指南

儿童膳食指南适用于满 2 周岁至不满 18 周岁的未成年人，分为 2～5 周岁学龄前儿童和 6～17 周岁学龄儿童少年两个阶段。该指南是在一般人群指南基础上的补充说明和指导。

1) 学龄前儿童膳食指南

家庭和托幼机构应遵循食物丰富、规律就餐原则安排学龄前儿童的膳食和餐次，注重合理烹调，控制高盐、高脂、高糖食品及含糖饮料摄入。有意识地培养儿童使用餐具、自主进食，养成每天饮奶、足量饮水、正确选择零食和不挑食不偏食的良好饮食习惯。引导儿童参与食物选择和制作，增进对食物的认知和喜爱。积极鼓励儿童进行身体活动，尤其是户外活动，限制久坐和视屏时间，保证充足睡眠，定期体格测量，保障儿童健康成长。

2) 学龄儿童少年膳食指南

学龄儿童少年处于生长发育阶段，其对能量和营养素的需求相对高于成年人。全面、充足的营养是其正常生长发育，乃至一生健康的物质保障，因此，更需强调合理膳食。

学龄期是建立健康信念和形成健康饮食行为的关键时期。学龄儿童少年应积极学习营养健康知识，主动参与食物选择和制作，提高营养健康素养。在一般人群膳食指南的基础上，要吃好早餐，合理选择零食，不喝含糖饮料，积极进行身体活动，保持体重适宜增长。家长应学习并将营养健康知识应用到日常生活中，发挥言传身教的作用；学校应制定和实施营养健康相关政策，开设营养健康教育相关课程，配置相关设施与设备，营造校园营养健康支持环境。家庭、学校和社会要共同努力，助力学龄儿童少年养成健康的饮食行为和生活方式。

4. 老年人膳食指南

老年人的期望寿命延长，老年人群特别是80岁及以上老年人的数量的增加，其系统功能衰退更显著，且常患多种慢性病，需要更专业、精细、个体化的指导。因此，老年人在膳食及运动方面更需要特别关注，将老年人膳食指南细分为一般老年人(65～79周岁)和高龄老年人(80周岁及以上)两个部分。

1) 一般老年人膳食指南

在一般成年人平衡膳食的基础上，应为老年人提供更为丰富多样且易于消化吸收的食物，特别是富含优质蛋白质的动物性食物和大豆类制品。老年人应积极主动参与家庭和社会活动，与人保持交流；尽可能多地与家人或朋友一起进餐，享受食物美味，体验快乐生活。

老年人应积极进行身体活动，特别是户外活动，更多地呼吸新鲜空气、接受阳光，促进体内维生素D的合成，延缓骨质疏松和肌肉衰减的进程。

需要关注老年人的体重变化，定期测量；用体质指数(BMI)评判，适宜范围为20.0～26.9 kg/m^2。不要求偏胖的老年人快速降低体重，而是将体重维持在一个比较稳定的范围内。在没有主动采取措施减重的情况下出现体重明显下降时，要主动去做营养和医学咨询。

老年人应定期到正规的医疗机构进行体检，做营养状况测评，并以此为依据，合理选择食物，预防营养缺乏，积极健康，快乐生活。

2) 高龄老年人膳食指南

高龄、衰弱的老年人往往存在进食受限，其味觉、嗅觉、消化吸收能力下降，营养摄入不足，因此，需要能量和营养密度高、品种多样的食物，多吃鱼、畜禽肉、蛋类、奶制品及大豆类等营养价值和生物利用率高的食物，同时配以适量的蔬菜和水果。精细烹制，口感丰富美味，食物质地细软，适合老年人的咀嚼、吞咽能力。

体重丢失是营养不良和老年人健康状况恶化的征兆信号，增加患病、衰弱和失能的风险。老年人要经常监测体重，对于体重过轻(BMI<20 kg/m^2)或近期体重明显下降的老年人，应进行医学营养评估，及早查明原因，并从膳食方面采取措施进行干预。如膳食摄入不足目标量的80%，应在医生和临床营养师指导下，适时合理补充营养，如特医食品、强化食品和营养素补充剂，以改善营养状况，提升生活质量。高龄、衰弱老年人需要坚持身体和益智活动，动辄有益，维护身心健康，延缓身体功能的衰退。

5. 素食人群膳食指南

素食人群是指以不食畜禽肉、水产品等动物性食物为饮食方式的人群。完全不食用动物性食物及其产品的为全素人群；不戒食蛋奶类及其相关产品的为蛋奶素人群。素食是一种饮食习惯或饮食文化，实践这种饮食文化的人称为素食主义者。

素食人群应精心设计自身膳食，合理利用食物，搭配恰当，以确保满足营养需要和促进健康。建议素食人群尽量选择蛋奶素。所有素食者都应做到食物多样化，保证每周25种以上食物；谷类是素食者膳食能量的主要来源，全谷物、薯类和杂豆能提供更多的蛋白质、维生素、矿物质、膳食纤维和其他膳食成分，应每天食用；大豆及其制品是素食者的重要食物，含有丰富的蛋白质、不饱和脂肪酸和钙；发酵豆制品中还含有维生素B_{12}，建议素食者应比一般人摄入更多的大豆及其制品，特别是发酵豆制品；蔬菜水果含有丰富的维生素C、β-胡萝卜素、膳食纤维、矿物质及植物化学物，应足量摄入；藻类(特别是微藻)含有ω-3多不饱和脂肪酸及多种矿物质，菌菇、坚果也应当适量食用；选择多种植物油，特别是亚麻籽油、紫苏油、核桃油，以满足素

食者 ω-3 多不饱和脂肪酸的需要。定期监测营养状况，及时发现和预防营养缺乏。

中国居民膳食宝塔

任务 3.4　看懂膳食宝塔

任务引入

中国居民平衡膳食宝塔(Chinese balanced dietary pagoda，以下简称“宝塔”)是我国营养学领域的关键指导工具，用来指导居民合理搭配饮食，促进健康。经过多年的发展，我国膳食宝塔经历了多次修订，以契合不同时期居民的膳食需求。2022 年，中国营养学会推出了《中国居民平衡膳食宝塔(2022)》和《中国居民平衡膳食餐盘(2022)》。这一版本的膳食宝塔尤为关注民众的营养健康需求，强调食物的卫生、安全和均衡性，以助力人们在特殊时期保持身体健康，如图 3-3 所示。

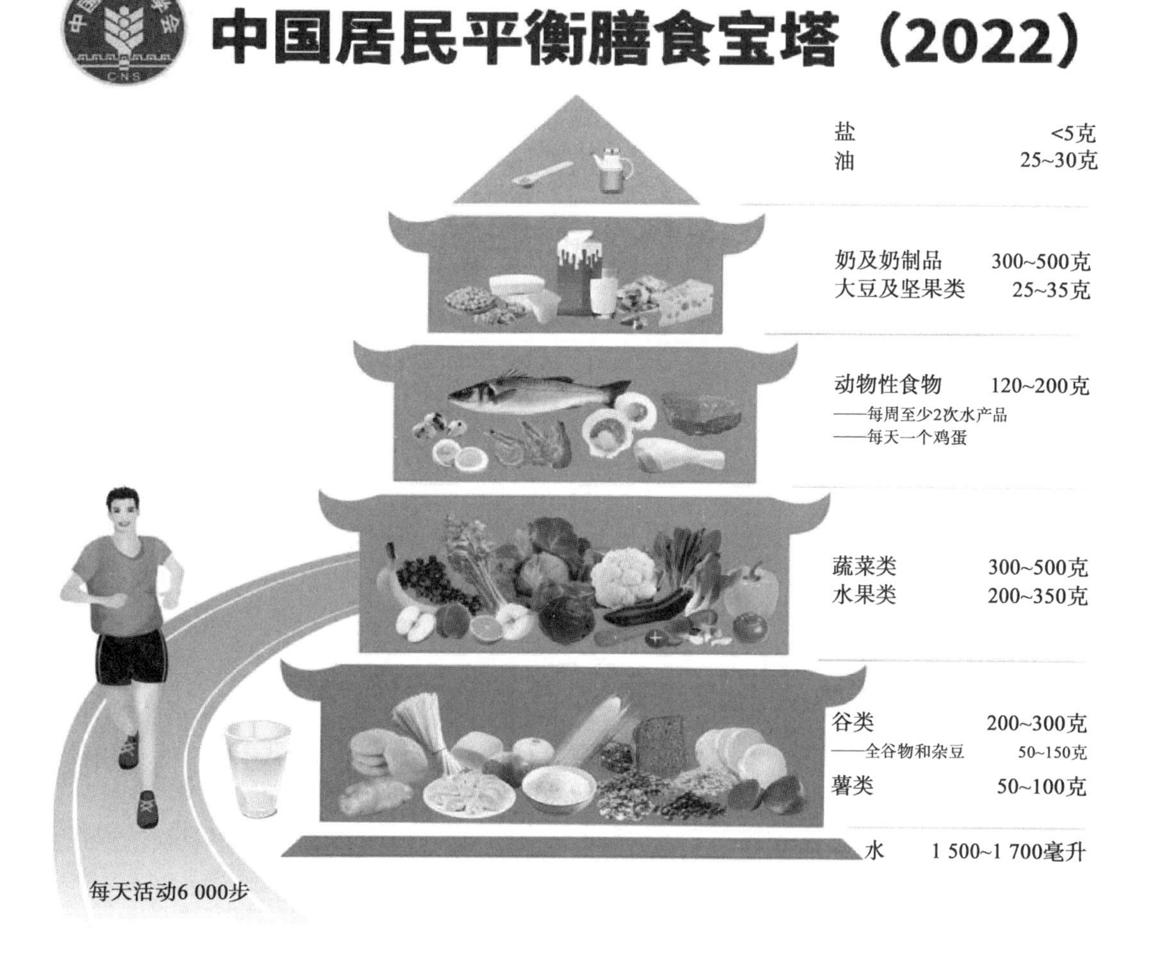

图 3-3　中国居民平衡膳食宝塔(2022)

宝塔共分5层，各层面积大小各异，体现了5大类食物和食物量的多少。5大类食物涵盖谷薯类、蔬菜水果、鱼禽肉蛋类、奶豆坚果类及烹调用油盐。食物量依据不同能量需要量水平设定，宝塔旁边的文字注释，标明了在1600～2400 kcal能量需要量水平时，一段时间内成年人每人每天各类食物摄入量的建议值范围。

3.4.1 第一层:谷薯类食物

谷薯类食物处于膳食宝塔的最底层，是人们每天需要摄入的最基本的食物。谷薯类食物富含碳水化合物、膳食纤维和B族维生素等营养素，是人体能量的主要来源之一。建议成年人每天摄入谷薯类食物的量为250～400 g，其中，全谷物和杂豆类50～150 g，薯类50～100 g。

3.4.2 第二层:蔬菜水果类食物

蔬菜水果类食物位于膳食宝塔的第二层，也是维生素、矿物质和膳食纤维的重要来源。建议成年人每天摄入蔬菜300～500 g，其中深色蔬菜占一半；水果200～350 g，需注意果汁不能代替鲜果。蔬菜和水果各有营养特点，不可相互替代。

3.4.3 第三层:鱼禽肉蛋类食物

鱼禽肉蛋类食物是膳食宝塔的第三层，也是优质蛋白质、脂肪和维生素等营养素的来源。建议成年人每天摄入鱼禽肉蛋类食物120～200 g，其中，畜禽肉类50～75 g，水产品50～75 g，蛋类25～50 g。在选择肉类时，应优先选取瘦肉，避免食用过多脂肪和胆固醇含量较高的食物。

3.4.4 第四层:奶豆坚果类食物

奶豆坚果类食物是膳食宝塔的第四层，也是钙、磷、铁等矿物质和维生素的重要来源。建议成年人每天摄入奶制品300～500 g，优先选择低脂奶制品；豆制品每天摄入量相当于黄豆25～35 g，坚果10～25 g。同时，应限制盐和糖的摄入量，避免食用高热量、高脂肪和高糖分的食物。

3.4.5 第五层:油盐类食物

油盐类食物是膳食宝塔的最顶层，也是健康饮食中需要特别关注的部分。油和盐是日常饮食中主要的脂肪和钠来源，建议成年人每天食用油不超过30 g，盐不超过5 g。在烹饪过程中，应控制用油量，避免过多使用煎、炸等烹饪方式；在选择食品时，应避免高盐食品，如腌制食品、咸鱼等。同时，应注意饮食卫生，避免食用过期或不干净的食品。

另外需特别注意的是，膳食宝塔所给出的食物重量是生重，而不是烹饪煮熟后的重量。而除了各类食物的种类和分量，每日足量饮水也必不可少，低身体活动水平的成年人每天至少饮水1500～1700 mL(7～8杯)。在高温或高身体活动水平的条件下,应适当增加饮水量。

推荐成年人每天进行至少相当于快步走6000步以上的身体活动,每周最好进行150分钟中等强度的运动,如骑车、跑步、庭院或农田的劳动等。身体运动或活动能有效地消耗能量和保持身体健康,促进精神和机体代谢的活跃性。一般来说,低身体活动水平的能量消耗通常占总能量消耗的1/3左右,而高身体活动水平者可高达1/2。

任务3.5 做好膳食调查

任务引入

膳食调查的目的是了解不同地区、不同生活条件下某人群或某个人的饮食习惯以及膳食存在的主要问题。在一定时间内,调查群体或个体通过膳食所摄取的能量和营养素的数量及质量,根据食物成分表计算出每人每日各种营养素的平均摄入量,可以评定正常营养需要得到满足的程度。

膳食调查的常用方法包括称重法、24 h回顾法和记账法等。在进行膳食调查时,应注意结合实际情况,选择合适的方法,以获取准确的调查结果。

膳食调查的目的不仅仅是为了了解个人的饮食习惯,还可以作为营养调查与评价的一部分,与其他健康调查相配合,评估个体的营养状况,发现并明确存在的营养问题。除此之外,膳食调查可单独开展,用于了解食品消费情况。

3.5.1 称重法

称重法是通过日常的各类测量工具对食物进行称重或测定体积,以掌握被调查对象食物消耗的情况,进而应用食物成分表计算出所含有的营养素。

1. 工作程序

(1) 入户。携带食物称量器具、记录表、笔等前往调查单位,说明目的和意义,并征得相关负责人的同意与协作。

(2) 记录各种食物的重量。按照早餐、中餐和晚餐的时间顺序,准确称取调查单位每餐各种食物的烹调前毛重和废弃部分的重量,并做好记录。

(3) 记录调味品的名称。记录每餐各种食物的烹调方式、所用调味品的名称和使用量。

(4) 称取摄入食品的重量。准确称取烹调后的每份食品熟重,待调查单位进餐人员用餐完毕后,及时称取吃剩饭菜的重量。

(5) 核对各种数据。与调查单位核对每餐吃饭人数、食品名称和种类,以及各种食品量,然后请调查单位相关负责人签名。

(6) 计算生熟重量比值和每日实际消耗食物量。依据烹调前、后食物的重量计算生熟折合率(生熟重量比值):

生熟重量比值＝生食物重量/熟食物重量

实际消耗食物生重＝实际消耗熟食物重量×生熟重量比值

＝(熟食物重量－熟食剩余量)×生熟重量比值

(7) 统计每餐就餐人数。统计每餐就餐人数，若调查单位进餐人员的组成在年龄、性别、劳动强度上差别不大时，如部队战士、幼托单位食堂，也可不作个人进餐记录，只准确记录进餐人数，由食品总消耗量得出相当于每人每日各种食品的平均摄取量。如果年龄、劳动强度相差很大，则将各类别的总人数进行分别登记，不能以人数的平均值作为每人每日营养素摄入水平，必须用混合系数(又称折合系数)的折算方法算出相应“标准人”的每人每日营养素摄取量。

调查结果记录在食物摄入量记录表内，见表3-9。

表3-9 称重法食物摄入量记录表

单位： 日期：

餐别	食物名称	生重/g	熟重/g	生熟比	熟食剩余量/g	实际摄入量		就餐人数
						熟重/g	生重/g	
早餐	米饭	粳米 114.0	米饭 309.0	0.37	米饭 57.0	米饭 252.0	粳米 93.2	1人
	辣椒炒肉	辣椒 170.0	185.0	0.92	20.0	165.0	辣椒 151.8	
		猪肉 40.0		0.22			猪肉 36.3	
午餐								
晚餐								

(8) 计算每人每日平均摄入的生食物重量。将调查期间所消耗的食物按品种分类，得出每人每日的各类食物平均摄入量：

平均摄入量＝各种食物实际消耗量(生重)/总就餐人数

2. 注意事项

(1) 调查期间所有主副食(包括零食)的名称、数量都要详细记录。如需写出具体的食物品牌(如米、面)，必须注明等级，最好注明产地。

(2) 在称重法中，剩余量应包括厨房里剩余的食物及所有用膳者进食后所剩余的食物。

(3) 调味品及食用油不必每餐前后都称量，只要早餐前称一次，晚餐结束后再称一次即可，二者之差为全日食用量。

(4) 实际调查时，还要注意三餐之外所摄入的水果、点心等零食的称重记录。

(5) 因为食物成分表中给出的数据是每100 g未经烹调的(生的)食物可食用部分中的营养素含量，所以应先计算出每个人食用的各种食物配料的生重，再依据食物成分表计算各种营养素的摄入量。

(6) 如果条件不允许，只能获得食物最初的熟重，可以减去就餐后熟食的剩余量，得到实际消耗的熟重；然后通过查询食物成分表中该食物的生熟重量比值，计算出实际生重，从而得出营养素大概的摄入量。

(7) 个别调查对象会因调查活动干扰了其日常的膳食习惯而不能反映其真实情况。所以，在数据记录和膳食评价时也应考虑到这些因素。

3.5.2 24 h回顾法

24 h回顾法又称膳食询问法，通过问答的方式，回顾性了解被调查对象的膳食情况，询问调查前一天的食物消耗情况。成人对24 h内的食物有较好的记忆，一般认为24 h膳食回顾调查能够取得可靠资料。其特点是不够准确，常在无法用称重法、记账法时应用。在实际工作中，常用3天连续调查方法(每天入户回顾24 h进餐情况，连续进行3天)。通过调查员询问调查24 h摄入食物的种类和数量可用来估算个体的一天食物摄入量。调查员提出一些启发性问题，帮助被调查者对食物的类型(如是否为脱脂奶)、烹调方法(油炸或清蒸)、食物数量(大碗或小碗)等进行全面回顾。

1. 24 h回顾法技术要点

调查员需认真培训，通过正确引导性的提问获得真实、可靠的资料，避免一些食物被遗忘。此法对调查员的要求较高，需要掌握一定的调查技巧；要了解市场上主副食供应的品种、食物生熟比值和体积之间的关系，即依据食物的体积能准确估计其生重值；耐心询问每人摄入的比例，在掌握每盘菜所用原料的基础上，算出每人的实际摄入量。24 h膳食回顾法不适合于年龄＜7岁的儿童与年龄≥75岁的老人，可用于家庭中个体的食物消耗状况调查。

连续3个24 h回顾所得结果与全家食物称重记录法相比较，差别不显著。此法一般需要15～40分钟即可完成。可以面对面进行调查，应答率较高，并且对于所摄入的食物能够进行量化估计。

2. 24 h膳食回顾调查表设计

表3-10 沈阳市××街道居民24 h膳食回顾调查表

个体编码： 调查日期： 生理状况： 劳动强度：

姓名：		性别：		住址：	电话：	
餐次	食物名称	原料名称	原料编码	原料重量/g	进餐时间	进餐地点
早						

(续表)

姓名：		性别：		住址：	电话：	
餐次	食物名称	原料名称	原料编码	原料重量/g	进餐时间	进餐地点
中						
晚						

(1) 食物名称是指调查对象在过去的 24 h 内进食的所有食物名称，可为主食，如米饭、馒头、面条、小米、玉米粥等；可为菜名，如清蒸鳜鱼、香菇青菜等；也可为水果、小吃等名称。

(2) 原料名称是指前述食物名称中所列食物的各种原料名称。例如，馒头的原料是面粉，香菇青菜的原料是香菇和青菜。应当注意，原料名称是计算各种营养素摄入量的依据，各种食物中所含的营养素可以通过查食物成分表获得。

(3) 原料编码是指食品成分表中各种原料的编码。每种食物原料应与唯一的编码一一对应。

(4) 原料质量指各种原料的实际摄入量(克)。由被调查对象回忆过去 24 h 内进食各种食物的原料质量。

(5) 进餐时间通常分为早、中、晚餐以及上午小吃、下午小吃和晚上小吃。

(6) 进餐地点指进食每餐以及各种小吃的地点。如在家、单位/学校、饭馆/摊点等。

3. 24 h 回顾法工作程序

调查表设计完成后，应在调查前做好以下准备工作：

(1) 准备食物模型、图谱、各种标准容器(如标准的碗、盘、杯子、瓶子)等，以掌握各种食物不同大小的参考量，从而可对摄入食物进行数量估计。

(2) 熟悉当地调查户中常用的容器和食物分量，熟悉其容器或分量大小。

(3) 熟悉食物成分表或营养计算软件。

(4) 调查者要掌握一定的调查技巧，如要了解市场上主副食供应的品种和价格，了解食物生熟比值和体积之间的关系，在家庭就餐时，一般是一家人共用几盘菜肴，在调查时就要注意耐心询问每人就餐时的比例，这样在掌握每道菜所用原料的基础上，即可计算出每人的实际摄入量。

上述准备工作完成后，入户调查程序如下：

(1) 入户说明来意与调查内容。调查者调查时，应先自我介绍说明来意，使被调查者了解调查的目的和意义，以便积极配合。让被调查者回顾前一天所从事的活动，这将有助于调查对象对膳食的回忆。主要包括介绍调查内容，明确告诉被调查者回顾调查的时间周期等。

(2) 调查和记录。其方法是按照 24 h 内进餐顺序分别询问食用的食物和数量，摄入的所有食物(包括饮料但不包括调味品)的种类和数量，在外(餐馆、单位或学校食堂等)用餐的种类和数量以及零食，将结果登记在表中。对于每一餐次，调查者也可按照食物的几大类如谷物、蔬菜、肉、蛋、奶、豆类、水果、糖、油脂、纯热量食品等帮助每个家庭成员完善回忆内容，避免遗漏。

（3）引导回顾记录要点。如调查对象回忆不清，调查者应设法利用食物图谱或常用容器等帮助其回忆。应特别注意三餐以外的水果和零食。

（4）弥补调查不足。在调查结束时，再称各种调味品的消费量，以求核实。如果同时进行称重法调查，此步骤可省略。至此调查工作结束。

（5）核查资料。调查完成后要及时对内容进行核查与复核。调查资料可用 Excel 或营养计算软件统一录入，每份数据录入 2 次，对建立的数据库要进行核实、查错及清理。

（6）计算个人人日数。下面以李雷一家为例，调查计算个人人日数与总人日数，见表 3-11。应注意的是，无论是在家还是在外就餐，只要是用了餐，就要计算在内。

表 3-11 个人人日数计算

姓名	李雷			韩梅梅			李明		
性别	男			女			男		
年龄	39 岁			38 岁			10 岁		
职业	工人			教师			学生		
劳动强度	中体力活动			轻体力活动			中体力活动		
生理状况	良好			良好			良好		
时间	早	中	晚	早	中	晚	早	中	晚
17 日	1	1	1	0	1	1	1	0	1
18 日	0	1	1	1	1	1	1	0	1
19 日	1	1	1	1	1	1	1	0	1
用餐人次总数	2	3	3	2	3	3	3	0	3
餐次比	0.2	0.4	0.4	0.2	0.4	0.4	1/3	1/3	1/3
折合人日数	2×0.2+3×0.4+3×0.4=2.8			2×0.2+3×0.4+3×0.4=2.8			3×1/3+0×1/3+3×1/3=2.0		
总人日数	2.8+2.8+2.0=7.6								

3.5.3 记账法

适合有详细账目的集体单位进行膳食调查。通过查账或记录一段时间内的各种食物消耗总量和该时间段的用餐人日数，即可计算出人均每日消耗食物量。

1. **记账法技术要点**

食物消耗量的记录，在开始调查前称量家庭积存或集体食堂库存的所有食物，随后详细记录每日购入的各种食物，在调查周期结束后，称量剩余的食物（包括库存、厨房及冰箱内食物）。以每种食物的最初积存或库存量，加上每月购入量，减去每种食物的废弃量和最后剩余量，即为调查阶段该种食物的摄入量。

记账法的缺点是难以分析个体膳食摄入状况，不够精确。

2. **记账法的调查工作程序**

准备工作包括：食物成分表、计算器或计算软件和相关的数据调查、计算表格；对从事调查的人员进行统一培训，使其掌握调查的程序、方法和各种数据的计算程序，明确营养评价的指标和标准；确定调查单位和时间，与被调查单位相关负责人取得联系，约定调查日期和接待人员，阐明调查的目的和意义，以取得积极配合。

（1）与膳食管理人员见面。若调查现在到将来一段时间的膳食情况，可先向相关工作人员介绍调查的过程和膳食账目与进餐人员记录的要求，使其能够按照要求详细记录每日购入的食物种类、数量和进餐人数，同时也要登记调查开始时存余食物和调查结束时的剩余食物总量。

（2）了解食物结存。了解食物的结存情况，分类别称重或询问估计所有剩余的食物总量。

（3）了解进餐人数。对进餐人数应统计准确，并要求按年龄、性别和工种、生理状态等分别登记。如果被调查对象个体之间差异不大（如学生膳食调查，因食物供给量不分性别、劳动强度），进餐人数登记表设计时可以简化。

（4）了解食物购进数量。

（5）食物消耗量情况的计算和记录。食物的消耗量统计需逐日分类准确记录，具体写出食物名称，见表 3－12。

表 3－12　食物消耗量记录表

单位：g

食物名称		大米	玉米	猪肉	虾	鱼类	白菜	萝卜	……
结存数量									
购入食物量	××月 ××日								
	……								
	××月 ××日								
剩余数量									
废弃数量									
实际总消耗量									
备注									

(6) 计算总人日数,见表 3-13。

表 3-13 调查期间总人日数登记表

年龄	体力活动水平	男			女			平均每日总人日数
		早	中	晚	早	中	晚	
成人	轻							
	中							
	重							
60 岁以上	轻							
	中							
	重							

(7) 核对记录结果。

(8) 编号与归档。

3. 注意事项

(1) 若食物消耗量随季节变化显著,宜在不同季节开展多次短期调查,这样得出的结果比较可靠。

(2) 如果被调查单位人员的劳动强度、性别、年龄等组成各异,不能以人数的平均值作为每人每日营养素摄入水平,必须运用混合系数的折算方法算出相应"标准人"的每人每日营养素摄入量,再做比较与评价。

(3) 在调查过程中,要注意自制的食品也要分别登记原料、产品及其食用数量。记账法中要注意称量各种食物的可食部。

(4) 在调查期间,切勿疏忽各种小杂粮和零食的登记,如绿豆、蛋类、糖果等。

(5) 记账法一般不能调查调味品,包括油、盐、味精等的摄入量,通常可结合食物频率法来调查这些调味品的消费种类和数量。

任务 3.6 完成膳食评价

任务引入

膳食评价是指通过对个人或群体的膳食情况进行科学分析和评价,从而了解其营养状况和膳食习惯,以制定膳食改进方案或干预措施的依据和参考。膳食调查是进行膳食评价的一种方法,通过评估膳食摄入量来知悉个体或群体的膳食情况。膳食评价一般包括膳食结构分析、营养摄入量分析、能量和营养素来源分析等。膳食结构的评价依据中国营养学会最新制定的《中国居民膳食指南》和《中国居民平衡膳食宝塔(2022)》;营养素摄入量的评价依据是中国营养学会推荐的《中国居民膳食营养素参考摄入量(2023 版)》。

3.6.1 膳食结构分析与评价

1. 膳食结构分析依据

其主要内容是根据调查对象 24 h 膳食调查结果计算五类食物，即谷类，蔬菜和水果类，鱼、禽、肉、蛋类，奶类和豆类，以及油脂类食物的摄入量。将调查对象的劳动强度按低、中、高的不同水平与平衡膳食宝塔建议的不同能量膳食的各类食物参考摄入量进行对比，分析判断各类食物摄入量是否满足人体需求。

2. 膳食结构评价

下面以代女士在 8 月 27 日上午到 28 日上午的 24 h 回顾调查情况为例进行膳食评价，见表 3-14。

表 3-14　代女士 8 月 27 日上午到 28 日上午进餐情况

姓名：代女士　性别：女　年龄：38 岁　身高：163 cm　体重：57 kg　BMI：23　劳动强度：轻体力劳动

饮食时间	食物名称	原料名称	原料重量
早餐（27 日）	饼 1 个 鸡蛋 1 个 牛奶 1 袋 苹果 1 个	小麦粉	75 g
		鸡蛋	60 g
		牛奶	250 g
		苹果	175 g
		豆油	5 g
中餐（27 日）	米饭 1 碗 辣椒炒瘦肉 1 份 栗子 10 颗 西瓜 2 大片	稻米	100 g
		辣椒	100 g
		猪瘦肉	15 g
		栗子	70 g
		豆油	15 g
		西瓜	625 g
晚餐（27 日）	米饭 1 碗 辣椒炒瘦肉 1 份 豆芽炒瘦肉 1 份 哈密瓜 2 片	稻米	100 g
		辣椒	200 g
		猪瘦肉	90 g
		豆芽	160 g
		哈密瓜	250 g
		豆油	20 g

1）食物归类

把表 3-14 中的食物按平衡膳食宝塔归类，见表 3-15。

表 3-15 24 h 各类食物的摄入量

食物类别	谷类	蔬菜	水果	肉＋禽	蛋类	鱼虾	豆类及其制品	奶类及其制品	油脂
摄入量/g	275	460	1 120	105＋0	60	0	0	250	40
平衡膳食宝塔推荐量（按女性轻体力劳动水平）/(g/d)	225	400	200	50	40	50	15	300	25

在进行食物归类时应注意，有些食物要进行折算才能相加。例如，计算乳类摄入量时，不能将鲜奶与奶粉的消费量直接相加，应按蛋白质含量将奶粉量折算成鲜奶量再相加；各种豆制品也同样需要折算成大豆的量，然后才能相加。

(1) 豆类及其制品以每百克各种豆类及其制品中蛋白质的含量与每百克大豆中蛋白质的含量(35.1 g)的比作为系数，折算成大豆的量。

相当于大豆的量＝摄入量×蛋白质含量/35.1

(2) 奶类及其制品以每百克各种奶类及其制品中蛋白质的含量与每百克鲜奶中蛋白质的含量(3 g)的比作为系数，折算成鲜奶的量。

相当于鲜奶的量＝摄入量×蛋白质含量/3

2) 食物摄入量计算

把食物调查表中的摄入量归类计算，把平衡膳食宝塔推荐量填入最后一行。

3) 分析与评价

将调查对象 24 h 各类食物的消费量和相应的平衡膳食宝塔建议的量进行对比，一方面评价食物的种类是否齐全，是否做到了食物种类多样化；另一方面需要评价各类食物的消费量是否充足。在表 3-15 中，与平衡膳食宝塔中的数据比较，代女士 24 h 内进餐的食物中，蔬菜摄入充足，奶类及其制品与推荐量接近，谷类、畜肉摄入量偏多，豆类和薯类食物缺乏，禽肉、鱼虾、豆类食物短缺，蛋类适中，油脂、水果摄入量过多。总体看来，没有达到平衡膳食的要求。

4) 建议

(1) 应适量摄入豆类及豆制品。

(2) 应适当降低总能量的摄入，减少油脂摄入量。

(3) 猪肉的摄入量应适当减少，增加海产品和禽肉的摄入量。

(4) 继续保持充足的蔬菜和奶类的摄入量，减少水果的摄入量，增加薯类的摄入量。

5) 注意事项

(1) 在进行食物分类时应留意，有些食物如奶制品和豆制品需要进行折算才能相加。

(2) 平衡膳食宝塔建议的各类食物摄入量是一个平均值和比例，日常生活无须每天都完全一致，但是要经常遵循平衡膳食宝塔各层各类食物的大体比例。

(3) 平衡膳食宝塔给出了一天中各类食物摄入量的建议，但还要注意合理分配三餐的食物量。三餐食物量的分配及间隔时间应与作息时间和劳动状况相匹配。特殊情况可适当调整。

(4) 平衡膳食宝塔建议的每日各类食物适宜摄入量适用于一般健康成人。应用时要根据个人年龄、性别和劳动强度选择适宜的食物参考摄入量。

3.6.2 膳食能量摄入量的计算与评价

1. 能量、蛋白质、脂肪食物来源分布的计算方法

1）能量的食物来源分布计算

通常将食物分为谷类、豆类、薯类、动物性食物、纯热能食物和其他六大类，按照六类食物分别计算各类食物的能量及能量总和后，能够计算各类食物提供的能量占总能量的百分比。

2）能量的营养素来源分布计算

根据蛋白质、脂肪、碳水化合物的能量折算系数，可以分别计算出蛋白质、脂肪、碳水化合物三种营养素提供的能量及占总能量的比例。

蛋白质供能比＝蛋白质摄入量×4/总能量摄入量×100％

碳水化合物供能比＝碳水化合物摄入量×4/总能量摄入量×100％

脂肪供能比＝脂肪摄入量×9/总能量摄入量×100％

3）蛋白质的食物来源分布计算

（1）将食物分为谷类、豆类、薯类、动物性食物和其他几大类。

（2）分别计算各类食物提供的蛋白质摄入量及蛋白质总和。

（3）计算各类食物提供的蛋白质占总蛋白质的百分比，尤其是动物性及豆类蛋白质占总蛋白质的比例。

4）脂肪的食物来源分布计算

（1）将食物分为动物性食物和植物性食物两大类。

（2）分别计算动物性食物和植物性食物提供的脂肪摄入量和脂肪总和。

（3）计算各类食物提供的脂肪占总脂肪的百分比。

从能量、蛋白质、脂肪的食物来源分布能够看出调查对象的基本食物结构。

2. 三餐提供能量比例的计算方法

分别把早、中、晚餐摄入的食物所提供的能量除以一天总摄入的能量再乘以100％，即可得到三餐各提供能量的比例。

3. 膳食能量计算与评价

根据不同年龄、不同性别、不同体力活动下摄入的能量值与相应状况下的DRIs能量值进行对比，即可判断个体能量的摄入是否达到了标准要求。对群体可以计算达到能量参考摄入量的人数百分比，并进行群体膳食结构评价。下面以上述代女士24 h回顾调查情况为例，进行膳食能量计算与评价。

1）食物分类

首先对调查对象一天摄入的所有食物进行食物分类。代女士24 h的膳食归类为谷类275 g、动物性食物165 g、奶类250 g、蔬菜与水果1 580 g。

2）计算能量摄入量

（1）三大产能营养素提供热量。根据食物成分表，先分别计算各类食物提供的三大产能营养素摄入量，再计算出三大产能营养素提供的能量。例如，代女士一天摄入的蛋白质为

72.9 g,脂肪为 65.1 g,碳水化合物为 330.9 g,则她的膳食中三大产能营养素提供的能量分别为:

$$蛋白质 = 72.9 \times 4 = 291.6\ \text{kcal}$$
$$脂肪 = 65.1 \times 9 = 585.9\ \text{kcal}$$
$$碳水化合物 = 330.9 \times 4 = 1\,323.6\ \text{kcal}$$

(2) 计算能量总和。将三类营养素提供的能量摄入量相加,算出能量总和。

$$全天总能量 = 291.6 + 585.9 + 1\,323.6 = 2\,201.1\ \text{kcal}$$

(3) 计算三大营养素供能比,见表 3-16。

表 3-16 三大营养素供能比

营养素	实际值	推荐参考值
蛋白质	13%	10%～15%
脂肪	27%	20%～30%
碳水化合物	60%	50%～65%

3) 三餐供能比例计算

根据全天三餐食物的种类和数量,通过查阅食物成分表,计算三餐食物分别提供的能量及占总能之比。三餐供能比例分别为早餐 27%、中餐 36%、晚餐 37%。

4) 调查结果评价

根据计算结果,认为三大产能营养素供能比例在推荐标准范围内,比较适宜,但脂肪提供的能量占总能量的 27%,偏高。三餐供能比例基本恰当,但对于代女士来说,晚餐供能比控制在 30%以内为宜。

3.6.3 膳食营养计算与评价

1. 膳食营养素分析依据

根据膳食调查结果计算各类食物的摄入量及各种营养素的含量,再将不同种类食物中各种营养素的含量相加,就可得到摄入的各类食物中各种营养素的总含量。

结合不同调查对象的性别、年龄、体力活动水平,根据以上计算的营养素摄入量与《中国居民膳食营养素参考摄入量(2023 版)》进行比较,分析是否达到了《中国居民膳食营养素参考摄入量(2023 版)》的标准。分析群体中各种营养素达到《中国居民膳食营养素参考摄入量(2023 版)》要求的人数百分比。

2. 膳食营养素计算与评价

1) 膳食营养素的计算

可根据食物成分表中各种食物的能量及营养素的含量计算每人每日膳食总营养素摄入量。计算时可参用统计分析表格,见表 3-17。

表 3-17 能量与营养素统计分析表

类别	原料名称	质量/g	能量/kJ	蛋白质/g	脂肪/g	碳水化合物/g	维生素A/μg RAE	胡萝卜素/μg	硫胺素/mg	核黄素/mg	尼克酸/mg	维生素C/mg	钙/mg	铁/mg	锌/mg	硒/μg
谷类	米															
	标准粉															
	……															
	小计															
蔬菜类	白菜															
	……															
	小计															
畜禽肉类	猪肉															
	……															
	小计															
鱼类	秋刀鱼															
	……															
	小计															
……																
合计																

评价某家庭膳食营养素摄入状况时，可按照标准人的每日某营养素摄入量计算方法进行计算与膳食评价。

当评价个体膳食营养素摄入状况时，如以前面所提代女士摄入食物情况为例，摄入所有营养素的含量计算见表 3-18。

表 3-18 代女士的营养素摄入量与推荐摄入量比较表

营养素	摄入量	每日推荐摄入量(RNI)	占推荐摄入量百分比(%)	最高摄入量 UL 值
能量/kcal	2201	1800	122	
蛋白质/g	72.9	55	132	
碳水化合物/g	330.9(60%)	50%~65%	范围内	—
脂肪/g	65.1(27%)	20%~30%	范围内	
维生素 A/μgRAE	1105	700	158	3000
硫胺素/mg	1.39	1.2	116	
核黄素/mg	1.38	1.2	115	

（续表）

营养素	摄入量	每日推荐摄入量（RNI）	占推荐摄入量百分比（%）	最高摄入量 UL 值
尼克酸/mg	16	12	133	35
维生素 C/mg	176	100	176	2 000
钙/mg	767	800	96	2 000
铁/mg	21	20	105	42
锌/mg	13	7.5	173	40
硒/μg	36.6	60	61	400

2）膳食营养素的评价

将营养素摄入量与《中国居民膳食营养素参考摄入量（2023 版）》进行比较，评价个体或群体是否达到了标准，见表 3－18。

代女士摄入的营养素中硒没有达到推荐摄入量（RNI）的标准，能量与蛋白质偏高，其余营养素均符合标准。

3. 计算蛋白质的食物来源

谷类蛋白质：32%；

豆类蛋白质：0%；

动物性蛋白质：49%；

其他食物蛋白质：19%。

其中，优质蛋白质（指豆类蛋白质和动物性蛋白质）所占比例：49%。

膳食评价：优质蛋白摄入量在占总蛋白质摄入量的 30%～50%范围内，因此，优质蛋白质摄入合理，但缺乏豆类蛋白质的摄入。

4. 计算脂肪的食物来源分配

动物性脂肪：29%；

植物性脂肪：71%。

膳食评价：动物性脂肪与植物性脂肪所占比例基本适宜。

5. 数据归档

创建文件名时，通常以调查地点、日期等命名，以便于记忆，看见文件名称即可知晓文件的相关内容。最后进行储存和备份，以防丢失。

项目 3
知识拓展

项目小结

合理营养能够维持人体的正常生理功能，促进健康和生长发育，提升机体的劳动能力、抵抗力和免疫力，有利于某些疾病的预防和治疗。缺乏合理营养将会导致功能障碍甚至引发营养缺乏症或营养过剩性疾病（肥胖症和冠状动脉粥样硬化等）。合理营养即平衡膳食，在营养学上指全面达到营养素供给量的膳食。合理烹饪和膳食结构是实现膳食平衡的基础，而遵循膳食指南和膳食宝塔则有助于指导人们合理搭配膳食。通过膳食调查，可以了解人们的实际膳食状况，评估其营养状况，发现存在的营养问题，为进一步制定个性化的营养改善方案提供依据。

项目 3
思考复习

项目4　设计营养食谱

项目描述

营养配餐是依据用餐人员的生理特性和营养需求，参照食物中各类营养成分的含量，设计出可行的食谱，保证一天、一周甚至更长时间段内提供的蛋白质、碳水化合物、脂类、矿物质、维生素等多种营养素的数量和比例基本合理，让用餐人员能够达到平衡膳食的基本要求。因此，营养配餐（即设计营养食谱）是配餐人员保证用餐人员实现平衡膳食目标的重要举措。

学习目标

1. 知识目标

（1）了解营养配餐的基本原则。

（2）掌握营养配餐必要的理论工具。

（3）领会计算法、食物交换份法的应用原理。

2. 能力目标

（1）能够运用计算法为用餐对象精心设计一日营养食谱。

（2）能够运用食物交换份法为用餐对象设计营养食谱。

（3）能够顺利完成食谱的评价与调整。

3. 思政目标

通过调查、学习、设计营养食谱，培养学生合理营养、健康饮食、积极向上的生活习惯及价值观。

拓展任务1
认知营养食谱
设计的基本原则

拓展任务2
掌握营养食谱
设计的理论工具

任务 4.1 计算编制营养食谱

任务引入

作为一名营养配餐员，要合理设计出健康成人的一日食谱。

4.1.1 能量及营养素基本计算法

1. 能量需要量的确定方法

在为就餐者编制食谱时，若就餐者体型正常，那么先了解其年龄、性别、体力活动水平等基本资料，然后通过检索《中国居民膳食营养素参考摄入量(2023 版)》可知其能量需要量。如果就餐者体型超重或消瘦，那么应依据其体型状况采用计算法求出一日能量供给量。

1) 查表法

从《中国居民 DRIs(2023 版)》中可直接查出各个年龄段不同人群对应的能量需要量，如 18 周岁从事轻体力活动的男性每日需要 2 250 kcal(9.41 MJ)的能量。集体供餐单位的就餐对象的能量需要量，也能通过查此表得到的数据进行计算。

例 1:计算一位怀孕 24 周孕妇(孕前从事轻体力活动)的一日能量需要量。

解：怀孕 24 周为孕中期，查《中国居民 DRIs(2023 版)》得知从事轻体力活动的女性一日能量需要量为 1 800 kcal，孕中期需额外增加 300 kcal。则：

该孕妇一日能量需要量＝(1 800＋300)kcal＝2 100 kcal

2) 成年人计算法

对成人就餐者来说，如果体型超重或消瘦，就应根据其体型状况采用计算法算出一日能量需要量，具体计算步骤如下。

(1) 根据成人的身高，计算出标准体重。公式为：

标准体重(kg)＝身高(cm)－105

(2) 根据成人的实际体重与身高计算出体质指数(BMI)。公式为：

体质指数(kg/m^2)＝实际体重(kg)/[身高的平方(m^2)]

(3) 判断成人的胖瘦情况：成人的 BMI 在 18.5～23.9 kg/m^2 之间为正常，BMI＜18.5 kg/m^2 为消瘦，BMI 在 24～27.9 kg/m^2 之间为超重，BMI≥28 kg/m^2 为肥胖。

(4) 根据成人的体力活动及胖瘦情况，查表 4－1 确定单位体重能量需要量。

(5) 计算成人一日能量需要量。公式为

成人一日能量需要量(kcal)＝标准体重(kg)×单位体重的能量需要量(kcal/kg)

表4-1 成人单位体重的能量需要量 单位:kcal/kg

体型	体力活动水平			
	极轻体力活动	轻体力活动	中体力活动	重体力活动
消瘦	35	40	45	45～55
正常	25～30	35	40	45
超重	20～25	30	35	40
肥胖	15～20	20～25	30	35

注:①年龄超过50岁者,每增加10岁,比规定值酌减10%左右;②1 kcal=4.184 kJ。

例2:王先生,38岁,身高175 cm,体重80 kg,从事中体力活动,若为其配餐,则其一日所需要能量为多少?

解:该成年人标准体重=(175－105)kg=70 kg。

该成人BMI=80 kg÷1.75 m^2≈26.1 kg/m^2,处于24～27.9范围,属于超重范围。

查表4-4知体型超重、中体力活动者单位体重能量需要量为35 kcal/kg。

一日能量需要量=70 kg×35 kcal/kg=2 450 kcal=10 250.8 kJ。

2. 能量营养素供给量的计算方法

能量营养素供给量的计算步骤如下:

(1) 掌握每日三大能量营养素的供能比。蛋白质占10%～15%,脂肪占20%～30%,碳水化合物占50%～65%,且三者供能比之和为100%(若取中等值计算,则蛋白质占15%、脂肪占25%、碳水化合物占60%)。

(2) 根据能量系数求出每日能量营养素供给量。

(3) 确定三餐能量分配比例(早餐占30%,午餐占40%,晚餐占30%)。

(4) 根据三餐餐次比,计算出每餐能量营养素的供给量。

例3:一从事重体力活动水平的成年女子,体型正常,一日能量需要量为2 400 kcal,请计算出她每餐蛋白质、脂肪、碳水化合物的供给量。

解:早餐蛋白质的供给量:2 400 kcal×15%÷4 kcal/g×30%=27 g

早餐脂肪的供给量:2 400 kcal×25%÷9 kcal/g×30%=20 g

早餐碳水化合物的供给量:2 400 kcal×60%÷4 kcal/g×30%=108 g

午餐蛋白质的供给量:2 400 kcal×15%÷4 kcal/g×40%=36 g

午餐脂肪的供给量:2 400 kcal×25%÷9 kcal/g×40%=27 g

午餐碳水化合物的供给量:2 400 kcal×60%÷4 kcal/g×40%=144 g

晚餐蛋白质的供给量:2 400 kcal×15%÷4 kcal/g×30%=27 g

晚餐脂肪的供给量:2 400 kcal×25%÷9 kcal/g×30%=20 g

晚餐碳水化合物的供给量:2 400 kcal×60%÷4 kcal/g×30%=108 g

3. 主食、副食品种和需要量的计算方法

1) 主食品种、需要量的确定

主食的品种、需要量主要根据主食选料中碳水化合物的含量确定,其确定步骤如下:

(1) 确定主食的品种。

(2) 查表确定食物(原料或成品)中碳水化合物的含量。

(3) 依据所提供的主食中碳水化合物的分配比例,确定各类食物的需要量。

例 4:已知某中等体力活动者的午餐需要碳水化合物 144 g,如果以米饭(稻米)、馒头[小麦粉(富强粉)]为主食,并分别提供 50%的碳水化合物,请确定稻米、小麦粉(富强粉)所需的质量。

解:查《中国食物成分表》得,稻米含碳水化合物 77.2%,小麦粉(富强粉)含碳水化合物 75.2%。则

所需稻米质量=144 g×50%÷77.2%≈93.3 g

所需小麦粉(富强粉)质量=144 g×50%÷75.2%≈95.7 g

例 5:已知某中等体力活动者的早餐需要碳水化合物 108 g,如果以烙饼、小米粥、馒头为主食,并分别提供 40%、15%、45%的碳水化合物,请确定各自所需的质量。

解:查《中国食物成分表》得,烙饼(标准粉)含碳水化合物 52.9%,小米粥含碳水化合物 8.4%,馒头(标准粉)含碳水化合物 49.8%。则

所需烙饼(标准粉)质量=108 g×40%÷52.9%≈81.7 g

所需小米粥质量=108 g×15%÷8.4%≈192.9 g

所需馒头(标准粉)质量=108 g×45%÷49.8%≈97.6 g

2) 副食品种、需要量的确定

计算副食品种、需要量的步骤如下:

(1) 计算主食中含有的蛋白质质量。

(2) 计算副食应提供的蛋白质质量(蛋白质总供给量减去主食中蛋白质质量)。

(3) 副食中的蛋白质 2/3 由动物性食物提供,1/3 由豆制品提供,由此求出各自的蛋白质供给量。

(4) 查表并计算各类动物性食物及豆制品的供给量。

(5) 确定蔬菜、水果的品种及需要量。

(6) 确定食用油的需要量(脂肪总供给量减去主食、副食中提供的脂肪质量)。

例 6:已知某中等体力活动者的午餐食物中应含蛋白质 36 g,现在已知猪肉(瘦)蛋白质的含量 20.3%、鸡腿肉蛋白质的含量为 16%、鸡胸脯肉蛋白质的含量为 19.4%;豆腐(北)蛋白质的含量为 12.2%、豆腐干(熏)蛋白质的含量为 15.8%、素虾(炸)蛋白质的含量为 27.6%。假设以馒头(富强粉:含蛋白质 10.3%)、米饭(稻米:含蛋白质 7.9%)为主食,所需富强粉和稻米的质量分别为 80 g、100 g。若选择一种动物性食物和一种豆制品,请计算各自的质量。

解:主食中的蛋白质质量=80 g×10.3%+100 g×7.9%≈16.1 g

副食中的蛋白质质量=(36−16.1)g=19.9 g

副食中的蛋白质 2/3 由动物性食物提供,1/3 由豆制品提供,因此动物性食物应含蛋白质质量=19.9 g×66.7%≈13.3 g

豆制品应含蛋白质质量=19.9 g×33.3%≈6.6 g

可得:

猪瘦肉质量=13.3 g÷20.3%≈65.5 g

鸡腿肉质量＝13.3 g÷16％≈83.1 g

鸡胸脯肉质量＝13.3 g÷19.4％≈68.6 g

豆腐(北)质量＝6.6 g÷12.2％≈54.1 g

豆腐干(熏)质量＝6.6 g÷15.8％≈41.8 g

素虾(炸)质量＝6.6 g÷27.6％≈23.9 g

4.1.2 食谱设计技巧

1. 原料品种要丰富多彩

因为膳食平衡的第一个要求就是膳食摄入量充足，品种多样。所以在膳食的安排上尽可能地多样化，避免单调乏味。同时，也得到了多种营养素的摄取。

谷薯类选择三种以上，粗细搭配。蔬菜要根、茎、叶、花、果尽量安排全，同时，考虑到不同颜色植物性食物含有不同类型的抗氧化物质，所以选择时尽量搭配不同色泽的植物性食物。

例 1：分析下列一日膳食安排是否科学。

早餐：烧饼、油条、肉馅馄饨、小酱萝卜丁、榨菜丝。

中餐：油盐千层蒸饼、软炸里脊、新蒜苗烧茄、香辣黄瓜条、冬瓜丸子汤。

晚餐：西葫芦猪肉水饺。

分析：这套食谱花样和口感可谓丰富，但从平衡膳食的要求来分析，这一天的安排并不科学，原料过于单调。

主食原料一日三餐全部都是面粉，副食只有猪肉和果类蔬菜，而且以瓜果类蔬菜为主(黄瓜、冬瓜、西葫芦为瓜果类蔬菜，茄子为茄果类蔬菜)。在各种蔬菜中，果类蔬菜的营养价值远不及绿叶蔬菜和红黄色的蔬菜。长时间吃原料单调的膳食，就会造成某些必需营养素的缺乏。

例 2：分析下列午餐食谱。

主食：绿豆二米饭，素包子(油菜、香菇馅)。

副食：红烧鲜鱼、奶汁番茄菜花(菜花、番茄、牛奶)、三色杏仁(芥菜丁、胡萝卜丁、杏仁)、八宝酱菜、酸辣汤(肉丝、豆腐、动物血、木耳、鸡蛋、香菜)。

分析：这一餐食谱精心安排，主副食相得益彰，粗细杂粮巧妙融合，荤素搭配恰到好处，酸性食物与碱性食物均衡分布。

从图 4－1 不难看出，这一餐所用的原料几乎涵盖了各种类的食物，蔬菜中的叶、茎、根、花、果以及食用菌、咸菜都被选用，做到了原料多样化。

2. 荤素搭配总相宜

一餐几乎全部是动物性食物，或一餐全部是植物性食物的搭配方式是不科学的。

3. 早餐要重视

早餐食物要优质，早晨起来食欲往往不太好，而为了满足上午对能量和营养素的需要，早餐的食物往往需要选择营养密度高的食物。

早餐需要选择的四类食物有谷物、蛋白质类(乳及制品类、鸡蛋或肉类)、蔬菜和水果。

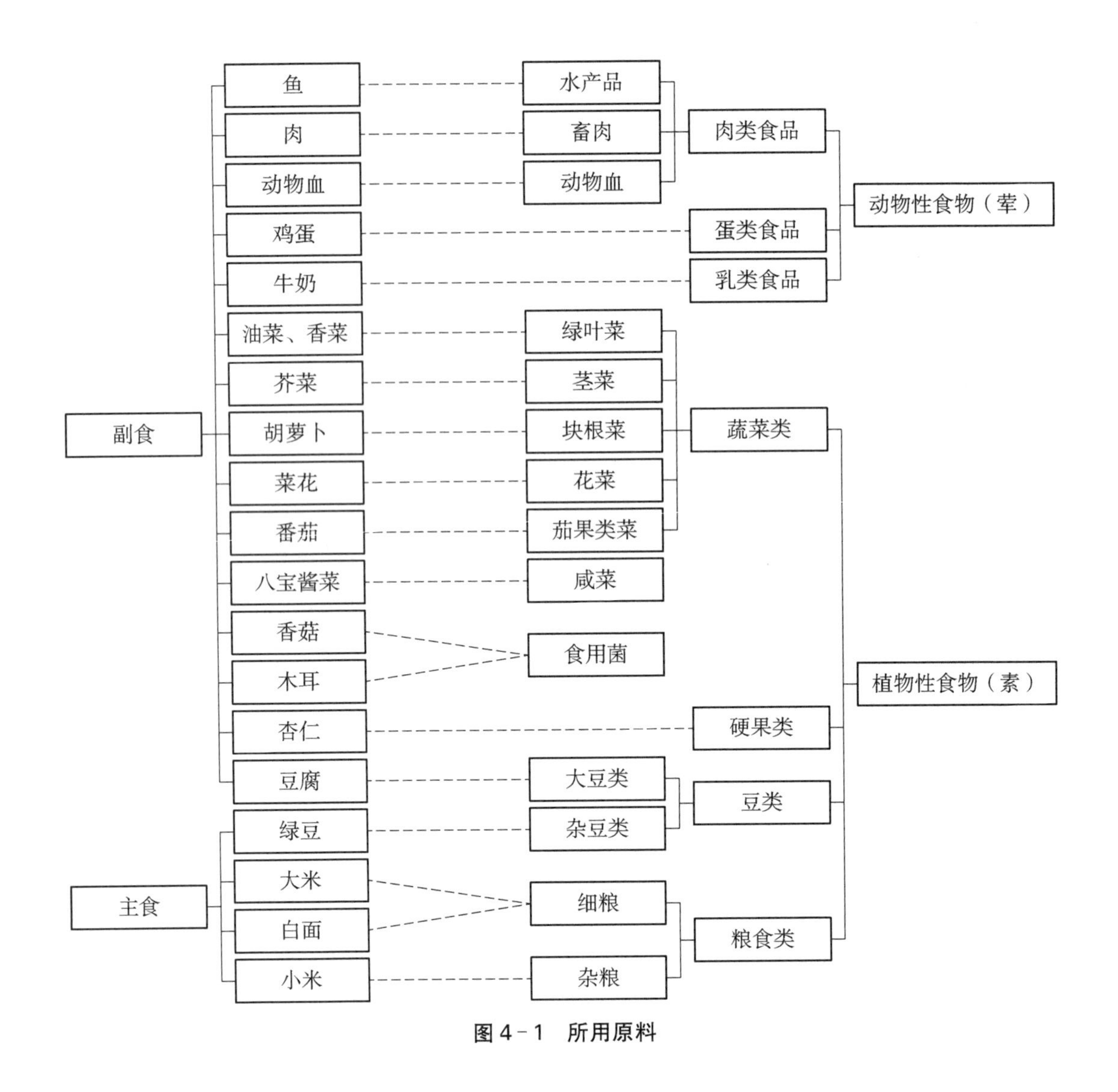

图 4-1 所用原料

4.1.3 食谱的标示方法与格式

食谱是根据就餐者的营养需要量、饮食习惯、食物供应状况等，将一天或一周各餐主、副食的食物原料名称、数量、烹调方法、进餐时间等做详细的计划，并以表格的形式展示给就餐者及食物加工人员（厨师）。

完整的食谱如表 4-2 所示，包括以下六项内容。

标题 说明食谱的就餐对象、餐次数（一餐、一日、一周）。

餐次 如早餐、中餐、晚餐，或者两餐之间的加餐。

食物名称 菜肴的名称或主食的名称。

原料组成和质量 说明食物具体的原料组成。

烹调方法 食谱中一个非常重要的信息。选择合理的烹调方法在食谱编制时十分重要，尤其给厨师使用的食谱更需要此项。

备注　对原料的选择、烹调方法的使用等附加说明，或者提醒就餐者、厨师注意的方面。

表 4-2　孕 20 周妇女的早餐食谱(按可食部计)

餐次	食物名称	原料组成	质量/g	烹调方法	备注
早餐	红豆大米粥	红豆	10	煮	主食粗细搭配，蛋白质互补作用
		粳米	25		
	花卷	特一粉	50	煮	
	煮鸡蛋	鸡蛋	60	煮	
	虾皮拌黄瓜	虾皮	10	凉拌	加醋少许，保护维生素 C
		黄瓜	75		
		香油	1		
	牛奶	牛奶	200		也可放在加餐时食用
	核桃仁	核桃仁	15		

4.1.4　计算法设计食谱

1. 计算法编制一餐食谱

一餐食谱编制的基本步骤

[步骤 1]全面了解就餐对象，明确其年龄、性别、体力活动水平、生理状况等基本情况。

[步骤 2]检索《中国居民 DRIs(2023 版)》或采用 BMI 计算法，确定就餐对象一日能量和三大产能营养素的供给量。

[步骤 3]合理确定一餐的餐次比并由此得出三大产能营养素在该餐的供给量。

[步骤 4]精心选定一餐主食的品种，并计算出其需要量。

[步骤 5]明确一餐动物类副食和豆制品的品种和需要量。

[步骤 6]敲定一餐蔬菜水果的品种和需要量。

[步骤 7]确定一餐食用油和其他主要调味品的品种和需要量。

[步骤 8]着手编制一餐食谱。

[步骤 9]仔细计算一餐食谱的实际能量和营养素含量。

[步骤 10]根据就餐者的营养素需要，对照所选择食物的实际营养素供给量，进行调整。

[步骤 11]最终形成完整的食谱。

例 1:某就餐对象的基本情况如下：一名女大学生，从事轻体力活动，21 岁，身高 164 cm，体重 53 kg。请为她编制一份早餐食谱。

准备《中国食物成分表》、计算器、《中国居民 DRIs(2023 版)》。

[步骤 1]全面了解就餐对象的基本情况。该就餐对象为一名女大学生，从事轻体力活动，根据她的身高体重，计算出她的 BMI。$BMI = 53\ kg \div 1.64\ m^2 \approx 19.7\ kg/m^2$，在 $18.5 \sim 23.9\ kg/m^2$ 范围内，属于正常体型。

[步骤 2]检索《中国居民 DRIs(2023 版)》。查出该女生一日能量的需要量:轻体力活动者,一日能量需要量为 1 800 kcal。

根据蛋白质、脂肪、碳水化合物占总能量的比例分别为 15%、25%、60%,来计算一日供给量。

一日蛋白质的供给量=1 800 kcal×15%÷4 kcal/g=67.5 g

一日脂肪的供给量=1 800 kcal×25%÷9 kcal/g=50 g

一日碳水化合物的供给量=1 800 kcal×60%÷4 kcal/g=270 g

[步骤 3]合理确定一餐的餐次比,并由此得出三大营养素在该餐的供给量。早餐能量和三大营养素的供给量可按占全天需要量 30%分配。

早餐蛋白质的供给量=67.5 g×30%≈20.3 g

早餐脂肪的供给量=50 g×30%=15 g

早餐碳水化合物的供给量=270 g×30%=81 g

[步骤 4]精心选定早餐主食的品种,并计算出其需要量。为了增加早餐的品种和粗粮的供应,可以选择玉米面和小麦面粉作为早餐的食物原料。并按照习惯,80%选择面粉,20%选择玉米。

查《中国食物成分表》得知,小麦面粉、玉米面的碳水化合物含量分别为 71.5%、69.6%,则

需小麦面粉质量=81 g×80%÷71.5%≈90.6 g

需玉米面质量=81 g×20%÷69.6%≈23.3 g

[步骤 5]明确早餐动物类副食和豆制品的品种和需要量。

(1) 主食中蛋白质含量=90.6 g×11.2%+23.3 g×8.1%≈12 g

(2) 副食的蛋白质的供给量=蛋白质的供给量-主食中蛋白质含量=20.3-12=8.3 g

(3) 动物类副食蛋白质供给量=8.3 g×2/3≈5.5 g

牛奶供给量=5.5 g÷3%≈183.3 g

(4) 豆制品蛋白含量=8.3 g×1/3≈2.8 g

豆腐干供给量=2.8 g÷16.2%≈17.3 g

[步骤 6]敲定早餐蔬菜水果的品种和需要量。按中国居民平衡膳食宝塔结构中蔬菜水果的要求,每天要有 300~500 g 的蔬菜和 200~350 g 的水果。因此,早餐应有 90~150 g 的蔬菜和 60~105 g 的水果供应。

[步骤 7]确定早餐食用油和其他主要调味品的品种和需要量。因蔬菜水果中脂肪的含量很低,所以可以不计。

早餐食用油脂的摄入量为总需要量减去食物中脂肪的供给量。

面粉脂肪的供给量=90.6 g×1.5%≈1.4 g

玉米面脂肪的供给量=23.3 g×3.3%≈0.8 g

牛奶脂肪的供给量=183.3 g×3.2%≈5.9 g

豆腐干脂肪的供给量=17.3 g×3.6%≈0.6 g

总供给脂肪 8.7 g。早餐脂肪的供给量为 15 g,因此,可再使用 15-8.7=6.3 g 食用油。

[步骤 8]着手编制女大学生的早餐食谱,见表 4-3。

表 4－3　女大学生的早餐食谱

食物名称	原料组成	质量/g	烹调方法	备注
牛奶	牛奶	183.3		
金银卷	面粉(标准粉)	90.6	蒸	增加粗粮,蛋白质互补作用
	玉米面	23.3		
柿椒芹菜拌干丝	柿子椒	40	凉拌	加少量醋可保护维生素 C
	芹菜	100		
	豆腐干	17.3		
	芝麻油	6.3		
水果	桃子	60		可放在加餐时食用

[步骤 9]仔细计算早餐食谱的实际能量和营养素含量。从《中国食物成分表》查出每 100 g 食物所含营养素的量,见表 4－4。计算出每种食物所含营养素,计算公式:

食物中某营养素含量＝食物可食部质量(g)×100 g 食物营养素含量÷100

表 4－4　每 100 g 食物所含营养素的量

食物	质量/g	能量/kcal	蛋白质/g	脂肪/g	碳水化合物/g	钙/mg	维生素 C/mg	维生素 A/μgRAE
面粉(标准粉)	100	344	11.2	1.5	71.5	31	0	0
玉米面	100	341	8.1	3.3	69.6	22	0	7
牛奶	100	54	3.0	3.2	3.4	104	1	24
豆腐干	100	140	16.2	3.6	10.7	308	0	0
芹菜	100	14	0.8	0.1	2.5	48	12	10
柿子椒	100	22	1.0	0.2	4.0	14	72	57
芝麻油	100	898	0	99.7	0.2	9	0	0
桃子	100	48	0.9	0.1	10.9	6	7	3

将所有食物的各种营养素分别累计相加,求出早餐食谱各种营养素供给量,结果见表 4－5。

表 4－5　女大学生早餐食谱各种营养素供给量

食物	可食部质量/g	能量/kcal	蛋白质/g	脂肪/g	碳水化合物/g	钙/mg	维生素 C/mg	维生素 A/μgRAE
面粉(标准粉)	90.6	311.7	10.1	1.4	64.8	28.1	0.0	0.0
玉米面	23.3	79.5	1.9	0.8	16.2	5.1	0.0	1.6
牛奶	183.3	99.0	5.5	5.9	6.2	190.6	1.8	44.0

（续表）

食物	可食部质量/g	能量/kcal	蛋白质/g	脂肪/g	碳水化合物/g	钙/mg	维生素C/mg	维生素A/μgRAE
豆腐干	17.3	24.2	2.8	0.6	1.9	53.3	0.0	0.0
芹菜	100.0	14.0	0.8	0.1	2.5	48.0	12.0	10.0
柿子椒	40.0	8.8	0.4	0.1	1.6	5.6	28.8	22.8
芝麻油	6.3	56.6	0.0	6.3	0.0	0.6	0.0	0.0
桃子	60.0	28.8	0.5	0.1	6.5	3.6	4.2	1.8
合计	—	622.6	22	15.3	99.7	334.9	46.8	80.2
早餐推荐量	—	540.0	20.3	15.0	81.0	240.0	30.0	210.0
占推荐量百分比/(%)	—	115.3	108.4	102	123.1	139.5	156	38.2

[步骤10]根据就餐对象的营养素需要，对照所选择食物的实际营养素供给量，进行调整。

由表4-5可以看出，这例食谱在制订时，由于注重了蔬菜和乳类的选择，因此改善了早餐的营养素供给量。可以适当降低碳水化合物类食物的供给量，将面粉调整为75 g，玉米面调整为15 g。维生素A属于脂溶性维生素，不一定每餐都要达到推荐量，一般只要在一周内达到推荐量即可。

[步骤11]最终形成完整的食谱。将上述选择的食物按合理烹调的要求和生活习惯，编制成早餐食谱，见表4-6。

表4-6 调整后的女大学生的早餐食谱

餐次	食物名称	原料组成	质量/g	烹调方法	备注
早餐	牛奶	牛奶	183.3		
	金银卷	面粉(标准粉)	75	蒸	增加粗粮，蛋白质互补作用
		玉米面	15		
	柿椒芹菜拌干丝	柿子椒	40	凉拌	加少量醋可保护维生素C
		芹菜	100		
		豆腐干	17.3		
		芝麻油	6.3		
	水果	桃子	60		可放在加餐时食用

例2：某就餐者的基本情况如下：男性，建筑工人，35岁，身高172 cm，体重65 kg。请为他编制一份午餐食谱。

准备《中国食物成分表》、计算器、《中国居民DRIs(2023版)》。

[步骤1]了解就餐对象。该就餐者为建筑工人，属于重体力活动者，根据他的身高体重，

计算出他的 BMI。属于正常体型。

$BMI = 65\ kg \div 1.72\ m^2 \approx 22.0\ kg/m^2$

[步骤 2]检索《中国居民 DRI(2023 版)》,查出该男子一日能量的需要量:重体力活动者,一日能量需要量为 3 000 kcal。

蛋白质按占能量的 12%～15%计算出供给量。

蛋白质的供给量＝3 000 kcal×12%÷4 kcal/g＝90 g

脂肪的供给量可按占能量的 20%～30%计算,因为是重体力活动者,能量的消耗比较高,脂肪属于高能量密度的营养素,因此,按高比例的 30%计算。

脂肪的供给量＝3 000 kcal×30%÷9 kcal/g＝100 g

碳水化合物的供给量按其占热能的 50%～65%计算,本例按 58%(100%－12%－30%)计算。

碳水化合物的供给量＝3 000 kcal×58%÷4 kcal/g＝435 g

[步骤 3]确定午餐餐次比和三大营养素的供给量。

午餐能量和三大营养素的供给量可按占全天需要量 40%计算。

午餐蛋白质的供给量＝90 g×40%＝36 g

午餐脂肪的供给量＝100 g×40%＝40 g

午餐碳水化合物的供给量＝435 g×40%＝174 g

[步骤 4]确定午餐主食的品种和需要量。

增加主食品种,选择面粉和大米作为食物的原料。并按照习惯,选择 100 g 面粉做成馒头,剩余的碳水化合物选择大米。

根据《中国食物成分表》,小麦粉(标准粉)的碳水化合物含量为 71.5%,100 g 面粉可供的碳水化合物为:100 g×71.5%＝71.5 g。

还需大米供给碳水化合物的量＝174 g－71.5 g＝102.5 g

大米的碳水化合物的含量为 77.2%,大米的供给量为:大米＝102.5 g÷77.2%≈132.8 g。

午餐选择 100 g 面粉和 132.8 g 大米作为主食。

[步骤 5]确定午餐动物类副食的品种和需要量。

午餐蛋白质的总供给量为 36 g,减去主食面粉和大米的蛋白质的供给量。

午餐动物类食物中可供给的蛋白质＝36 g－(100 g×11.2%＋132.8 g×7.4%)≈15.0 g

即午餐从动物类副食中供给约 15 g 蛋白质。对于重体力劳动者来说,动物类食物可选择畜肉类。

查《中国食物成分表》,猪肉(腿)、猪肝蛋白质含量分别为 17.9%、19.3%,假设两者比例为 1∶1。则

猪肉供给量＝15 g×50%÷17.9%≈41.9 g

猪肝供给量＝15 g×50%÷19.3%≈38.9 g

[步骤 6]确定午餐蔬菜水果的品种和需要量。

按每天要有 300～500 g 的蔬菜和 200～350 g 的水果计算,午餐应供应 120～200 g 蔬菜供给量,可以选择芋头、青椒、韭菜、大白菜等作为蔬菜的来源,分别为 80 g、20 g、60 g、60 g。水果选择苹果 100 g。

[步骤 7]确定每日食用油和其他主要调味料的品种和需要量。由于蔬菜水果中脂肪的含

量很低，可以忽略不计。

午餐食用脂肪的摄入量为总需要量减去食物中脂肪的供给量。

面粉脂肪的供给量＝100 g×1.5％＝1.5 g

大米脂肪的供给量＝132.8 g×0.8％≈1.1 g

猪肉脂肪的供给量＝41.9 g×12.8％≈5.4 g

猪肝脂肪的供给量＝38.9 g×3.5％≈1.4 g

午餐食用油脂的供给量＝40 g－(1.5＋1.1＋5.4＋1.4)g＝30.6 g

蔬菜水果中脂肪的含量较低，可以将午餐食用油的用量定为 28 g，即可使用约 28 g 食用油。

[步骤 8]计算男建筑工人一餐食谱的实际能量和营养素含量，见表 4－7。

表 4－7　男建筑工人午餐食谱营养素供给量

食物	可食部质量/g	能量/kcal	蛋白质/g	脂肪/g	碳水化合物/g	钙/mg	维生素 C/mg	维生素 A/μgRAE
面粉(标准粉)	100	344.0	11.2	1.5	71.5	31.0	0.0	0.0
大米	132.8	459.5	9.8	1.1	102.5	17.3	0.0	0.0
猪肉	41.9	79.6	7.5	5.4	0.3	2.5	0.0	1.3
猪肝	38.9	50.2	7.5	1.4	1.9	2.3	0.0	1934.1
芋头	80	63.2	1.8	0.2	13.7	28.8	4.8	21.6
青椒	20	4.4	0.2	0.0	0.8	2.8	14.4	11.4
韭菜	60	15.6	1.4	0.2	1.9	25.2	14.4	141.0
大白菜	60	9.0	0.8	0.1	1.3	21.0	16.8	7.8
苹果	100	52.0	0.2	0.2	12.3	4.0	4.0	3.0
食用油	28	251.7	0.0	28.0	0.0	3.6	0.0	0.0
合计	—	1329.2	40.4	38.1	206.2	138.5	54.4	2120.2
午餐推荐量	—	1200.0	36.0	40.0	174.0	320.0	40.0	320.0
占推荐量百分比/(％)	—	110.8	112.2	95.3	118.5	43.3	136.0	662.6

[步骤 9]根据就餐者的营养素需要，对照所选择的食物，进行调整。

由表 4－7 可以看出，三大产能营养素的供给量与推荐值相比，碳水化合物高了 18％，蛋白质高了 12％，脂肪低了 5％。对于重体力活动者来说，适当增加脂肪供给量，已大大满足了需要，在一周内可以不再考虑其供给量；但钙的供给量严重不足，可以增加 10 g 小虾皮，以增加钙的供给。可以考虑在早餐和晚餐中增加供给量，满足全天的需要即可。调整后的男建筑工人食物来源和营养素供给量见表 4－8。

表 4-8 调整后的男建筑工人食物来源和营养素供给量

食物	可食部质量/g	能量/kcal	蛋白质/g	脂肪/g	碳水化合物/g	钙/mg	维生素 C/mg	维生素 A/μgRAE
面粉(标准粉)	100	344.0	11.2	1.5	71.5	31.0	0.0	0.0
大米	110	380.6	8.1	0.9	84.9	14.3	0.0	0.0
猪肉	41.9	79.6	7.5	5.4	0.3	2.5	0.0	1.3
猪肝	38.9	50.2	7.5	1.4	1.9	2.3	0.0	1934.1
芋头	80	63.2	1.8	0.2	13.7	28.8	4.8	21.6
青椒	20	4.4	0.2	0.0	0.8	2.8	14.4	11.4
韭菜	60	15.6	1.4	0.2	1.9	25.2	14.4	141.0
大白菜	60	9.0	0.8	0.1	1.3	21.0	16.8	7.8
苹果	100	52.0	0.2	0.2	12.3	4.0	4.0	3.0
虾皮	10	15.3	3.1	0.2	0.3	99.1	0.0	1.9
食用油	35	314.7	0.0	35.0	0.0	4.6	0.0	0.0
合计	—	1328.6	41.8	45.1	188.9	235.6	54.4	2122.1
午餐推荐量	—	1280.0	38.4	42.8	185.6	320.0	40.0	320.0
占推荐量百分比/(%)	—	103.8	108.9	105.4	101.8	73.6	136.0	663.2

[步骤 10]最终形成完整食谱。将上述选择的食物按照合理烹调的要求和生活习惯,编制成一份午餐食谱。男建筑工人的午餐食谱见表 4-9。

表 4-9 男建筑工人的午餐食谱

餐次	食物名称	原料组成	质量/g	烹调方法	备注
午餐	馒头	面粉	100	蒸	用于酵母发酵
	米饭	大米	110	煮	
	芋头烧肉	猪肉	41.9	烧	
		芋头	80		
	韭菜炒猪肝	韭菜	60	炒	
		猪肝	38.9		
		青椒	20		
	白菜虾皮汤	大白菜	60	煮	
		虾皮	10		
		烹调用油(共)	35		
	水果	苹果	100		可在餐后食用

2. 计算法编制一日食谱

一日食谱编制的基本步骤

[步骤 1]全面了解就餐者,明确他(她)所属的年龄、性别、劳动强度、生理状况等基本情况。

[步骤 2]检索《中国居民 DRIs(2023 版)》或采用 BMI 计算法,确定就餐者一日所需能量和三大产能营养素的供给量。

[步骤 3]精心选定一日主食的品种和需要量。

[步骤 4]明确一日动物性食物及豆制品的品种和需要量。

[步骤 5]敲定一日蔬菜水果的品种和需要量。

[步骤 6]确定一日食用油和其他主要调味品的品种和需要量。

[步骤 7]仔细计算一日食谱的实际能量和营养素含量。

[步骤 8]根据就餐者的营养素需要,对照所选择的食物营养素供给量,进行调整。

[步骤 9]合理分配至一日三餐中。

[步骤 10]最终形成完整的食谱。

例 3:某就餐者的基本情况如下:男性,公司职员,35 岁,体型正常,从事轻体力活动。请为他编制一份一日食谱。

准备《中国食物成分表》、计算器、《中国居民 DRIs(2023 版)》。

[步骤 1]全面了解就餐者基本情况。

就餐者为 35 岁的男性,体型正常,轻体力活动者。

[步骤 2]该男性体型正常,检索《中国居民 DRIs(2023 版)》确定就餐对象一日能量和三大能量营养素的供给量。

检索《中国居民 DRIs(2023 版)》,查得他每日需要能量为 2 250 kcal(9.41 MJ)。

因其从事轻体力活动,所以三大能量营养素的需要量分别以蛋白质供能比占 12%,脂肪供能比占 25%,碳水化合物供能比占 63%计算,则这三大产能营养素的供给量分别为:

蛋白质=2 250 kcal×12%÷4 kcal/g=67.5 g

脂肪=2 250 kcal×25%÷9 kcal/g=62.5 g

碳水化合物=2 250 kcal×63%÷4 kcal/g≈354.4 g

[步骤 3]精心选定一日主食的品种和需要量。

根据碳水化合物的供给量计算一日主食的供给量。按照中国居民的生活习惯,主食以大米、面粉为主。先假设就餐者都食用大米,根据《中国食物成分表》大米每 100 g 碳水化合物的含量为 77.2 g,则他的主食供给量为:

主食供给量=354.4 g÷77.2%≈459.1 g

考虑到一日食谱其他食物,特别是一些蔬菜水果中也含有碳水化合物,因此,可以将主食的供给量定为 400 g。

[步骤 4]明确一日动物性食物及豆制品的品种和需要量。

动物性食物的品种和供给量可以根据中国居民平衡膳食宝塔结构中的要求和生活习惯,如每天一杯牛奶约 300 mL,鸡蛋约 50 g,肉禽类约 70 g,鱼类约 80 g,计算出蛋白质的总含量,不足的部分再加豆制品。一日副食及主食营养素的供给量见表 4-10。

表 4-10 一日副食及主食营养素的供给量

原料名称	可食部质量/g	能量/kcal	蛋白质/g	脂肪/g	碳水化合物/g	钙/mg	铁/mg	维生素 A/μgRAE	维生素 C/mg
鲜牛奶	300.0	162.0	9.0	9.6	10.2	312.0	0.9	72.0	0
鸡蛋	50.0	72.0	6.7	4.4	1.4	28.0	1.0	117.0	0
瘦猪肉	40.0	57.2	8.1	2.5	0.6	2.4	1.2	17.6	0
鸡肉	30.0	50.1	5.8	2.8	0.4	2.7	0.4	14.4	0
带鱼	80.0	101.6	14.2	3.9	2.5	22.4	1.0	23.2	0
大米	400.0	1384.0	29.6	3.2	308.8	52.0	9.2	0.0	0
合计	900.0	1826.9	73.4	26.4	323.9	419.5	13.7	244.2	0

由表 4-10 可见，目前所选的各类食物中，除蛋白质的供给量已满足需要外，其他营养素的供给量距离所需仍有较大差距。不过，只要选择适量的油脂，就能满足脂肪的需要量。除此之外，再选择蔬菜水果，就可以获取各种维生素。

[步骤 5]敲定一日蔬菜水果的品种和需要量。

根据中国居民平衡膳食宝塔结构中的要求，每日要供给 300～500 g 蔬菜和 200～350 g 水果，并尽量选择不同品种和颜色的蔬菜。一日蔬菜水果营养素的供给量见表 4-11。

表 4-11 一日蔬菜水果营养素的供给量

原料名称	可食部质量/g	能量/kcal	蛋白质/g	脂肪/g	碳水化合物/g	钙/mg	铁/mg	维生素 A/μgRAE	维生素 C/mg
绿豆芽	50.0	9.0	1.1	0.1	1.1	4.5	0.3	1.5	3.0
西红柿	100.0	19.0	0.9	0.2	3.5	10.0	0.4	92.0	19.0
青椒	100.0	22.0	1.0	0.2	4.0	14.0	0.8	57.0	72.0
鲜蘑菇	100.0	20.0	2.7	0.1	2.0	6.0	1.2	2.0	2.0
黄瓜	50.0	7.5	0.4	0.1	1.2	12.0	0.3	7.5	4.5
青菜	100.0	15.0	1.5	0.3	1.6	90.0	1.9	280.0	28.0
葡萄	100.0	43.0	0.5	0.2	9.9	5.0	0.4	8.0	25.0
橘子	100.0	91.0	1.4	0.2	20.8	7.0	0.4	10.0	8.0
合计	700.0	226.5	9.5	1.4	44.1	148.5	5.7	458.0	161.5

[步骤 6]确定一日食用油和其他主要调味品的品种和需要量。

油脂的供给量是以一天脂肪的需要量减去所供给食物中的脂肪含量。在本食谱制订过程中，食物的脂肪供给量为 26.4 g+1.4 g=27.8 g，则

油脂的供给量=62.5 g-27.8 g=34.7g≈35 g

另外，根据一般烹调加工食物的习惯，每日约有 25 g 食糖作为调味品使用。

[步骤 7]根据就餐对象的营养素需要，对照所选择食物的营养素供给量，进行调整。

与供给量标准进行比较，如果某种营养素的供给量与标准相差过大，必须进行适当的调整，直至基本符合要求。一日食谱营养素的供给量见表 4-12。

表 4-12　一日食谱营养素的供给量

原料名称	可食部质量/g	能量/kcal	蛋白质/g	脂肪/g	碳水化合物/g	钙/mg	铁/mg	维生素 A/μgRAE	维生素 C/mg
鲜牛奶	300.0	162.0	9.0	9.6	10.2	312.0	0.9	72.0	0.0
鸡蛋	50.0	72.0	6.7	4.4	1.4	28.0	1.0	117.0	0.0
瘦猪肉	40.0	57.2	8.1	2.5	0.6	2.4	1.2	17.6	0.0
鸡肉	30.0	50.1	5.8	2.8	0.4	2.7	0.4	14.4	0.0
带鱼	80.0	101.6	14.2	3.9	2.5	22.4	1.0	23.2	0.0
大米	400.0	1384.0	29.6	3.2	308.8	52.0	9.2	0.0	0.0
绿豆芽	50.0	9.0	1.1	0.1	1.1	4.5	0.3	1.5	3.0
西红柿	100.0	19.0	0.9	0.2	3.5	10.0	0.4	92.0	19.0
青椒	100.0	22.0	1.0	0.2	4.0	14.0	0.8	57.0	72.0
鲜蘑菇	100.0	20.0	2.7	0.1	2.0	6.0	1.2	2.0	2.0
黄瓜	50.0	7.5	0.4	0.1	1.2	12.0	0.3	7.5	4.5
青菜	100.0	15.0	1.5	0.3	1.6	90.0	1.9	280.0	28.0
葡萄	100.0	43.0	0.5	0.2	9.9	5.0	0.4	8.0	25.0
橘子	100.0	91.0	1.4	0.2	20.8	7.0	0.4	10.0	8.0
油脂	35.0	350.6	0.0	39.0	0.0	5.1	0.8	0.0	0.0
食糖	25.0	100.0	0.0	0.0	25.0	5.0	0.2	0.0	0.0
合计	1660.0	2504.0	82.9	66.8	393.0	578.1	20.4	702.2	161.5
推荐摄入量	—	2250.0	67.5	62.5	354.4	800.0	12.0	800.0	100.0
占推荐量的百分比/(%)	—	111.3	122.8	106.9	110.9	72.3	170.0	87.8	161.5

由表 4-12 可以看出，选择的食物，三大产能营养素及能量的供给与推荐量基本符合，蛋白质超过推荐量；铁、维生素 C 的供给量超出推荐量比较多，但钙的供给量则只有推荐量的 72.3%。因此，需要通过选择食物的调整，增加钙含量高的食物的供给。可增加虾皮 10 g，获得钙 99 mg，因虾皮中蛋白质含量丰富，为防止蛋白质供给量超标，10 g 虾皮替代 10 g 带鱼，带鱼供给量从 80 g 降至 70 g，这样使得钙由原来占推荐量的 72.3%上升到推荐量的 84.3%。

有些营养素的供应只要在一段时间内保持平衡即可，不一定每天都十分精确地与推荐量完全一致，如维生素 A、钙、铁等营养素，只要在一周内保持平衡即可，但蛋白质是例外。

[步骤 8]将选择的食物大致按三大产能营养素 3∶4∶3 的比例分配至一日三餐中。

食物分配时要注意我国居民的膳食习惯，并且逐步改善不合理的膳食习惯。一日食谱及营养素分配见表 4－13。

表 4－13　一日食谱及营养素分配

餐次	原料名称	可食部质量/g	能量/kcal	蛋白质/g	脂肪/g	碳水化合物/g
早餐	鲜牛奶	300.0	162.0	9.0	9.6	10.2
	大米	120.0	415.2	8.9	1.0	92.6
	鸡肉	30.0	50.1	5.8	2.8	0.4
	黄瓜	50.0	7.5	0.4	0.1	1.2
	麻油	8.0	71.8	0.0	8.0	0.0
	食糖	5.0	20.0	0.0	0.0	5.0
合计	—	—	726.6	24.1	21.5	109.4
午餐	大米	130.0	449.8	9.6	1.0	100.4
	带鱼	70.0	88.9	12.4	3.4	2.2
	鸡蛋	50.0	72.0	6.7	4.4	1.4
	西红柿	100.0	19.0	0.9	0.2	3.5
	青菜	100.0	15.0	1.5	0.3	1.6
	油脂	17.9	179.8	0.0	20.0	0.0
	食糖	10.0	40.0	0.0	0.0	10.0
	葡萄	100.0	43.0	0.5	0.2	9.9
合计	—	—	907.5	31.6	29.5	129.0
晚餐	大米	150.0	519.0	11.1	1.2	115.8
	瘦猪肉	40.0	57.2	8.1	2.5	0.6
	青椒	100.0	22.0	1.0	0.2	4.0
	鲜蘑菇	100.0	20.0	2.7	0.1	2.0
	绿豆芽	50.0	9.0	1.1	0.1	1.1
	虾皮	10.0	15.3	3.1	0.2	0.25
	油脂	9.9	98.9	0.0	11.0	0.0
	食糖	10.0	40.0	0.0	0.0	10.0
	橘子	100.0	91.0	1.4	0.2	20.8
合计	—	—	872.4	28.5	15.5	154.6
总计	—	—	2 506.5	84.2	66.5	393.0

早餐的能量占全日总能量(%)=726.6 kcal÷2 506.5 kcal≈29.0%
午餐的能量占全日总能量(%)=907.5 kcal÷2 506.5 kcal≈36.2%
晚餐的能量占全日总能量(%)=872.4 kcal÷2 506.5 kcal≈34.8%
该食谱三餐能量比例为2.9∶3.6∶3.5,基本上符合要求。
[步骤9]最终形成完整的一日食谱,见表4-14。

表4-14 一日食谱

餐次	食物名称	原料组成	可食部质量/g	烹调方法	注意事项
早餐	牛奶	鲜牛奶	300	微加热	
	稀饭	大米	120	煮	
	鸡肉	鸡肉	30	煮	
	拌黄瓜	黄瓜	50	凉拌	加少量醋
	烹调用油	麻油	8		
午餐	米饭	大米	130	煮	
	红烧带鱼	带鱼	70	烧	
	烹调用油	豆油	6	炒	
	西红柿鸡蛋	西红柿	100	烧	
		鸡蛋	50		
	烹调用油	豆油	7.9		
	青菜汤	青菜	100		时间不宜过长
	烹调用油	豆油	4		
	餐后水果	葡萄	100		
晚餐	米饭	大米	150	煮	
	炒肉片	猪肉	40	炒	
		鲜蘑菇	100		
		青椒	60		
	烹调用油	豆油	5		
	拌三丝	绿豆芽	50	凉拌	加少量醋
		青椒	40		
		小虾皮	10		
	烹调用油	豆油	4.9		
	餐后水果	橘子	100		

3. 注意事项

为了让编制的食谱不仅符合平衡膳食的要求,而且能被就餐者接受,要注意以下事项。

（1）由于早餐的就餐时间紧张，且人们往往食欲欠佳，所以食物的量不宜过多，一般情况下，主食以一到两种为宜，我国居民往往蛋白质的供给不足，因此，早餐要有牛奶和鸡蛋等优质蛋白的补充，蔬菜也必不可少。除此之外，吃早餐时要注意补充水分，可以饮用液态奶、稀粥等，采取干稀搭配的方式，但也要注意不要过量，水分一般以 500 mL 为宜。

（2）午餐在一天的能量和营养素供给方面起着承上启下的作用，故而，能量和营养素的供给量要充足但不过量。主食可以一到两种，副食品种可略多于晚餐，可以做两荤两素一汤。

（3）晚餐要尽量清淡。主食选择一到两种为宜，副食品种可一荤两素一汤。无论是体型正常还是超重或肥胖者，在食物选择上，尽量使用饱和脂肪酸少、不饱和脂肪酸多的动物性食物、豆制品，烹调用油尽量选用植物油。

（4）在主食的选择上，尽量选择标准米、面，少选精白米、面，同时注重粗细搭配，每周食用三、四次粗杂粮。

（5）在编制一周食谱时，可用同样的方法与步骤，依照就餐者的膳食习惯，了解与掌握当地的食物资源，比如对超市和农贸市场各种主副食的供应情况、价格变化状况等。选择食物品种应注意来源和品种的多样性，做到有主有副、有粗有细、有荤有素、有干有稀，以保证人体的营养需求。食物调整的基本原则是主食粗细合理安排，合理选择食物原料和烹调方法，菜肴品种、色、香、味、形经常变化，尽量做到一周内不过多重复。

在编制一周食谱时，有些营养素的供给量必须每天都达到需要量，如蛋白质、水溶性维生素等；但有些营养素如维生素 A、钙、铁等只需在一周内平衡，也能满足人体的需要。

（6）贫困地区的居民或素食主义者，在膳食中，优质蛋白质的供给往往不足，同时钙、铁等矿物质，维生素 A、维生素 B_2 的供给也可能不足。若膳食中这些营养素不能达到推荐量的 80%～90%时，则需设法弥补，可在日常膳食中合理利用大豆及其制品，补充优质蛋白质的同时，钙和维生素的供给量也可增加。

4.1.5　食物交换份法设计食谱

在营养配餐过程中，食物交换份法是将常用食物按其所含营养素量的近似值进行归类，计算出每类食物、每份食物所含的营养素值和食物质量，再将每类食物的内容编制成表格，以供配餐时交换使用的一种方法。

与计算法食谱编制相比，食物交换份法特点是简单、实用、易于操作，但不如计算法精确；采用食物交换份法需要以计算法为基础，同时，对食物的营养素分布需有更为详细的了解，因此，需要更多的实践经验。通过食物的同类互换，可以以一日食谱为模本，编制出一周或一月食谱。食物交换份法是完成一周食谱最为简便的方法。

1. 食物归类的方法

（1）根据食物所含类似营养素的量，把常用食物归为四类。

① 含碳水化合物较丰富的谷薯类食物。主要提供碳水化合物、蛋白质及 B 族维生素。

② 含维生素、矿物质和膳食纤维丰富的蔬菜、水果类。主要提供膳食纤维、矿物质、维生素 C 和胡萝卜素。

③ 含优质蛋白质丰富的肉、鱼、乳、蛋、豆类及其制品。主要提供蛋白质、脂肪、矿物质、B 族维生素和维生素 A。

④ 含能量丰富的油脂、食糖和坚果类食物。主要提供能量；植物油还可提供维生素 E 和必需的脂肪酸。

(2) 每个交换份食物所含的主要营养素的量。

列出各类食物每个交换份的质量及能量(该能量由每个交换份特定食物所含三大产能营养素的数量查知)，以及所含的主要营养素的量，见表 4-15。

表 4-15 每个交换份食物所含的主要营养素的量

组别	食品类别	每份质量/g	能量/kcal	蛋白质/g	脂肪/g	碳水化合物/g	主要营养素
谷薯组	谷薯类	25	90	2	—	20	碳水化合物、膳食纤维
蔬果组	蔬菜类	500	90	5	—	17	矿物质、维生素、膳食纤维
	水果类	200	90	1	—	21	
肉蛋组	大豆类	25	90	9	4	4	蛋白质
	乳类	160	90	5	5	6	蛋白质
	肉蛋类	50	90	9	9	—	蛋白质
供能组	坚果类	15	90	4	7	2	脂肪
	油脂类	10	90	—	10	—	脂肪
	食糖类	20	90	—	—	20	蔗糖

注：90 kcal 约合 376 kJ。

(3) 按类别列出各类食物每个交换份的质量，见表 4-16～表 4-22。

表 4-16 谷薯类食品能量等值交换份表

食品名称	质量/g	食品名称	质量/g
大米、小米、糯米、薏米	25	粉条、干莲子	25
高粱米、玉米渣	25	油条、油饼、苏打饼干	25
面粉、米粉、玉米面	25	烧饼、烙饼、馒头	35
混合面	25	咸面包、窝窝头	35
燕麦片、莜麦面	25	生面条、魔芋生面条	35
荞麦面、苦荞面	25	土豆	100
挂面、龙须面	25	湿粉皮	150
通心粉	25	鲜玉米(1 个，带棒子)	200
绿豆、红豆、芸豆、干豌豆	25		

注：每份谷薯类食品提供蛋白质 2 g，碳水化合物 20 g，能量 90 kcal(376 kJ)。根茎类都以净食部分计算。

表 4-17 蔬菜类食品能量等值交换份表

食品名称	质量/g	食品名称	质量/g
大白菜、圆白菜、菠菜、油菜	500	白萝卜、青椒、茭白、冬笋	400
韭菜、茴香菜、茼蒿菜	500	倭瓜、南瓜、菜花	350
芹菜、苤蓝、莴苣笋、油菜薹	500	鲜豇豆、扁豆、洋葱、蒜苗	250
西葫芦、西红柿、冬瓜、苦瓜	500	胡萝卜	200
黄瓜、茄子、丝瓜	500	山药、荸荠、藕、凉薯	150
芥蓝菜、瓢菜	500	茨菰(慈姑)、百合、芋头	100
苋菜、龙须菜	500	毛豆、鲜豌豆	70
绿豆芽、鲜蘑、水浸海带	500		

注:每份蔬菜类食品提供蛋白质 5 g,碳水化合物 17 g,能量 90 kcal(376 kJ)。每份蔬菜都以净食部分计算。

表 4-18 水果类食品能量等值交换份表

食品名称	质量/g	食品名称	质量/g
柿子、香蕉、鲜荔枝	150	李子、杏	200
梨、桃、苹果	200	葡萄	200
橘子、橙子、柚子	200	草莓	300
猕猴桃	200	西瓜	500

注:每份水果提供蛋白质 1 g,碳水化合物 21 g,能量 90 kcal(376 kJ)。每份水果都以市品质量计算。

表 4-19 肉蛋类食品能量等值交换份表

食品名称	质量/g	食品名称	质量/g
热火腿、香肠	20	鸡蛋(1 大个、带壳)	60
肥瘦猪肉	25	鸭蛋、松花蛋(1 大个,带壳)	60
熟叉烧肉(无糖)、午餐肉	35	鹌鹑蛋(6 个带壳)	60
熟酱牛肉、熟酱鸭、大肉肠	35	鸡蛋清	150
瘦猪肉、牛肉、羊肉	50	带鱼	80
带骨排骨	50	草鱼、鲤鱼、甲鱼、比目鱼	80
鸭肉	50	大黄鱼、黑鲢、鲫鱼	80
鹅肉	50	对虾、青虾、鲜贝	80
兔肉	100	蟹肉、水发鱿鱼	100
鸡蛋粉	15	水发海参	350

注:每份肉蛋类食品提供蛋白质 9 g,脂肪 6 g,能量 90 kcal(376 kJ)。除蛋类为食品质量,其余都以净食部分计算。

表 4-20 大豆类食品能量等值交换份表

食品名称	质量/g	食品名称	质量/g
腐竹	20	北豆腐	100
大豆	25	南豆腐(嫩豆腐)	150
大豆粉	25	豆浆	400
豆腐丝、豆腐干、油豆腐	50		

注:每份大豆类食品提供蛋白质 9 g,脂肪 4 g,能量 90 kcal(376 kJ)。

表 4-21 乳类食品能量等值交换份表

食品名称	质量/g	食品名称	质量/g
奶粉	20	牛奶	160
脱脂奶粉	25	羊奶	160
乳酪	25	无糖酸奶	130

注:每份乳类食品提供蛋白质 5 g,脂肪 5 g,能量 90 kcal(376 kJ)。

表 4-22 油脂类食品能量等值交换份表

食品名称	质量/g	食品名称	质量/g
花生油、香油(1 汤匙)	10	芝麻酱	20
玉米油、菜籽油(1 汤匙)	10	花生米、核桃、杏仁	20
豆油、红花油(1 汤匙)	10	葵花籽、南瓜子	30
猪油、牛油、黄油	10	蔗糖	20

注:每份油脂类食品提供脂肪 10 g,能量 90 kcal(376 kJ)。

(4) 根据能量需要量,列出不同能量所需的各类食品交换份数和质量,供编制食谱、配餐选用,见表 4-23。

表 4-23 不同能量所需的各类食品交换份数和质量

一日能量需要量/kcal	交换单位/份	谷薯类		蔬果类		肉蛋类		豆乳类			油脂类	
		质量/g	单位/份	质量/g	单位/份	质量/g	单位/份	豆浆量/g	牛奶量/g	单位/份	质量/g	单位/份
1200	13.5	150	6.0	500	1.0	150	3.0	200	250	2.0	15	1.5
1400	15.5	188	7.5	500	1.0	150	3.0	200	250	2.0	20	2.0
1600	18.0	225	9.0	500 200	1.0+ 1.0	150	3.0	200	250	2.0	20	2.0

（续表）

一日能量需要量/kcal	交换单位/份	谷薯类		蔬果类		肉蛋类		豆乳类			油脂类	
		质量/g	单位/份	质量/g	单位/份	质量/g	单位/份	豆浆量/g	牛奶量/g	单位/份	质量/g	单位/份
1800	20.0	275	11.0	500 200	1.0+ 1.0	150	3.0	200	250	2.0	20	2.0
2000	22.0	325	13.0	500 200	1.0+ 1.0	150	3.0	200	250	2.0	20	2.0
2200	24.5	375	15.0	500 200	1.0+ 1.0	150	3.0	200	250	2.0	25	2.5
2400	27.0	425	17.0	500 200	1.0+ 1.0	150	3.0	200	250	2.0	30	3.0
2600	29.0	475	19.0	500 200	1.0+ 1.0	150	3.0	200	250	2.0	30	3.0
2800	31.0	500	20.0	500 200	1.0+ 1.0	175	3.5	200	250	2.0	35	3.5
3000	33.5	550	22.0	500 200	1.0+ 1.0	175	3.5	200	250	2.0	40	4.0
3200	35.5	588	23.5	500 300	1.0+ 1.5	175	3.5	200	250	2.0	40	4.0

注：本表交换的份数按照蛋白质占总能量的10%～15%、脂肪占20%～30%、碳水化合物占55%～65%的分配比例计算而得，不是固定模式，可根据就餐者的饮食习惯，并参照有关内容加以调整。

2. 食物交换份法实例应用

在熟悉各类食物及各食物中所含蛋白质、碳水化合物、脂肪的情况下，参考各类食物能量等值交换表，配餐时做出具体安排。

例如：瘦肉 50 g＝鸡蛋 60 g＝带鱼 80 g

牛奶 160 g＝奶酪 25 g

例 1：某就餐者的基本情况如下：一位女运动员，为重体力活动水平，22 岁，体型正常。请采用食物交换份法为其编制一日食谱。

准备《中国食物成分表》、计算器、《中国居民 DRIs(2023 版)》；了解就餐者的营养状况、需求和劳动强度。

[步骤 1]确定能量和各类食物交换份数。

体型正常的重体力活动水平的女运动员，一日能量需要量为 2400 kcal，查表 4－23 知，2400 kcal 共需要 27 个食物能量等值交换份，其中谷薯类食物 17 个交换份，蔬果类食物 2 个交换份，肉蛋类食物 3 个交换份，豆乳类食物 2 个交换份，油脂类食物 3 个交换份。

[步骤 2]根据各类食物能量等值交换份表，确定具体食物种类和供给量。

具体到每类食物的选择上，其质量如下：

(1) 谷薯类 17 份：
大米 7 份，25 g×7=175 g
面粉 8 份，25 g×8=200 g
玉米 2 份，25 g×2=50 g
(2) 蔬果类 2 份：
黄瓜 0.2 份，500 g×0.2=100 g
青菜 0.2 份，500 g×0.2=100 g
青椒 0.3 份，400 g×0.3=120 g
丝瓜 0.3 份，500 g×0.3=150 g
梨 0.5 份，200 g×0.5=100 g
西瓜 0.5 份，500 g×0.5=250 g
(3) 肉蛋类 3 份：
鸡蛋 1 份，60 g
瘦猪肉 1 份，50 g
对虾 1 份，80 g
(4) 豆乳类 2 份：
豆腐干 0.5 份，50 g×0.5=25 g
牛奶 1.5 份，160 g×1.5=240 g
(5)油脂类 3 份：豆油 10 g×3=30 g

[步骤 3]根据就餐者的营养素需要，对照所选择的食物，确定一日食物的份数与质量，见表 4-24。

表 4-24　一日食物的份数与质量

组别	食品类别	食物名称	份数	质量/g
谷薯组	谷薯类	大米	7.0	175
		面粉	8.0	200
		玉米	2.0	50
蔬果组	蔬菜类	黄瓜	0.2	100
		青菜	0.2	100
		青椒	0.3	120
		丝瓜	0.3	150
	水果类	梨	0.5	100
		西瓜	0.5	250
豆乳组	大豆类	豆腐干	0.5	25
	乳类	牛奶	1.5	240

（续表）

组别	食品类别	食物名称	份数	质量/g
肉蛋组	肉蛋类	瘦猪肉	1.0	50
		对虾	1.0	80
		鸡蛋	1.0	60
能量组	油脂类	豆油	3.0	30
合计			27	

[步骤 4]将所选择的食物，按能量将每份食物份数大致按 30%、40%、30%分配至一日三餐中，编制一日食谱，见表 4－25。

表 4－25 一日食谱

餐次	食物名称	原料组成	份数	质量/g	烹调方法	注意事项
早餐	牛奶	鲜牛奶	1.5	240	微加热	
	馒头	面粉	4.0	100	蒸	用鲜酵母发酵
		玉米粉	1.0	25		
	拌黄瓜	黄瓜	0.2	100	凉拌	加少量醋
	烹调用油	麻油	0.5	5		
	水果	梨	0.5	100		可在餐后食用
午餐	米饭	大米	7.0	175	煮	
	炒青菜	青菜	0.2	100	炒	
	烹调用油	豆油	0.7	7		
	青椒香干肉片	青椒	0.3	120	炒	
		瘦猪肉	1.0	60		
		豆腐干	0.5	25		
	烹调用油	豆油	0.7	7		
	水果	西瓜	0.5	250		可在餐后食用
晚餐	馒头	面粉	4.0	100	蒸	
		玉米粉	1.0	25		
	丝瓜炒蛋	丝瓜	0.3	150	炒	
		鸡蛋	1.0	60		
	烹调用油	豆油	0.6	6		
	红烧对虾	对虾	1.0	80	烧	
	烹调用油	豆油	0.5	5		

任务 4.2 评价调整营养食谱

营养配餐

任务引入

作为一名营养配餐员，评价一日食谱。

1. 食谱的综合评价内容

食谱的综合评价涵盖对食物和营养素的质和量的分析和评价，主要包括以下几个方面。

(1) 食谱的能量和营养素计算。通过对食谱的能量和营养素计算，与食谱的DRIs中的参考摄入量或适宜摄入量进行比较，检查是否达到要求。

(2) 食物种类和比例评价。最常用的评价是食物品种和数量是否充足，食谱中所含四大组食物是否齐全，是否做到了食物种类多样化，各类食物的量是否充足。

(3) 三种产能营养素(蛋白质、脂肪、碳水化合物)的供能比例是否合适，动物脂肪是否过量。

(4) 优质蛋白质占总蛋白质的比例是否合适，蛋白质互补作用是否得以运用，主要微量营养素来源如何。

(5) 三餐能量分配比例是否合理，早餐是否保障了能量和蛋白质的供应。

(6) 烹调方法是否合适，是否做到了营养损失率和数量损失率较低甚至最低。

2. 食谱是否科学、合理

(1) 膳食结构分析。按类别将食谱中食物归类排序，并列出每种食物的数量，判断食物种类是否齐全，并与中国居民平衡膳食宝塔(2022)进行对比分析，判断是否适宜。

(2) 计算食谱的营养素含量。从食物成分表中查出每100 g食物所含营养素的量，计算出每种食物所含营养素的量，计算公式：

食物中某营养素含量＝食物质量(g)×可食部分比例×100 g食物中营养素含量÷100

(3) 评价营养素含量。将所有食物中的各种营养素分别累计相加，计算出一日食谱中三大产能营养素及其他营养素的量。将计算结果与中国营养学会制定的《中国居民DRIs(2023版)》中同年龄、同性别人群水平比较，进行评价。主要包括：①哪些营养素大致符合要求；②哪些营养素摄入明显不足或过量；③采用调整食物类别或增减食物摄入量，使营养素摄入平衡。

(4) 分析能量来源。根据产能营养素的产能系数，分别计算出蛋白质、脂肪、碳水化合物提供的能量以及占总能量的比例。

(5) 分析蛋白质来源。将来自动物性食物及豆类食物的蛋白质累计相加，得出优质蛋白质占总蛋白的比例。

(6) 计算三餐能量分配。将早、午、晚三餐的食物提供的能量分别按餐次累计相加，得到每餐摄入的能量，除以全天摄入的总能量，即得到每餐提供能量占全天总能量的比例。

(7) 调整烹调方法。烹调方法可以调整油、食盐、糖的用量，也能够对味道进行调整，避免油炸等。

3. 烹饪与营养素损失相关知识

一般食物从生到熟都有一个变化，一方面是质量变化，另一方面是营养素含量的变化。

(1) 质量保留率，反映了烹调过程中，食物总质量的变化(水分、蛋白质、碳水化合物、脂肪等）。

(2) 营养素损失率，直接反映了烹调中食物中维生素、矿物质等营养素含量变化的情况。其有两种计算方法，分别为表观保留率和真实保留率。

表观保留率＝食物烹调后某种营养素含量（mg）÷食物原料中该种营养素含量（mg）×100％

真实保留率＝表观保留率×质量保留率

＝［食物烹调后某种营养素含量（mg）×烹调后食物的质量（g）］÷［食物原料中该种营养素含量（mg）×烹调前食物的质量（g）］×100％

4. 食谱评价与调整实例

例 1：以 15 岁男生（为轻体力活动水平）一日食谱为例，对该食谱进行综合分析和评价。

准备《中国食物成分表》、计算器、《中国居民 DRIs（2023 版）》、膳食营养素计算表、一日食谱，见表 4－26。

表 4－26 15 岁男生的一日食谱

餐次	食物名称	原料组成	可食部质量/g
早餐	面包	面粉	150
	火腿	火腿	25
	牛奶	牛奶	250
	水果	苹果	100
午餐	青椒肉片	青椒	100
		瘦猪肉	45
		植物油	6
	熏干芹菜	熏干	30
		芹菜	100
		植物油	5
	馒头	面粉	150
晚餐	西红柿炒鸡蛋	西红柿	125
		鸡蛋	50
		植物油	5
	韭菜豆腐汤	韭菜	25
		豆腐	30
		植物油	3
	米饭	大米	125

［步骤 1］膳食结构分析。

按类别将食谱中食物归类排序，并列出每种食物的数量，见表 4－27，与中国居民平衡膳食宝塔(2022)比较分析是否适宜。

表 4-27 食谱中食物种类及数量

食物类别	原料及质量	质量总计/g
谷类薯类	面粉 150 g、面粉 150 g、大米 125 g	425
蔬菜水果类	青椒 100 g、芹菜 100 g、西红柿 125 g、韭菜 25 g、苹果 100 g	450
禽畜肉及鱼虾类	火腿 25 g、瘦猪肉 45 g	70
蛋类	鸡蛋 50 g	50
豆类及其制品	熏干 30 g、豆腐 30 g	13.5+6.9≈20
奶类	牛奶 250 g	250
纯能量食物	植物油 19 g	19

注:查食物成分表知豆腐干(熏干)、豆腐的蛋白质含量分别为 15.8%、8.1%,则
熏干 30 g 等同的黄豆量=30 g×15.8%÷35.1%≈13.5 g
豆腐 30 g 等同的黄豆量=30 g×8.1%÷35.1%≈6.9 g

分析:膳食结构较为合理,满足了食物的多样化;动物性食物中,无鱼虾类摄入;水果只有一种,且摄入量偏低。依据宝塔建议补充鱼虾类食物的摄入,并增加水果的品种和数量。

[步骤 2]计算食谱的营养素含量。从食物成分表中查出每 100 g 食物所含营养素的量,算出每种食物所含营养素的量,计算公式:

食物中某营养素含量=食物质量(g)×可食部分比例×100 g 食物中营养素含量÷100

计算出所有食物提供的营养素含量并累计相加,得到该食谱提供的能量和营养素如下。

能量 2227.4 kcal,蛋白质 80.1 g,脂肪 56.1 g(22.7%),碳水化合物 373.3 g,钙 592.5 mg,铁 21.7 mg,维生素 A 441.2 μgRAE,维生素 C 117.8 mg,维生素 B_1 1.6 mg。

[步骤 3]评价营养素含量。将营养素含量计算结果与《中国居民 DRIs(2023 版)》中同年龄、同性别人群水平比较,进行评价,见表 4-28。

表 4-28 膳食营养素摄入量评价表

项目	能量/kcal	蛋白质/g	脂肪/g(%E)	钙/mg	铁/mg	维生素 A/μgRAE	维生素 C/mg	维生素 B_1/mg
摄入量	2227.4	80.1	56.1(22.7%)	592.5	21.7	441.2	117.8	1.6
推荐摄入量	2500	75	20%~30%	1000	16	820	100	1.6
占推荐量百分比/(%)	89.10	106.8	范围内	59.25	135.63	53.80	117.8	100

分析:参考 14 岁男生每日膳食营养素推荐摄入量中 RNI 或 AI 数值,该食谱提供的能量、蛋白质、脂肪、铁、维生素 C、维生素 B_1 基本符合要求,钙、维生素 A 不足。钙可通过适当增加奶制品及豆制品的摄入来弥补,维生素 A 可通过每周增加 1~2 次动物肝脏来弥补。

[步骤 4]分析能量的来源。膳食能量来源分配,见表 4-29。

蛋白质提供能量占总能量比例=80.1 g×4 kcal/g÷2 227.4 kcal×100%≈14.4%

脂肪提供能量占总能量比例=56.1 g×9 kcal/g÷2 227.4 kcal×100%≈22.7%

碳水化合物提供能量占总能量比例=100%-14.4%-22.7%=62.9%

表 4-29　膳食能量来源分配

项目	蛋白质	脂肪	碳水化合物
适宜的能量来源分配/(%E)	12～14	20～30	50～65
实际的能量来源分配/(%E)	14.4	22.7	62.9

分析:与 14 岁青少年适宜的能量来源分配比较,该食谱蛋白质、脂肪、碳水化合物的供能比例适宜。

[步骤 5]分析蛋白质的来源。将来自动物性食物及豆类食物的蛋白质累计相加,得 33.6 g,食谱中总蛋白质含量为 80.1 g,可以算得:

动物性及豆类蛋白质占总蛋白质比例=33.6 g÷80.1 g×100%≈41.9%

分析:优质蛋白质占总蛋白质的比例超过 1/3,接近一半,可认为优质蛋白质的供应量比较适宜。

[步骤 6]计算三餐能量分布。将早餐、午餐、晚餐的所有食物提供的能量分别按餐次累计相加,得到每餐摄入的能量,除以全天摄入的总能量即得到每餐供能比。

早餐供能比:835.3 kcal÷2 227.4 kcal×100%≈37.5%

午餐供能比:761.1 kcal÷2 227.4 kcal×100%≈34.2%

晚餐供能比:631.0 kcal÷2 227.4 kcal×100%≈28.3%

分析:三餐供能比与比较适宜的餐供能比 30%、30%～40%、30%～40%比较,早餐供能比偏高,晚餐供能比偏低,须将早餐部分能量密度高的食物调整到晚餐。

[步骤 7]评价烹饪方法。该食谱主食运用了蒸、煮等方式,副食采取了炒、煮、烧等方法;菜肴的味型大多属辣咸味、香咸味、酸咸味,味型较为丰富。

综合以上得出评价:该食谱食物种类较为齐全,考虑了优质蛋白质的供应,但三餐能量分配上,早餐供能偏高,晚餐供能偏低,存在部分营养素(如钙、维生素 A)数量不足,稍做调整就是一份较为科学合理的学生营养食谱。

项目 4
知识拓展

项目小结

本项目内容阐述了制作营养食谱的步骤,包括确定食谱使用者的营养素供给目标,明确各餐中的营养素分配和能量的营养素分配比例,确定各大类食物的比例,确定具体食物品种和烹调方法等。制作营养食谱可以利用平衡膳食宝塔和食物交换份法,也可以利用食物营养成分表进行精确的数据计算。在为群体进行营养配餐时,应当注意群体的均匀性,探索给所有人提供营养餐的简便可行方式。

大致设计出一份食谱之后，首先要开展定量考查，确定其食物的多样性、可接受性和可获得性，然后可以用计算法对其营养平衡进行检验，如果数据不理想则需进行调整，修改食物的品种和数量，直至达到理想范围。营养素的计算可以使用软件，但初学者应当首先从手算开始。

项目 4
思考复习

项目5　设计普通人群食谱

项目描述

项目四介绍了制作营养食谱的基本方法。然而，即便同为健康人，不同性别、不同年龄、不同生理状态的人，营养需求特点也存在很大差异。要制作符合不同人群需求的营养配餐食谱，就需要熟知这些人群的特殊营养需求。DRIs中的不同健康人群的营养素供应参考标准，可以作为食谱设计的数量基础。

本项目将详细介绍孕妇、乳母、婴幼儿、青少年、老年人的食谱制作要点。

学习目标

1. 知识目标

(1) 熟知特殊生理状况人群的营养特点。

(2) 明晰不同生理状况人群配餐差异。

(3) 领会不同生理状况人群配餐原则。

2. 能力目标

(1) 能够运用计算法为特定人群设计一日营养食谱。

(2) 能够运用食物交换份法为特定人群设计营养食谱。

(3) 能够完成特殊生理状况人群的营养调整。

3. 思政目标

通过调查、学习、设计不同人群的营养食谱，培养学生合理营养、健康饮食、积极向上的生活习惯及价值观。

任务 5.1 设计孕妇食谱

任务引入

能够设计孕妇食谱。

孕妇是指处于妊娠状态的人群。在孕期，妇女不仅要维持自身的营养状况，还要通过胎盘转运、供给胎儿生长发育所需营养。经过 280 天的孕育，让肉眼看不见的受精卵发育为成熟的新生儿，这对母体的营养供应是一个很大的考验。孕期胎儿的生长发育、母体乳腺和子宫等生殖器官的发育以及为分娩后乳汁分泌进行必要的营养储备，都需要额外的营养。因此，妊娠期妇女膳食应在非孕妇女的基础上，根据胎儿生长速率及母体生理和代谢的变化进行适当调整。

5.1.1 孕期的生理特点

孕期妇女的生理变化很大，主要表现为蛋白质合成代谢加强，身体水分增多，肾脏排泄负担加重，胃肠功能也出现变化。

孕期前 3 个月为孕早期。此时受孕激素分泌增加的影响，消化道平滑肌张力减弱、蠕动变慢，胃排空延缓，消化液分泌减少，消化能力下降。胃贲门括约肌松弛，使食管反流，引起“烧灼感”，或引起反胃、呕吐等早孕反应。孕晚期胎儿及相关组织的压迫，使胃肠舒张空间减小，肠道运动能力下降，此期孕妇易出现便秘。

血容量自妊娠 6～8 周开始增加，至 32～34 周达到高峰，增加量约为 1 450 mL。由于血液被稀释，孕妇容易出现生理性贫血；由于水溶性维生素和矿物质浓度降低，孕妇容易产生疲倦感。

为了有效清除胎儿和母体所产生的代谢废物，孕期肾小球滤过率增加，但肾小管的重吸收能力未相应增加，尿中葡萄糖、氨基酸和水溶性维生素代谢产物排出量增加。

从妊娠中期开始，孕妇的耗氧量增加 10%～20%，肺通气量约增加 40%，有过度通气现象，以便供给孕妇及胎儿所需的氧，排出胎儿血液中的二氧化碳。

5.1.2 孕期的营养需求

由于胎儿和母体孕育相关组织的生长，母体的合成代谢增强，对蛋白质和多种营养素的需求量增加 50%，碘需求量增加 92%。其他营养素的需求量也均有提升，如在孕晚期，维生素 B_1 和维生素 B_2 供应量需要增加 25%，铁增加 45%，钙增加 25%。

孕期各阶段的主要关注点略有差异，但总体目标是在避免体重过度增长和预防妊娠糖尿病的前提下，保证各种营养素供应充足。除能量外，其他营养素目标均可按 DRIs 安排。

1. 孕早期

孕早期为妊娠第 1～3 个月，胎儿尚小，此时无须增加能量和蛋白质供应。由于孕妇食欲下降，消化能力减弱，常见呕吐等妊娠反应，应首先保证摄入富含碳水化合物的主食和水果等食物，每日摄入至少含 130 g 碳水化合物的食物，特别是淀粉类主食，以预防发生酮症影响胎儿神经系统发育,减少母体蛋白质的分解,并维持正常的抗病能力。同时,需要补充叶酸以预防神经管畸形。

2. 孕中期

孕中期为妊娠第 4～6 个月,此时胎儿和母体器官生长加快,母体食欲恢复,消化能力增强,应开始增加能量和蛋白质供应,且优质蛋白质应占膳食总蛋白质的 50%以上,同时,对其他各种营养素的需求也随之增大。由于血液扩容在此时达到高峰,应供应充足的铁以预防贫血。同时,为了预防妊娠糖尿病和产后体重滞留,也要提升食物的营养素密度,适度控制主食的血糖反应,预防体重过快增长。

3. 孕晚期

孕晚期为妊娠第 7～9 个月,此时胎儿生长速度加快,脑细胞分裂加速,对 DHA 的需要量迅速增加。孕 28 周左右胎儿的骨骼开始钙化,对钙的需求增加。孕晚期也是胎儿肝脏储存铁的主要时期,故对铁的需求量很大。同时,胎儿在最后 3 个月中形成皮下脂肪,对能量的需求增加。对各种维生素的需求也均达到孕期最高峰。

一方面,孕晚期营养供应不足会延缓胎儿的发育,并增大早产儿、低体重儿出生的风险。另一方面,由于激素变化的影响,孕晚期胰岛素敏感性下降,需要控制食物的血糖反应,并避免能量摄入过度导致体重增加过多。

不同孕期对宏量营养素、矿物质、维生素的需求如表 5-1～表 5-3 所示。

表 5-1 孕期不同阶段宏量营养素的摄入不同

孕期	能量/kcal	蛋白质/g	总碳水化合物/(%E)	总脂肪/(%E)
早	—	—	50～65	20～30
中	+300	+15	50～65	20～30
晚	+450	+30	50～65	20～30

表 5-2 孕期不同阶段部分矿物质元素的 RNI 或 AI

孕期	钙 RNI /mg	磷 RNI /mg	钾 AI /mg	钠 AI /mg	镁 RNI /mg	铁 RNI /mg	碘 RNI /μg	锌 RNI /mg	硒 RNI /μg
早	800	720	2 000	1 500	370	20	230	9.5	65
中	1 000	720	2 000	1 500	370	24	230	9.5	65
晚	1 000	720	2 000	1 500	370	29	230	9.5	65

表 5-3 孕期不同阶段维生素的 RNI 或 AI

孕期	维生素 A RNI/μgRAE	维生素 D RNI/μg	维生素 E AI/mgα-TE	维生素 B_1 RNI/mg	维生素 B_2 RNI/mg	维生素 B_6 RNI/mg	维生素 B_{12} RNI/μg
早	700	10	14	1.2	1.2	2.2	2.9
中	770	10	14	1.4	1.4	2.2	2.9

（续表）

孕期	维生素 A RNI/μgRAE	维生素 D RNI/μg	维生素 E AI/mgα-TE	维生素 B_1 RNI/mg	维生素 B_2 RNI/mg	维生素 B_6 RNI/mg	维生素 B_{12} RNI/μg
晚	770	10	14	1.5	1.5	2.2	2.9
孕期	维生素 C RNI/mg	泛酸 AI/mg	叶酸 RNI/μgDFE	烟酸 RNI/mg NE	胆碱 AI/mg	生物素 AI/μg	
早	100	6.0	600	12	420	40	—
中	115	6.0	600	12	420	40	—
晚	115	6.0	600	12	420	40	—

5.1.3 孕期的合理膳食及食谱设计

由于孕期不同阶段和不同孕妇的营养需要差别较大，应制作个体化的营养食谱。但各种食谱的共性要点如下。

（1）保证足够的叶酸摄入。整个孕期应口服叶酸补充剂 400 μg/d，在食欲许可的前提下，每天摄入至少 1 种深绿色叶菜。

（2）保证足够的铁摄入。在食欲许可的前提下，特别是孕中晚期，每周吃 1～2 次动物内脏或动物血，每天进食瘦肉。

（3）保证足够的碘摄入。除正常使用加碘食盐外，每周至少吃 1 次含碘丰富的海产食物，如海鱼、海虾、海带、紫菜等。

（4）保证充足的 ω-3 脂肪酸摄入。孕晚期每周最好安排食用 2～3 次深海鱼类，平均每日鱼类摄入量至少达到 75 g。

（5）孕期全程应尽量避免摄入酒精、咖啡、浓茶和含糖饮料。

（6）提升食物营养素密度和食品安全性，尽量避免摄入油炸、熏烤等含有害物质的食物。食材可优先选用有机、绿色认证产品和无公害的新鲜天然食品。

孕期不同阶段的食谱制作要点分述如下。

1. 孕早期

孕早期是胚胎各组织器官分化、形成的关键时期，也是母体发生适应性生理变化的阶段。这一时期内，母体良好的营养状况对于胎儿的正常生长发育至关重要。尽管在这一时期胎儿生长缓慢，母体体重增加并不明显，所需的能量与怀孕前基本相同，然而，大部分人都会出现不同程度的妊娠反应，如呕吐、厌食、挑食、口味变化等，影响了对营养素的摄取。这时应鼓励孕妇尽量在呕吐不严重时坚持进食，选择营养丰富、容易消化的食物，尤其是富含淀粉的谷物、水果以及蔬菜、乳制品等。烹调方式也应尽量选择蒸、煮、炖等，力求食物清淡爽口，软烂易消化；少放油盐和刺激性调味品；少用煎炸、爆炒、烧烤等烹调方式。在不影响身体健康的原则下，尽量照顾个人的饮食习惯和嗜好。孕早期一天食物摄入量参考平衡膳食宝塔。

2. 孕中期

孕中期是胎儿迅速发育，母体体重迅速增长的时期。在这一时期，胎儿组织器官发育虽未成熟，但已具备一定功能，所需的营养物质迅速增多。母体开始储存蛋白质、脂肪、钙、铁等，母体对能量和各种营养素的需要比孕早期有显著增长。同时，孕妇妊娠反应逐渐减轻或消失，食欲趋于好转，因此更需要合理安排膳食。孕中期的食物种类应当更加多样化。为了保证充足的能量供应，主食的摄入量应当增加，除了大米、面粉等常见的谷物食物，还可以搭配一些杂粮，如小米、玉米、燕麦等，以丰富膳食纤维的来源，缓解孕期因肠道蠕动减缓、食物在肠道中停留太久导致的便秘。该时期孕妇还应多摄入瘦肉、鱼、蛋等动物性食品，以获取优质的蛋白质和长链多不饱和脂肪酸。每日都应补充乳制品和豆制品，最好还可以加上虾皮、绿叶蔬菜等，以获得更充足的钙质，预防孕妇抽搐、盗汗等缺钙症状的发生。烹调用的油脂应尽量选择植物油，以补充不饱和脂肪酸，同时，也可以选择一些富含必需脂肪酸的坚果类食品。如花生、核桃、腰果、葵花籽等。在餐次分配上，除了固定的一日三餐，还可以在上午和下午各加一餐。孕中期一天食物建议量见表 5-4。

表 5-4 孕中期一天食物建议量

食物类别	质　量
谷类，薯类	谷类 200～250 g，薯类 75 g，全谷物和杂豆不少于 1/3
蔬菜类	400～500 g，其中有色蔬菜占 2/3 以上
水果类	200～300 g
鱼、禽、蛋、肉类(含动物内脏)	150～200 g
牛奶	300～500 g
大豆，坚果	20 g，10 g
烹调油	25 g
加碘食盐	5 g
饮水量	1 700 mL

3. 孕晚期

孕晚期，胎儿生长更为迅速，母体也处于基础代谢和组织增长高峰时期，这一时期要保证能量和营养素的供给。孕妇体重快速增长，活动量减少，血容量达到高峰值，血脂水平较高，母体各器官负荷加大。同时，随着子宫体积增大，挤占腹腔空间，孕妇消化道容积日益减小，此时应当建议孕妇少食多餐，每日餐次可增加到 5 次以上。孕晚期一天食物建议量见表 5-5。

表 5-5 孕晚期一天食物建议量

食物类别	质　量
谷类，薯类	谷类 225～275 g，薯类 75 g，全谷物和杂豆不少于 1/3
蔬菜类	400～500 g，其中有色蔬菜占 2/3 以上
水果类	200～350 g

（续表）

食物类别	质　量
鱼、禽、蛋、肉类（含动物内脏）	175～225 g
牛奶	300～500 g
大豆，坚果	20 g，10 g
烹调油	25 g
加碘食盐	5 g
饮水量	1 700 mL

例 1：怀孕 25 周的赵某，27 岁，身高 165 cm，体重 70 kg，孕前体重 55 kg，请为她设计一份营养食谱。

[步骤 1]确定孕妇基本状况。孕中期，轻体力劳动，孕前体重正常。

[步骤 2]确定孕妇每日营养目标。根据孕妇基本状况，查阅《中国居民 DRIs（2023 版）》，见表 5－6。

表 5－6　孕妇能量及其他营养素需要量

项　目	数　值
能量/kcal	1 800＋300
蛋白质/g	55＋15
总脂肪/（%E）	20～30
钙/mg	1 000
铁/mg	24
维生素 A/μgRAE	770
维生素 C/mg	115

[步骤 3]计算相关数值。脂肪＝能量（kcal）×脂肪占总能量百分比（20%～30%）÷脂肪的产能系数＝2 100×25%÷9≈58 g

碳水化合物＝[能量（kcal）－蛋白质提供能量（kcal）－脂肪提供能量（kcal）]÷碳水化合物的产能系数＝（2 100－70×4－2 100×25%）÷4≈324 g

[步骤 4]确定餐次比。孕妇餐次可设置为三餐三点制，早餐、早点占 30%，午餐、午点占 40%，晚餐、晚点占 30%。

[步骤 5]确定主副食数量。分别挑选早餐、午餐、晚餐的主食和副食，考虑食物的多样性，口味宜清淡。

[步骤 6]设计食谱，孕妇一日食谱见表 5－7。

表 5-7 孕妇一日食谱

餐次	食物名称	可食部原料及质量
早餐	赤豆大米粥	赤豆 10 g、大米 25 g
	馒头	面粉 50 g
	荷包蛋	鸡蛋 60 g
	虾皮拌黄瓜	黄瓜 75 g、虾皮 10 g、香油 1 g
早点	牛奶	牛奶 200 g
	核桃仁	核桃仁 15 g
午餐	杂粮饭	大米 100 g、黑米 50 g
	西红柿土豆炖牛腩	牛腩 50 g、土豆 100 g、西红柿 50 g、植物油 7 g
	炝炒莜麦菜	莜麦菜 100 g、植物油 8 g
午点	橘子	橘子 100 g
	酸奶	酸奶 150 g
晚餐	小米粥	小米 25 g
	花卷	面粉 100 g
	海带肉末汤	猪瘦肉 50 g、海带 50 g、植物油 4 g
	蘑菇菜心	蘑菇 100 g、油菜 100 g、食用油 8 g
晚点	苹果	苹果 100 g

[步骤 7]食谱营养成分计算及评价，列出食谱提供营养素评价表，见表 5-8。

表 5-8 食谱提供营养素评价表

项目	能量 /kcal	蛋白质 /g	脂肪 /(%E)	钙 /mg	铁 /mg	维生素 A /μgRAE	维生素 C /mg
摄入量	2 261	87.1	25.2	855	19.4	542	127
目标量	2 100	70	20～30	1 000	24	770	115
百分比/(%)	107.7	124.4	范围内	85.5	80.8	70.4	110.4

[步骤 8]食谱的调整。根据能量、各种营养素膳食参考摄入量以及餐次比，查找食谱提供的营养素与预定目标的差距，相差在±10%可认为基本符合要求。因此针对钙、铁元素的不足，可将早餐的馒头换为瘦肉菠菜包，而午点的酸奶可再增加 50 g。针对蛋白质摄入偏高，则可将中午的杂粮饭中大米减少 50 g，晚餐海带肉末汤里的肉末减少 25 g。而维生素 A 为脂溶性维生素，一周平均摄入量达到标准即可。

5.1.4 孕妇饮食禁忌

尽管孕妇膳食应注重食物多样性，但有些食品可能影响胎儿及母体的健康和安全，应当控制或尽量避免食用。

（1）高钠食品，包括火腿、方便面、腌制的蔬菜、咸鱼、盐水鸭、部分酱料等。由于钠元素的过量摄入可能引发水肿、妊娠期高血压及心脏病的发生。因此，孕妇应尽量减少食用高钠食品。同时，在菜肴烹饪过程中也应注意不可过量使用食盐。

（2）刺激性食物，如葱、姜、蒜、辣椒、芥末等。这些辛辣食物中某些成分可随血液循环进入胎儿体内，给胎儿造成刺激，不利于胎儿的正常发育，应尽量少吃。

（3）咖啡、茶及可乐等饮料。咖啡因会导致胎儿发育迟缓，碳酸饮料具有脱钙作用，可导致孕妇钙质流失，加剧抽搐等缺钙症状；孕妇应尽量避免饮用咖啡、浓茶和可乐。

5.1.5 中国居民膳食指南孕妇膳食核心建议

（1）保证孕期体重适宜增长。

（2）常吃含铁丰富的食物，选用碘盐，合理补充叶酸和维生素 D。

（3）孕吐严重者少食多餐，保证摄入含必要量碳水化合物的食物。

（4）孕中晚期适量增加奶、鱼、禽、蛋、瘦肉的摄入。

（5）经常户外活动，禁烟酒，保持健康生活方式。

（6）愉快孕育新生命，积极准备母乳喂养。

任务 5.2 设计乳母食谱

任务引入

能够设计乳母食谱。

哺乳期是指分娩后开始泌乳直至断乳之间的时间，包括产褥期及后续母乳喂养的时间段。WHO 推荐母乳喂养至婴幼儿 2 岁或更久，因此，哺乳期可长达 2 年或更长。

分泌乳汁是哺乳期妇女最主要的生理特征。乳母营养合理不仅有助于自身器官和系统功能的恢复，还能促进婴幼儿早期发育，甚至修正孕期宫内环境不良对子代发育的影响，为子代儿童期乃至成人期健康奠定良好的发育起源。

在正常分娩情况下，外生殖道需要十几天的时间、子宫大约需 42 天方能恢复，而子宫内膜的完全复原需要 56 天左右，这个修复过程即为产褥期。我国一般将产后第一个月作为产褥期，期间产妇会得到特别的照顾，俗称坐月子。在与现代生活实际和营养科学有机结合的前提下，这是一个有利于女性健康的文化传统。

5.2.1 乳母的生理特点

乳母处于哺乳期，这是女性一生当中营养素需求量最大的时期。乳母一方面要修复自身组织和器官，另一方面要担负泌乳与哺育婴儿的重任，每天分泌乳汁需要消耗水分、能量和多种营养素，这些都需要通过膳食来满足。

刚分娩的几天之内产妇体力较弱，此后由于孕激素水平下降，胎儿的物理压迫解除，消化系统功能逐渐恢复，食欲也逐渐上升。产后可根据产妇消化能力，从供应半流食过渡到供应柔软清淡食物。产后几天中，乳汁分泌数量少，婴儿食量小，同时由于产后体液总量增加，暂时不需要摄入过多汤水。产后数日恢复正常食欲和消化功能后，即可进食正常饭菜。随着泌乳量的增加，产妇对水分的需求增加，液体食物和水的摄入量也应随之增加。

产褥期母体需要弥补失血损失，并修复受伤的组织，故需要蛋白质、较多的铁和 B 族维生素的供应。当子宫复原之后，又暂时没有月经时，母体对铁的需要量下降。但只要处于哺乳状态，母体对蛋白质、钙和多种维生素的需求量就保持在高水平。因此，对哺乳母亲的饮食照顾绝不能随着产褥期结束而结束，而要持续到整个哺乳期结束。

哺乳期母体的营养状况与乳汁的数量和质量紧密相关，应特别注意从膳食中补充蛋白质和水溶性维生素等营养素，因为 B 族维生素和维生素 C 供应不足时，乳汁中的含量随之下降。但乳汁中的蛋白质、钙和乳糖的含量较为稳定，如母亲膳食供应不足，则消耗母体组织来供应乳汁制造。故而膳食营养不足可能影响到母体的健康，如钙的过度消耗会导致乳母的骨钙损失，增加未来提前患骨质疏松的风险。

5.2.2 乳母的营养需求

哺乳期的能量和各营养素供应目标值大多高于孕期。

1）能量

乳母在产后 6 个月中每日泌乳量平均为 800 mL，耗能超过 500 kcal。由于食物能量转化为母乳能量的效率约为 80%，每日需要增加约 650 kcal 的能量。其中一部分可以通过消耗母体储备的脂肪来供应，故膳食部分可在未孕女性能量需求（1 800 kcal）基础上额外提供约 500 kcal 的能量，达到 2 300 kcal。如产妇身体脂肪过多，体力活动也较少，或泌乳量不足实施混合喂养，则可适当降低能量供应目标，但不宜低于 1 800 kcal。

2）蛋白质

成熟乳中蛋白质含量约为 1.16 g/100 g，产后 6 个月内母乳的平均日分泌量为 750 mL。考虑到以植物性食物为主的膳食结构蛋白质生物利用率略低，故乳母蛋白质的每日推荐摄入量在孕前基础上增加 25 g，达到 80 g。

3）脂肪

与未孕成年女性相比，乳母的能量摄入增加，膳食脂肪摄入量也随之增加，但脂肪供能比仍以 20%～30%为宜。脂肪中宜含有至少 600 mg 的 α-亚麻酸和 200 mg 的 DHA。

4）碳水化合物和膳食纤维

乳母的碳水化合物供能比推荐值和孕前相同，仍为 50%～65%。按 50%计算，2 300 kcal

膳食能量对应的碳水化合物平均日摄入量为287.5 g。膳食纤维能够促进肠道蠕动，改善产后由于身体活动较少带来的便秘问题，还有利于肠道益生菌的增殖。乳母的膳食纤维建议日摄入量为25～30 g。

5）维生素

乳汁中维生素A、维生素B_1、维生素B_2、维生素B_6、维生素C等维生素的含量与乳母膳食中它们的供应量密切相关，故应每日充足供应。维生素A不足可能影响婴儿的免疫功能发育，而维生素B_1严重缺乏可能造成婴儿脚气病。在孕前标准的基础上，维生素A、维生素B_1和维生素B_2需每日分别增加600 μgRAE、0.3 mg和0.3 mg。除此之外，还需要增加相当于3 mg α-TE的维生素E和5 μg维生素K。维生素D在乳汁中含量很低，供应值无须增加，但如果乳母存在维生素D水平低下的情况，则适度补充维生素D有利于保证哺乳期间的钙利用。

6）矿物质

哺乳期女性最需要关注的矿物质是钙。乳汁富含钙，每日从乳汁中排出的钙量为150～230 mg/d。虽然哺乳期间女性的尿钙排出量显著降低，肠道的钙吸收率也有所增加，但仍需每日增加至少200 mg膳食钙，以满足泌乳的额外钙需求，避免乳母的骨钙损失。除此之外，碘对于婴儿的神经发育和蛋白质合成具有重要意义，膳食碘不足会影响乳汁的碘含量。故乳母碘的日推荐摄入量为未孕女性的2倍，达到240 μg。母乳中铁含量极少，故铁的日推荐摄入量仅比孕前增加4 mg。

乳母哺乳期对能量营养素、矿物质、维生素的需求如表5-9～表5-11。

表5-9 哺乳期EER、蛋白质RNI及宏量营养素可接受范围

项目	能量/kcal	蛋白质/g	总碳水化合物/(%E)	总脂肪/(%E)
数值	+500	+25	50～65	20～30

表5-10 哺乳期部分矿物质元素的RNI或AI

项目	钙RNI /mg	磷RNI /mg	钾AI /mg	钠AI /mg	镁RNI /mg	铁RNI /mg	碘RNI /μg	锌RNI /mg	硒RNI /μg
数值	1000	720	2400	1500	330	24	240	12	78

表5-11 哺乳期部分维生素的RNI或AI

项目	维生素A RNI/μgRAE	维生素D RNI/μg	维生素E AI/mgα-TE	维生素B_1 RNI/mg	维生素B_2 RNI/mg	维生素B_6 RNI/mg	维生素B_{12} RNI/μg
项目	1300	10	17	1.5	1.5	1.7	3.2
数值	维生素C RNI/mg	泛酸 AI/mg	叶酸RNI /μgDFE	烟酸RNI /mg NE	胆碱 AI/mg	生物素 AI/μg	
数值	150	7.0	550	15	520	50	

5.2.3 乳母营养对泌乳的影响

影响乳母乳汁分泌的因素固然有遗传、内分泌等客观原因，然而乳母的饮食、营养状况也是影响泌乳的重要因素之一。通常情况下，乳汁分泌量在产后逐渐增多。一位营养状况良好的乳母，每日可分泌乳汁 800～1 000 mL。但如果能量摄入极低，乳量可减少到正常的 40%～50%。一般认为，乳母营养状况对乳量的影响比乳质更加敏感，乳母摄入能量及其他营养素，尤其是宏量营养素较低尚未影响乳质时，往往先影响到乳量。乳汁中的营养成分是通过母体从膳食中摄取或动用母体内储备的营养素，一旦乳母营养不良影响到乳量和乳质，不仅无法满足婴儿生长发育的需要，还会影响乳母身体状况。因此，合理安排乳母的膳食，确保充足的营养供应，对于母亲和婴儿的健康都十分重要。乳母微量营养素缺乏和补充对婴儿的影响见表 5-12。

表 5-12 乳母微量营养素缺乏和补充对婴儿的影响

营养素	乳母缺乏微量营养素对婴儿的影响	乳母补充微量营养素对婴儿的影响
维生素 A	血清视黄醇低，视力发育迟缓	大剂量补充后血清视黄醇上升，肝脏开始储备，可用 2～3 个月
维生素 D	影响钙质吸收，佝偻病风险上升	如剂量大于 20 IU/d，血清中 25-OH-D3 含量上升
维生素 B_1	维生素 B_1 缺乏症	症状消失
钙	骨矿物质下降，影响骨骼发育	未知
硒	血浆和红细胞中硒含量下降	未知

5.2.4 乳母的合理膳食及食谱设计

哺乳期包括产褥期和产褥期之后的持续哺乳阶段。各地民俗中的月子饮食存在诸多传统食物禁忌和饮食限制，例如增加汤水供应，增加蛋类、肉类、鱼类供应，吃小米、红豆等，这些都是有利于营养供应的。然而，某些地区不允许乳母吃水果和蔬菜等，这不利于产妇健康和哺乳质量的提升。

1. 产褥期妇女膳食建议

(1) 全面认识月子膳食的健康效用，摆脱月子饮食误区的干扰。

(2) 产后头几天膳食宜清淡、易于消化。

(3) 食物多样不过量，保证营养均衡。

(4) 适量增加奶、鱼、禽、蛋、瘦肉等富含优质蛋白质的食物摄取量。

(5) 注意粗细粮搭配，重视新鲜蔬菜和水果的摄入。

(6) 正确理解月子膳食对母乳分泌的作用，足量饮水，根据个人饮食习惯可多喝汤汁。

(7) 适当增加奶类等含钙丰富的食物摄入，合理使用营养补充剂。

（8）保持个人饮食习惯，尊重当地无害的且具有特色的饮食风俗。

（9）适当运动，愉悦心情，充分休息和睡眠，避免过早负重劳动。

（10）尽早开奶，坚持母乳喂养，注意居住环境和个人卫生。

2. 中国居民膳食指南之哺乳期妇女膳食核心建议

（1）产褥期食物多样不过量，在整个哺乳期都要坚持营养均衡。

（2）增加富含优质蛋白质及维生素 A 的动物性食物和海产品，选用碘盐，合理补充维生素 D。

（3）家庭支持，愉悦心情，充足睡眠，坚持母乳喂养。

（4）增加身体活动，促进产后逐步恢复健康体重。

（5）多喝汤和水，限制浓茶和咖啡，戒除烟酒。

3. 乳母食谱设计需要符合以下要求

（1）适度增加能量供应。乳母摄入食物的数量应多于孕前，若体重正常则应与孕晚期食量相当或稍多，一日以 4～6 餐为宜。

（2）确保主食供应充足，总量相当于谷物原料 300～350 g。在乳母能够正常消化的前提下，主食食材应多样，每日应摄入全谷豆类 75～150 g，薯类 75～100 g，以此保证多种 B 族维生素供应充足，提升乳汁的营养质量，同时提供足够的膳食纤维。

（3）蔬果的数量要充足、种类要丰富。每日摄入 400～500 g 蔬菜和 200～400 g 水果。蔬菜中要有 2/3 的深绿色、橙红色和黄色品种，以便供应充足的维生素 C、类胡萝卜素和多种矿物质。

（4）供给充足的优质蛋白质。蛋类、肉类、水产类和豆制品可提供优质的蛋白质，适宜每日食用。其中，蛋类和肝脏对保证乳汁的维生素 A 含量十分重要，宜每日摄入至少 1 个鸡蛋，每周 1～2 次摄入少量肝脏（鸡肝、鸭肝、猪肝等）。

（5）保证供应含钙丰富的食品。乳制品含钙量高，并且易于吸收利用，每天应当摄入 300～500 g 牛奶或酸奶。豆腐、豆腐干等各种豆制品不仅能提供植物蛋白质，也是钙的良好来源。除此之外，低草酸的绿叶菜、坚果、小鱼小虾等也是钙的较好来源。

（6）仅摄入正常量的碘盐不能满足乳母对碘的需要，宜每周食用 1～2 次海带、紫菜和海鱼海虾等食物。但不宜摄入过多的钠，每日盐摄入量仍应保持在 5 g。

（7）由于泌乳需要水分，每天应比孕前多摄入相当于 3 杯水（600 mL）的液体。可用饮水、牛奶、豆浆、汤汁等多种方式来补充。鱼汤、猪蹄汤、鸡汤、骨汤等能够补充水分、可溶性蛋白质和水溶性维生素，对泌乳有益，均可常用。但由于汤汁量较大，调味宜少盐，浮油应该撇除，以免随汤汁摄入过多的脂肪和盐分。

（8）为预防产后体重滞留，动物性食物宜用炖煮方式烹调，少用油炸、煎烤等烹调方法。特别是孕期体重增加过多的乳母，更需要控制烹调油的用量，宜选择低脂肪动物性食物品种。

（9）注意食品安全，避免摄入酒精、浓茶和咖啡。哺乳期食谱应以新鲜天然食材为主，少用各种腌渍熏烤食品、过度加工食品等。咖啡因和酒精能够进入乳汁，从而影响婴儿的健康。

乳母一天食物建议量见表 5－13。

表 5－13　乳母一天食物建议量

食物类别	质　　量
谷类，薯类	谷类 225～275 g，薯类 75 g，全谷物和杂豆不少于 1/3
蔬菜类	400～500 g，其中有色蔬菜占 2/3 以上
水果类	200～350 g
鱼、禽、蛋、肉类（含动物内脏）	175～225 g
牛奶	300～500 g
大豆类，坚果	25 g，10 g
烹调油	25 g
食盐	≤5 g
饮水量	2 100 mL
动物肝脏	每周 1～2 次，总量达 85 g 猪肝或 40 g 鸡肝

根据乳母一天各类食物摄入量的建议值，乳母一日食谱举例见表 5－14。

表 5－14　乳母一日食谱举例（能量 2 250 kcal/d）

餐次	食物名称	可食部原料及质量
早餐	肉包	面粉 50 g、瘦猪肉 25 g、植物油 2 g
	红薯粥	大米 20 g、小米 10 g、红薯 20 g
	拌黄瓜	黄瓜 100 g
	煮鸡蛋	鸡蛋 50 g
早点	牛奶	牛奶 250 g
	苹果	苹果 150 g
午餐	生菜猪肝汤	生菜 100 g、猪肝 20 g、植物油 5 g
	丝瓜炒牛肉	丝瓜 100 g、牛肉 50 g、植物油 8 g
	清蒸带鱼	带鱼 40 g、小香葱 10 g、植物油 2 g
	大米杂粮饭	大米 100 g、绿豆 15 g、小米 30 g、糙米 10 g
午点	橘子	橘子 175 g
晚餐	青菜炖豆腐	小白菜 175 g、豆腐 175 g、虾仁 20 g、植物油 8 g
	香菇炖鸡汤	鸡肉 50 g、鲜香菇 25 g
	玉米面馒头	玉米粉 30 g、面粉 50 g
	蒸红薯	红薯 50 g
晚点	牛奶煮麦片	牛奶 250 g、麦片 10 g

任务 5.3 设计婴幼儿食谱

任务引入

能够设计婴幼儿食谱。

5.3.1 婴儿喂养和副食添加

婴儿期指的是从出生到不满1周岁的阶段。在此期间，婴儿还不能直接食用成年人的大部分食物，乳类食物在膳食中占有重要地位。这个时期是婴儿从母体内生活到适应宫外生活的过渡期，也是人类一生中生长发育速度最快的时期，还是大脑神经系统发育的关键阶段。因此，这个阶段食物的质量极为重要，要尽可能确保每一口食物都能达到最高的营养素密度。

随着社会经济和医疗科技的发展，我国婴儿出生死亡率不断下降，但婴儿出生率也呈现下降趋势，这样一来，对人口质量的要求更加凸显。国家的竞争力来源于国民的高素质，为了提升下一代的身心素质，应当从婴儿出生开始就给予最合理的营养，从婴儿期开始，为养成健康饮食习惯打下良好的基础。

1. 婴儿的生理特点

婴儿的消化吸收功能尚未完善，口腔黏膜娇嫩，唾液分泌不足，牙齿有待陆续萌出，吞咽功能不健全，贲门括约肌控制能力弱，胃容量小，淀粉酶和脂肪酶活性不足，产生胆汁少，肠道屏障没有完全建立。这些特点决定了婴儿需要以乳汁作为主要食物，对天然食物的接受能力要随着生长发育逐渐提升。

婴儿的肝肾发育尚未完全，解毒能力弱，过多的蛋白质和矿物质等营养成分也会给婴儿带来巨大负担。营养素的供应必须合理平衡，而不是多多益善。

婴儿的免疫系统功能尚不成熟，胃酸的分泌不足，所以对食物中病原菌的抵抗能力弱，对食品的安全水平要求较高。

婴儿由于胃容量不足而生长发育速度快，故需要较高的食物能量密度，以及较高的蛋白质供应水平。但婴儿期也要注意避免出现肥胖的问题，特别是在人工喂养时，不需要刻意多喂而增加能量供应。

按生理状态和食物内容的差异，婴儿期可以划分为0～6月龄和7～12月龄两个阶段。

2. 0～6月龄婴儿喂养

在生命的前6个月中，最好能够做到纯母乳喂养(exclusive breast-feeding)婴儿。所谓纯母乳喂养，指的是婴儿出生后不喂任何母乳以外的食物，坚持让婴儿直接吸吮母乳，且除了母乳之外，不加入其他任何食物，包括水和奶粉也不加。

母乳的营养成分与哺乳母亲的营养状况密切相关，尤其是多种B族维生素、维生素C和维生素A。母乳中含有多种人类特有的生理活性因子，有更复杂的低聚糖，它们有助于婴儿形成健康的肠道菌群。母乳中的生理活性成分如表5-15所示。除此之外，母乳喂养在安全性、经济性和便利性方面也有极大的优势，同时还能促进母体子宫复原，降低乳腺癌、卵巢癌和2

型糖尿病的发生风险，并有利于母亲体重恢复。

表5-15 母乳中的生理活性成分

类别	母乳中的生理活性成分
母乳低聚糖	母乳中存在100多种低聚糖，主要组成单元是D-葡萄糖、D-半乳糖、L-岩藻糖、N-乙酰葡萄糖胺、乙酰神经氨酸等，其低聚糖含量比其他动物的乳汁高10～100倍。已经发现部分低聚糖与肠道菌群的发育和婴儿抗病力有关
免疫球蛋白	母乳中有多种免疫球蛋白，包括IgA、IgG、IgM等。特别是IgA在婴儿刚出生两周内的初乳中最为丰富，母体通过乳汁把体内的特异性抗体输送给新生婴儿
乳铁蛋白	是一种结合铁的糖蛋白，具有抵抗感染、预防贫血、促进生长的作用，存在于各种动物乳汁中，但人乳的乳铁蛋白结构与牛乳铁蛋白不完全相同，且初乳中含量最高
溶菌酶	是具有抗菌作用的蛋白质，人类母乳中的溶菌酶含量远远高于其他动物乳中的含量
细胞因子	母乳中含有多种细胞因子，它们帮助调节婴儿的免疫反应，抵抗细菌和病毒，帮助降低感染性疾病发生风险
补体蛋白	母乳中所含的多种补体蛋白具有一定的免疫活性，对抵抗感染性疾病有帮助
骨桥蛋白	是一种具有免疫活性的糖蛋白，可调控免疫细胞和细胞因子的表达，改善婴儿的免疫力。人类母乳中的骨桥蛋白含量远高于牛奶中的含量
乳脂球膜	母乳脂肪球膜上含有特定的蛋白质和脂类，初步研究表明它们可能与大脑神经系统发育和肠道免疫功能有关
神经节苷脂	是一类含有唾液酸和神经酰胺的糖脂类物质，对婴儿大脑神经系统发育有作用，也在肠道免疫功能中发挥作用
激素类	母乳中含有与生长发育、代谢调控、组织修复等有关的多种激素，包括类胰岛素生长因子(IgF)、表皮生长因子(EgF)、瘦素、饥饿素、脂联素等，它们对婴儿的生长发育可能具有重要的调控作用

人们制作婴儿奶粉时以母乳为目标，尽量使婴儿奶粉的营养成分与母乳接近，会添加乳铁蛋白、低聚糖等成分。但这些成分来源于非人类食物，它们的结构仍与母乳中成分有明显差别，且婴儿奶粉中的生理活性成分远不如母乳中的丰富多样。研究证实，母乳喂养在多个方面优于奶粉喂养。母乳喂养的益处如表5-16所示。

各国膳食指南都明确说明：母乳喂养是婴儿的最佳选择。我国婴儿膳食指南也指出，奶粉喂养是在无法实现母乳喂养时的无奈选择，且一定要选择为婴儿专门配制的合格婴儿奶粉，而不能使用其他成人奶粉、植物奶等其他产品。

表5-16 母乳喂养可能带来的近期和远期益处

相关问题	益　处
营养摄取	母乳营养成分最适合婴儿需求，可降低婴儿发生贫血和多种营养不良症的风险
肠道发育	母乳喂养可促进婴儿肠道正常发育，帮助婴儿建立有益的肠道微生态环境
疾病预防	母乳含多种特异性和非特异性免疫活性成分，可降低多种肠道和呼吸道感染性疾病的发生风险

（续表）

相关问题	益　处
免疫系统	母乳喂养有利于婴儿的免疫系统正常发育，降低过敏相关疾病的发生率
心理行为	母乳喂养有利于母子情感交流，能为婴儿提供更好的安全感，有利于心理行为健康
智力发育	母乳喂养儿在智力发育方面比奶粉喂养儿更有优势
慢性病风险	母乳喂养有利于降低婴儿成年后的肥胖、高血压、2 型糖尿病等慢性疾病的发生风险

在温度适宜的情况下，前 6 个月的母乳喂养宝宝不需要额外补水。采用人工喂养时，需要注意水分供应适当，配方奶粉不应冲得过浓，在合理浓度下，也不需要额外补水。需要说明的是，婴儿基础代谢率高于成年人，容易感觉到热。有些家长给婴儿穿过多的衣物，婴儿出汗过多，可能造成水分缺乏。如果出现这种情况，首先应当避免婴儿过量出汗。

3. 7～12 月龄婴儿喂养

在 6 个月之后，乳汁仍然是婴儿的重要营养来源，也是帮助婴儿预防疾病和健康成长的重要保障，但它已经不能完全满足婴儿的全部营养需求。此后，需要在继续母乳喂养的同时添加天然食物。婴儿在 6 个月前后可以开始尝试摄入天然食物，有些婴儿可以更早开始，但无论如何不建议在 4 个月之前添加乳汁以外的任何食物。

为保证婴儿营养素充足供给，7～12 月龄的婴儿每天应饮用不低于 600 mL 的母乳或相应量的婴儿配方奶粉。在此基础上，逐渐添加各种天然食物。7～9 月龄的婴儿每天应有 200 kcal 左右的食物能量来自辅食，9～12 月龄的婴儿每天应有 300 kcal 左右的食物能量来自辅食。婴儿至少要饮用母乳到 12 个月，最好能更久，以便得到母乳更多的保护作用。如果是非母乳喂养，则婴儿在 12 个月之后可以食用幼儿配方奶粉，也可以直接食用天然奶类食物如牛奶和酸奶。

由于婴儿的咀嚼和消化能力还没有完全成熟，婴儿所吃的大部分天然食物需要经过适度加工，使其容易咀嚼、吞咽和消化，过去常称这部分添加的天然食物为婴儿辅食（weaning food）。现在更多地将给婴儿添加天然食物称为补充喂养（complementary feeding），这些食物叫作补充食物（complementary food）。婴儿对天然食物逐渐感知、接受和适应，是婴儿从乳汁食物过渡到天然食物的重要桥梁阶段，也是婴儿消化功能、感官功能、认知能力和心理行为能力发展的重要组成部分。从膳食结构和饮食习惯的养成来说，辅食添加是一个关键的过程，它决定着生命早期对食物的态度和行为。

中国学者提倡回应式喂养，让婴儿根据自己的本能来决定自己的喝奶时间和进食节奏，掌握自己的食量，父母只需观察识别婴儿发出进食的需求信号和满足信号。这样做有利于让婴儿学会感知饥饱，和食物和谐相处，避免厌食或肥胖。

4. 婴儿食物的选择和添加要点

（1）食物要新鲜、天然、安全。可以采用专门为婴儿制作的泥糊状食物罐头等，但不能随便给婴儿吃成年人食用的高度加工食品，它们可能含有添加糖，可能钠含量过高，可能含有不适合婴儿的食品添加剂等。

（2）添加食物种类要多样。让宝宝接触到不同口味和类别的天然食物，谷类、豆类、蔬菜、水果、坚果、鱼类、肉类、蛋类都可以添加，特别是要培养婴儿吃新鲜果蔬的习惯，以便和儿童期的健康饮食内容顺利对接。不要用成年人的喜好来限制婴儿的食物品种。

(3) 要特别重视富含蛋白质、铁和锌的动物性食物，比如肉糜、鱼糜、肝泥、蛋黄等。不能只给婴儿吃白粥、面条等营养价值较低的食物。特别是母乳喂养的婴儿，在 6 个月之后往往铁摄入不足，需要从补充食物中获取。

(4) 为了提供 ω－3 脂肪酸，可以给婴儿摄入汞残留量低的鱼类食物，但应去除全部骨刺。

(5) 在婴儿食品里不要加入盐和其他含钠调味品。避免给宝宝吃含钠较高的加工食品，钠过多会增加婴儿肾脏负担，并可能造成水分的相对缺乏。

(6) 在婴儿食品和饮品里不要加入糖。2 岁以前不要给婴儿食用添加糖，让宝宝适应天然食物的清淡口味，避免形成嗜甜口味。添加补充食品之后，婴儿可以少量喝水，但不能喝甜味饮料，包括甜味较浓的纯果汁和果蔬汁。蜂蜜也属于添加糖，而且其中可能含有肉毒梭状芽孢杆菌孢子和致敏花粉粒，因此，婴儿不能食用蜂蜜。

(7) 不需要刻意选择脱脂产品，不需要限制胆固醇含量。蛋黄、全脂奶、保证安全的动物内脏等都可以被纳入辅食中。

(8) 在婴儿从喝奶到吃天然食物的转变过程中，让她/他自然地接受由多种食物组成、营养平衡的健康膳食结构。一种新食物可能需要很多次投喂才会被婴儿接受，要耐心地反复尝试。

(9) 随着婴儿口腔动作的发展和牙齿的萌出，食物制作方式要及时变化，从浆、泥到小颗粒，到可以咀嚼的软食，以便强化咀嚼功能。

(10) 婴儿进食时必须有人看护，食物的颗粒大小和柔软度要与婴儿的进食能力相匹配。不要把固体食物放在液体食物中。果粒、花生、糖块、果冻等食物存在呛噎风险，不适合婴儿。

5. 中国居民膳食指南婴儿喂养准则

中国居民膳食指南之 0～6 月龄婴儿喂养准则如下。

(1) 母乳是婴儿最理想的食物，坚持 6 月龄内纯母乳喂养。

(2) 生后 1 小时内开奶，重视尽早吸吮。

(3) 回应式喂养，建立良好的进食和生活规律。

(4) 适当补充维生素 D，母乳喂养无须补钙。

(5) 任何动摇母乳喂养的想法和举动，都必须咨询专业人员帮助做出决定。

(6) 定期检测婴儿体格指标，保持健康生长。

中国居民膳食指南之 7～24 月龄婴儿喂养核心建议：

(1) 继续母乳喂养，6 月龄开始添加辅食，从富含铁的泥糊状食物开始。

(2) 及时引入多样化食物，重视添加动物性食物。

(3) 尽量少加糖和盐，油脂适量，保持食物原味。

(4) 提倡回应式喂养，鼓励但不强迫进食。

(5) 注重饮食卫生和进食安全。

(6) 定期检测体格指标，追求健康生长。

5.3.2　设计幼儿和学龄前儿童食谱

从出生到 1 岁之前为婴儿，1～3 岁为幼儿，3～6 岁为学龄前儿童。相比而言，幼儿食谱更受人们的重视，因为在幼儿期，孩子的食谱结构逐渐从以奶为主转为像成人一样丰富的食物结构。幼儿期是一生膳食习惯形成的最重要阶段。

1. 幼儿和学龄前儿童的生理特点

幼儿的生长发育虽不及婴儿迅速，但依旧非常快，大脑神经系统也在继续发育，对营养供应不足十分敏感。此时，幼儿的牙齿咀嚼功能还远不及成年人，胃肠容量较小，消化能力相对较弱，免疫系统功能也没有发育健全，容易出现食物过敏、食物中毒等情况。喂养不当时还容易引起消化功能紊乱、各种寄生虫病和营养缺乏现象。

学龄前儿童仍处于生长迅速的阶段，新陈代谢旺盛，活动量较大，自主性、好奇心、学习能力和模仿能力逐渐增强，但注意力容易分散，进食专注度较差，因此，此时是纠正不良饮食习惯和生活方式的关键干预阶段。

2. 幼儿和学龄前儿童的营养需求

从营养需求角度来说，应确保儿童的能量、蛋白质总量，尽量引入多种食物，以扩大维生素和矿物质的来源，特别是要预防缺钙、缺锌、缺铁性贫血等问题。食物中来自脂肪的能量宜在30%～35%之间，来自蛋白质的能量宜在12%～15%之间，不宜提倡纯素食，也无须考虑控制胆固醇。

幼儿活泼好动，能量消耗大，容易感到饥饿，每日三餐之间宜有加餐。但鉴于目前儿童肥胖问题日益严重，应注意让孩子培养对饥饱的感知能力，避免过度喂食，同时保证体力活动充足，以维持健康的体重。

除此之外，要注重培养幼儿的良好饮食习惯，使孩子规律进餐，专注进食，从多样化天然食物中获取营养成分，而不是纵容孩子挑食、偏食，或服用大量营养补充剂。应让儿童逐渐认识各种天然食物，参与食物制作，提升对多种食物的接受度。

3. 幼儿和学龄前儿童食谱制作要点

幼儿和学龄前儿童食谱制作应符合以下要点。

(1) 每日供应牛奶或酸奶等乳制品，供应量不低于每日 300 mL 纯奶。

(2) 每餐至少供应一种优质蛋白质食品，如蛋、肉、鱼、动物内脏和豆制品等。

(3) 每日供应 5～6 餐，或三餐加上餐间零食。

(4) 食物质地柔软易于消化，少用容易呛入器官的粒状食物。

(5) 每份食物的体积较小，便于儿童食用。

(6) 食物多样化，经常供应薯类、全谷物和杂豆。3～6 岁学龄前儿童牙齿咀嚼能力逐步增强，可以尝试提供少量全谷物、杂豆和薯类食品，食物的硬度可循序渐进地提高，以锻炼牙齿的咀嚼能力，并预防饮食过快的倾向。

(7) 选用多种蔬果。儿童期维生素 A 不足的问题较为常见，应当优先供应富含类胡萝卜素的深绿色叶菜和橙黄色蔬果。

(8) 避免使用过多的盐、糖、味精和辛辣调味品，不用煎、炸、熏、烤等烹调方法，培养清淡口味。

(9) 食谱中不纳入含有添加糖的食物，不用甜饮料，饮品、食物中不加糖。

4. 中国居民膳食指南之学龄前儿童膳食核心建议

(1) 食物多样，规律就餐，自主进食，培养健康饮食行为。

(2) 每天饮奶，足量饮水，合理选择零食。

(3) 食物合理烹调,易于消化,少调料,少油炸。

(4) 参与食物选择和制作,增进对食物的认知与喜爱。

(5) 经常户外活动,定期测量体格,保障健康成长。

学龄前儿童一日食谱举例见表 5-17。

表 5-17　学龄前儿童一日食谱举例(4～5 岁)

餐次	食物	食　材
早餐	鸡蛋玉米饼	鸡蛋半个 25 g,标准面粉 20 g,玉米粉 20 g,油 3 g,无铝泡打粉 1 g
	牛奶	全脂牛奶 200 g
	水果	樱桃番茄 50 g
上午加餐	香蕉丁酸奶沙拉	香蕉 120 g(带皮重),全脂酸奶 75 g
午餐	牛奶小馒头	标准面粉 50 g,牛奶 20 g
	青椒洋葱炒鸡肝碎 番茄菜花	青椒 20 g,洋葱 20 g,鸡肝 20 g,油 5 g 番茄 100 g,菜花 50 g,油 2 g
下午加餐	苹果丁酸奶沙拉	苹果 100 g(带皮重),全脂酸奶 75 g
晚餐	大米小米糙米饭	大米 20 g,小米 20 g,提前浸泡 3 h 的糙米 20 g
	水油焖油菜碎	油菜 100 g,芝麻油 4 g
	虾仁蘑菇烧豆腐	南豆腐 30 g,虾仁 5 g,蘑菇 20 g,油 3 g
	海带排骨汤	水发海带 40 g,猪小排 30 g
饮料	白开水或淡柠檬水	3～4 杯

注① 盐总量 5 g(含其他咸味调味品中的盐);除油和盐之外,其他调料可随口味自行添加。
② 该食谱含能量 1370 kcal,蛋白质 52 g,碳水化合物 198 g,脂肪 45 g。各种维生素和矿物质含量均达标。

任务 5.4　设计学龄儿童和少年食谱

任务引入

能够设计学龄儿童和少年食谱。

学龄期儿童指 7～12 岁的小学生,学龄期少年指 13～17 岁的中学生。学龄期包含青春发育阶段,是由儿童逐步发育到成年人的过渡时期。

5.4.1　学龄期的生理特点

学龄期儿童和少年一直处于身体发育成长的阶段,而且学习任务愈发繁重,饮食除维持生存所需之外,还应当满足身体发育和智力发育所需的各种营养成分。特别是在青春期,体格生长加速，第二性征出现，心理行为逐渐趋向成熟。

7～11 岁学龄儿童的身高和体重维持稳步增长，除生殖系统外，其他器官和系统形态发育已经逐渐接近成人水平。体重每年增加 3～5 kg，身高每年增长 5～7 cm。到 12 岁之后，未成年人的咀嚼能力、消化功能和免疫系统功能逐渐接近成年水平，消化不良、食物过敏、寄生虫病等发生风险比学龄前儿童明显降低。

青春发育期的未成年人将经历体重和身高的突然的大幅增长，体力和运动能力明显提高，生殖系统和内脏功能发育成熟，第二性征出现，女性青少年开始月经来潮。此时食欲旺盛，食量超过同性别长辈。在男性一生中，青春期是营养素总需求量最大的阶段，对于女性则是仅次于妊娠和哺乳期的营养需求高峰。

5.4.2 学龄期的营养需求

学龄期未成年人的主要营养目标是保持良好的生长发育状态，预防营养素不足的情况，同时避免出现超重和肥胖问题。此时特别值得关注的营养素包括蛋白质、钙、铁、锌、维生素 A、维生素 D 等。

学龄期儿童和少年的优质蛋白质的摄入量应至少占总膳食蛋白的 50%，食谱中蛋白质所占比例在 12%～15%之间为宜。11～13 岁和 14～17 岁的每日钙供应标准分别比成年人高 400 mg 和 200 mg，钙供应不足可能影响身高增长。除此之外，青春期摄入充足的钙还有助于骨密度峰值达到较高水平，对预防后半生的骨质疏松有益。

女性青少年在月经来潮后每月会有失血情况，铁供应不足易导致缺铁性贫血。此时，女性铁供应标准开始高于男性，故应注意经常摄入富含血红素铁的食物。男性的锌供应标准在青春期开始增高，严重摄入不足可能影响男性性发育。

维生素 A 和维生素 D 是我国儿童和少年容易缺乏的营养素，它们对钙的利用和骨骼的增长有促进作用。对学习任务较重的青少年来说，维生素 A 对保证良好的视力也十分重要。

除此之外，由于儿童和青少年食欲旺盛，应注意预防肥胖的倾向。目前我国未成年人肥胖问题日益凸显，食物中的脂肪含量不宜过多，一日能量供应中脂肪所占比例应降至 20%～30%。同时，还要控制添加糖和低营养价值零食的摄入量。

5.4.3 学龄期合理膳食及食谱设计

学龄期膳食的制作方法与成人食谱相近，其要点如下。

(1) 如果儿童没有肥胖的问题，三餐食物总量应满足食欲，确保能量和蛋白质的供应。

(2) 食物蛋白质中，1/2 以上来自优质蛋白质，即来自蛋、奶、肉、鱼、豆制品等。

(3) 青春期女孩要保证血红素铁的供应，每日应供应红肉 50～75 g。

(4) 青春发育期要保证钙的供应，每日提供奶类食品 300 g，并供应一份豆制品（相当于豆腐干 30～50 g）。

(5) 供应大量的蔬菜和水果，每天食用深绿色叶菜和橙黄色蔬菜，保证多种矿物质、维生素 C 和胡萝卜素的供应。

(6) 学龄期消化能力较强，主食可安排 1/3～1/2 全谷物、杂豆和薯类原料，以增加 B 族维生素和膳食纤维的供应。除此之外,可优先选用强化 B 族维生素的面粉、挂面、面包等产品。

(7) 加强早餐的品质,早餐中提供奶类和蛋类,并在上午和下午供应奶类、水果等加餐或餐间零食。

(8) 尽量减少摄入甜食、饮料、高度加工零食,控制烹调油的用量,少吃油炸和烧烤类食物。

青少年时期的大部分时间都在学校中度过,因此,食谱的制作不仅仅局限于家庭,也包括学校的食堂。由于不同年级、不同性别青少年的能量需求数量有所差异,在配制食谱时,可通过调整主食供应量,在不改变总菜谱模式的情况下满足不同年龄男女学生的需求。

青春期女生一日食谱举例见表 5-18。

表 5-18 青春期女生一日食谱举例

餐次	食物	食 材
早餐	青菜肉包	标准面粉 80 g,小白菜 80 g,猪肉 30 g,油 5 g
	小米粥	小米 15 g
	五香煮花生	花生 30 g
	脱脂奶蒸蛋羹	脱脂奶 80 g,鸡蛋 1 个 50 g
上午加餐	酸奶	全脂酸奶 200 g
午餐	甘薯胚芽米饭	甘薯 80 g,胚芽米 60 g
	玉米汤	玉米糁 5 g
	青椒胡萝卜炒牛肉丝	青椒 80 g,胡萝卜 60 g,牛里脊 50 g,油 7 g
	芝麻酱拌焯菠菜	菠菜 200 g,芝麻酱 10 g
下午加餐	水果和酸奶	橙子 200 g(带皮重),酸奶 100 g
晚餐	全麦馒头	全麦面粉 80 g
	芹菜胡萝卜炒豆腐干	芹菜梗 100 g,胡萝卜 50 g,豆腐干 50 g,油 6 g
	凉拌双芽	黄豆芽 30 g,绿豆芽 30 g,芝麻油 2 g
	排骨炖藕汤	猪小排 40 g,藕 80 g
饮料	白水/淡柠檬水、淡茶	5～6 杯

注:① 盐总量 5 g(含其他咸味调味品中的盐);除油和盐之外,其他调料可随口味自行添加。
② 该食谱含能量 2044 kcal,蛋白质 93.2 g,碳水化合物 275.0 g,脂肪 62.9 g。各维生素和矿物质含量均达到推荐值。

5.4.4 学生餐的营养标准

教育部和卫生部在 2001 年发出《关于推广学生营养餐的指导意见》,各地也制定了学生营养餐的质量标准。2017 年,国家卫生和计划生育委员会发布的学生餐营养指南中规定,学生餐包括由学校食堂或供餐单位为在校学生提供的早餐、午餐或晚餐,并规定了学生餐每人每天的能量和营养素供给量,以及各类食物的数量,见表 5-19。

表 5-19 学生餐每人每天食物种类及数量

单位:g

食物种类	6～8 岁	9～11 岁	12～14 岁	15～17 岁
谷薯类	250～300	300～350	350～400	350～400
蔬菜类	300～350	350～400	400～450	450～500
水果类	150～200	200～250	250～300	300～350
畜禽肉类	30～40	40～50	50～60	60～70
鱼虾类	30～40	40～50	50～60	50～60
蛋类	50	50	75	75
奶及奶制品	200	200	250	250
大豆类及其制品和坚果	30	35	40	50
植物油	25	25	30	30
盐	5	5	5	6

2019 年,教育部、国家市场监督管理总局、国家卫生健康委员会共同发布了《学校食品安全与营养健康管理规定》,所有学校通过食堂供餐或者外购食品(包括从供餐单位订餐)等形式,集中向学生和教职工提供食品的行为,均被纳入管理。该法规规定,有条件的中小学、幼儿园应当每周公布学生餐的带量食谱以及营养素的供给量。

学生营养餐属于微利或无利餐饮产品,为了适应不同收入家庭学生的需求,其价格较为低廉。在设计营养餐的时候,除了要切实达成食物多样、粗细搭配、荤素搭配、营养平衡等要求之外,还要注意控制成本,选用市场易得的原料。餐中食物可搭配牛奶、豆浆、汤等饮料和水果,其中所含营养素也要被计算入餐。

除此之外,考虑到营养餐需要从制作企业运输到学校,装盒和路上运输需要时间,需要做好保温工作,在搭配原料时还要考虑选用烹调后几小时内不易变色、变味、腐败的食材。需要严格控制食品安全,慎用容易发生食物中毒、过敏,或可能含有寄生虫等的原料。

5.4.5 中国居民膳食指南之学龄儿童少年膳食核心建议

(1) 主动参与食物选择和制作,提高自身的营养素养。

(2) 吃好早餐,合理选择零食,逐步培养健康饮食行为。

(3) 每天坚持喝奶,足量饮水,坚决不喝含糖饮料,禁止饮酒。

(4) 多户外活动,少视屏时间,保证每天 60 分钟以上的中高强度体力活动。

(5) 定期检测体格发育,保持适宜的体重增长。

任务 5.5 设计老年人食谱

任务引入

能够设计老年人食谱。

在营养素供给参考标准中，把 50～64 岁称为老年前期，65 岁后称为老年期，80 岁以上称为高龄老人。随着社会经济的发展，人口寿命增长，生育率降低，老龄化趋势难以避免。我国统计数据表明，至 2017 年年底，全国 60 岁及以上老年人口达 2.4 亿，占总人口比例的 17.3%。预计到 2030 年，中国 60 岁及以上老年人口将增加到 3.65 亿，占总人口比例约 25%。为了应对人口老龄化的挑战，加强老年人群的营养指导和服务日益重要。

5.5.1 老年人的生理特点

人体衰老会引发机体渐进性、全身性的结构和生理功能的改变，伴随着精神心理的变化，主要表现在以下几个方面。

（1）消化系统的衰老。老年人的牙龈逐渐退化萎缩、牙齿松动脱落以及牙釉质磨损，老年人对酸、冷、热的食物刺激更加敏感，唾液分泌减少，咀嚼能力下降。食管下括约肌松弛，易出现食管反流。味蕾敏感性下降，饱饿感和渴的感觉也变得迟钝。肠道运动和排便能力减弱，容易出现便秘。同时，胃酸和肠液分泌减少，消化能力衰退，肠道吸收能力下降，使营养素的吸收减少。例如，维生素 A 在维持老年人正常视觉功能、保持皮肤黏膜完整性以及增强免疫功能等方面具有重要作用，而老年人咀嚼能力下降，消化酶活性降低，胆汁分泌减少，有可能使维生素 A 及维生素 A 原的生物利用率下降。

（2）内分泌系统的衰老。随着年龄的增长，老年人体内性激素水平下降，激素合成、代谢和转运能力下降，组织对激素的敏感性减弱。

（3）循环系统的衰老。老年人心肌收缩力下降，心脏泵血功能下降，向组织供血减少，血管硬化程度逐渐加重，血压逐渐上升。

（4）神经系统的衰老。主要表现为脑细胞减少，脑组织萎缩，这会导致老年人的认知能力下降。

（5）其他内脏系统的衰老。肾脏清除机体内各种代谢产物的能力下降。造血功能下降，免疫细胞功能随年龄的增长而减退，对感染性疾病的抵抗力下降，同时炎性细胞因子水平升高导致多种组织受到损害。

（6）基础代谢率的下降。最新研究表明，在 60 岁之后，人体的基础代谢率缓慢降低。即使体重没有发生变化，也会出现瘦体组织减少和脂肪组织比例提高的现象。同时，进入老年后体力活动量降低，也会带来能量消耗的下降。

（7）体成分的改变。体内脂肪组织逐渐增加并更多地分布在腰腹部和内脏中，而瘦体组织减少，肌肉量减少，肌肉力量减弱，骨矿物含量下降，关节会出现退化。女性在更年期之后更易出现钙的负平衡，骨密度快速下降，甚而发生骨质疏松。

5.5.2 老年食谱的营养目标

为了维护老年人的生活质量和延缓衰老进程，老年膳食的营养素目标应当兼顾以下几个方面的问题。

(1) 由于基础代谢的下降和体力活动的减少，老年人的能量需求比18～49岁人群略有降低。此时除非有特殊医嘱，否则不宜追求体重下降，食物能量不应低于本年龄段的参考值。

(2) 由于咀嚼和消化吸收能力下降，食物摄入受到影响，应着力保证食物数量充足，且容易咀嚼和消化。

(3) 衰老过程中会出现负氮平衡的情况，如果蛋白质摄入不足，会进一步加重器官的衰老和肌肉衰减。因此，老年人的膳食应有和非老年人群同样水平的蛋白质供应。

(4) 注重单不饱和脂肪酸和ω-3不饱和脂肪酸的供应。研究表明，摄入充足的DHA对于预防老年认知退化和视力下降具有一定的积极作用，摄入充足的单不饱和脂肪酸对维持健康的血脂状态有益。除此之外，增加ω-3不饱和脂肪酸的供应对降低炎症反应和预防肌肉衰减也有一定的意义。每日宜供应0.25～2.00 g的ω-3不饱和脂肪酸。

(5) 为了延缓衰老进程，需要给老年人群供应充足的各种维生素，如维生素C、维生素A、维生素E等。叶酸缺乏造成的同型半胱氨酸上升是心血管疾病的独立风险因素，维生素B_1缺乏与老年人发生抑郁的风险存在关联，维生素K不足会增加骨折风险，维生素D不足会增加跌倒风险，而维生素B_{12}不足可能引起贫血和神经系统障碍。

(6) 预防矿物质缺乏和电解质紊乱，要平衡钾、钠元素的摄入，供应充足的钙、镁元素，并预防缺铁性贫血。

(7) 供应多种类的植物化学物，包括多酚类物质、类胡萝卜素、有机硫化物等，这对预防癌症、心脑血管疾病和认知退化是有益的。

(8) 根据营养评估结果制定个性化的膳食营养目标，在膳食无法完全解决营养问题时，可以使用医学特殊营养食品或者其他营养补充剂。老年营养风险简易评估方法见表5-20。

表5-20 老年营养风险简易评估方法

问题	下列问题是否符合您现在的实际情况	营养不良风险评分 (在相应分值画圈)
1	难以自己去购买、烹调及(或)自己进食食物	3
2	每天必须服用3种以上的治疗药	2
3	因为生病或身体不适而影响了进食的种类和数量	2
4	经常一个人吃饭	2
5	因为牙齿或口腔问题而进食困难	2
6	因为经济状况差而无法得到必需的食物	2
7	在过去6个月内非自主体重下降/增加4.5 kg以上	3
8	每天进餐次数少于两餐	2

（续表）

问题	下列问题是否符合您现在的实际情况	营养不良风险评分（在相应分值画圈）
9	不常吃蔬菜、水果和乳制品	2
10	几乎每天都摄入≥25 g 酒精(约相当于啤酒 750 mL/或葡萄酒 250 mL/或 38°白酒 75 mL/或 56°白酒 50 mL)	1
筛查结果判断：最高分 21 分。0～2 分：无营养不良风险，定期再次筛查；3～5 分：轻度营养不良风险，继续完成评估；6 分及以上：有中度及以上营养不良风险，继续完成评估。		

除此之外，老年人往往已经患有不同慢性疾病，如糖尿病、高血压、高血脂等。因此，还要注意避免餐后血压、血脂、血糖等上升速度过快，注重控制相关指标稳定，相关问题将在后续项目中相继讲解。

5.5.3 老年人的合理膳食及食谱设计

(1) 巧用豆制品。按照《中国居民 DRIs(2023 版)》的蛋白质 RNI，男性 65 g，女性 55 g，如果能量主要由粮食谷物类提供，则粮食类满足的蛋白质需求只有 20～30 g，其余的 25～45 g 蛋白质需要从大豆制品或动物性食品中获取。但如果这些蛋白质都从动物性食品中获得，则是极度不合理的做法。无论是哪种动物性食品，哪怕是非常瘦的猪肉，其中也都含有约 20%的动物脂肪以及大量胆固醇。所以，充分利用大豆制品是老年人的最佳选择。大豆类及其制品容易获取，且品种很多，可选择性的范围很大，也比较容易消化。而且大豆中的大豆异黄酮作为一种植物激素，对人体有利，尤其是女性，可改善更年期综合征带来的困扰。其中的皂苷则是一种很好的抗氧化剂，可以延缓衰老。大豆苷和大豆素可以明显增加冠状动脉和脑血流量，降低心肌耗氧量和冠状动脉血管阻力，改善心肌营养状况。因此，大豆制品搭配鱼、肉、蛋类，可满足老年人对蛋白质的需求，从而实现均衡膳食的目标。

(2) 脂类的选择。按《中国居民 DRIs(2023 版)》的脂肪占能量百分比为 20%～30%，全日脂肪摄入量约在 60 g 以内。我国居民习惯用植物油作为烹调用油，必需脂肪酸可以从这些油料中获得。我们日常生活中常见的菜籽油、大豆油、花生油、葵花籽油等富含多不饱和脂肪酸，橄榄油、山茶籽油富含单不饱和脂肪酸，这些不饱和脂肪酸对于人体有益，并各有其优势，多种油脂可以混合使用。但饱和脂肪酸的摄入不应超过总能量的 10%。饱和脂肪酸在动植物油脂中都普遍存在，其中动物油脂中含量更高，且动物油脂中还含有大量胆固醇。因此，老年人食用动物制品需有节制。对于老年人来说，每日食物中摄取的胆固醇一般不高于 300 mg，常见的蛋黄、鱿鱼、畜肉等都应当合理、有限度地食用，以降低心血管疾病的风险。

(3) 科学补钙。由于乳制品中所含的钙最易被人体吸收，所以，乳制品应作为老年人补钙的最优之选。但由于我国不少老年人属于乳糖不耐受体质，因此可以尽量选择酸奶、乳糖酶处理过的牛奶等作为每日钙的最佳来源，一天可饮用牛奶约 500 mL。但是牛奶饮用并非越多越好，若一天饮用 700 mL 以上，反而会因蛋白质摄入过多导致经尿液排出的钙增加，造成体内钙的流失。大豆制品、深色绿叶蔬菜、海带、虾皮、芝麻酱中也含有大量的钙，可以作为日常的补充。必要时也可以服用钙质补充剂。在补充钙的同时，还应保持户外活动，多晒太阳，以促进体内维生素D的合成，提高钙的吸收率。

(4) 选择适当的烹饪方式。老年人的日常膳食应尽量选择蒸、煮、焖、炖等以水为传热媒介的加工方式，而尽量少食用煎炸、烧烤等食物。由于老年人对失水和脱水的反应会比普通成年人迟钝，加之水的代谢有助于物质代谢以及废弃物的排泄，因此建议老年人不应在口渴时才饮水，而应该定时主动饮水。《中国居民DRIs(2023版)》建议50岁以上成人饮水推荐量男性为1.7L/d，女性为1.5L/d。

老年人的膳食中可多使用汤、羹、粥等形式的菜肴，不仅能够补充水分，而且也更容易被吸收。而腌制、酱制类食物含有大量的钠，多食易引起血压升高，不宜经常食用。除此之外，老年人不宜大量饮用浓茶、咖啡等饮料，戒烟少酒也是健康生活方式的重要内容。

例1:孙先生今年62岁，是一名退休教师。身高176 cm，体重72 kg，无严重慢性病。请为他编制一份合理的一日食谱。

[步骤1]确定孙先生的基本状况。60岁以上，男性，轻体力劳动，体重正常。

[步骤2]查阅《中国居民DRIs(2023版)》确定孙先生每天的营养需要，孙先生每日所需营养素见表5-21。

表5-21 孙先生每日所需营养素

项目	数值
能量/kcal	2100
蛋白质/g	65
脂肪/(%E)	20～30
钙/mg	1000
铁/mg	12
维生素A/μgRAE	008
维生素C/mg	100

[步骤3]计算。脂肪(g)＝能量(kcal)×脂肪占能量百分比(20%～30%)÷脂肪的产能系数＝2100×25%÷9≈58.3 g

碳水化合物＝[能量(kcal)－蛋白质提供能量(kcal)－脂肪提供能量(kcal)]÷碳水化合物的产能系数＝(2100－65×4－2100×25%)÷4≈328.8 g

[步骤4]确定餐次比。孙先生可采取一日三餐制，其中早餐、晚餐占总能量的30%，午餐占总能量的40%。

[步骤5]确定主食和副食。分别挑选早餐、午餐、晚餐的主食和副食，遵循粗细搭配、食物多样、口味清淡的原则。

[步骤6]编制食谱，孙先生一日食谱见表5-22。

表5-22 孙先生一日食谱

餐次	食物名称	可食部原料及质量
早餐	豆沙包	小麦粉60g、赤小豆30g、绵白糖10g
	红薯粥	红薯75g、红枣干5g、粳米25g
	卤香干	豆腐干50g
	凉拌海木耳	大蒜10g、海木耳100g、陈醋5g、酱油2g
	烹调用植物油	大豆油6g
午餐	绿豆饭	大米90g、绿豆10g
	鲜玉米	玉米100g
	虾米炒豆芽韭菜	绿豆芽100g、虾米5g、韭菜35g
	洋葱炒肉	猪肉25、洋葱100g
	胡萝卜炖羊肉	羊肉25g、山药50g、胡萝卜70g
	烹调用油	花生油10g
	葡萄	葡萄200g
晚餐	馒头	面粉50g
	枸杞粥	粳米30g、枸杞10g
	凉拌菠菜	菠菜100g、芝麻5g
	西芹百合腰果	腰果10g、西芹75g、百合25g
	烹调用油	菜籽油10g
	桃子	桃子100g

[步骤7]食谱营养成分计算及评价,食谱所提供的营养素见表5-23,三餐餐次能量比和宏量营养素供能比见表5-24。

表5-23 食谱提供的营养素

项目	能量/kcal	蛋白质/g	脂肪/(%E)	碳水化合物/g	钙/mg	铁/mg	维生素A/μgRAE	维生素C/mg
摄入量	2152.3	73.5	21.4	341.9	600.3	31.6	1392.7	160.2
目标量	2100	65	20~30	328.8	1000	12	1000	100
百分比/(%)	102.5	113.1	范围内	104.0	60.0	263.3	139.3	160.2

表 5-24 三餐餐次能量比和宏量营养素供能比

餐次	能量/kcal	蛋白质/g	脂肪/g	碳水化合物/g
早餐	672.3	26.0	9.4	111.1
午餐	880.2	30.4	23.2	137.5
晚餐	599.9	17.2	17.6	93.3
合计	2152.4	73.6	50.2	341.9
餐次	能量/(%)	蛋白质/(%)	脂肪/(%)	碳水化合物/(%)
早餐	31.2	35.3	18.8	32.5
午餐	40.9	41.3	46.2	40.2
晚餐	27.9	23.4	35.0	27.3
供能比	100	13.9	21.4	64.7

根据能量、各种营养素膳食参考摄入量以及餐次比，查找食谱所提供的营养素与预定目标的差别，相差在±10%左右可认为基本符合要求。由表 5-24 可知，能量、脂肪、碳水化合物与目标量大致相符，蛋白质稍超标准；由表 5-23 可知，铁、维生素 A、维生素 C 超出目标值较多，而钙的摄入量只有目标值的 60%。所以，可以增加含钙丰富食物的供给。而维生素 A、维生素 C、铁等营养素的供应，只要在一周内保持平衡即可，不一定每天都十分精确地与供给量标准完全一致。

由表 5-24 可知，在三餐餐次能量比和宏量营养素供能比方面，基本上符合老年人的比例要求。

5.5.4 中国居民膳食指南对老年人膳食核心建议

1. 中国居民膳食指南之一般老年人膳食核心建议

(1) 食物的品种丰富多样，动物食物供应充足，常吃大豆制品。

(2) 鼓励共同进餐，保持良好的食欲，享受食物美味。

(3) 积极户外活动，延缓肌肉衰减，保持适宜体重。

(4) 定期进行健康体检，测评营养状况，预防营养缺乏的情况。

项目 5
知识拓展

2. 中国居民膳食指南之高龄老年人膳食核心建议

(1) 食物多种多样，鼓励通过多种方式进食。

(2) 选择质地细软、能量和营养素密度较高的食物。

(3) 多吃鱼禽肉蛋奶和豆，适量蔬菜和水果。

(4) 关注体重丢失，定期营养筛查评估，预防营养不良。

(5) 适时合理补充营养，提高生活质量。

(6) 坚持健身与益智活动，促进身心健康。

拓展项目
设计慢性病人群食谱及特殊食谱

项目小结

本项目内容介绍了各类健康人群的营养需要特点和营养食谱制作要点，并分别给出了案例食谱。婴幼儿食谱的制作应当重点考虑食物是否容易消化吸收。孕妇和乳母的营养素需求量较大，其食谱制作应重点考虑蛋白质、钙、铁等关键营养素的充足程度。学龄期未成年人的食谱制作应考虑营养素的总量充足，以保证生长发育的需求。老年人的食谱制作应考虑预防各种慢性疾病的需求，同时提高营养素密度，以保证抗衰老所需的各种营养成分。

项目 5
思考复习

项目6 设计餐饮企业营养配餐

项目描述

本项目旨在培养学生对餐饮企业运营和营养配餐的理解与能力。通过深入研究和实践，将学习餐饮企业的运作模式、市场需求及如何设计营养均衡的菜单。

在本项目中，将分析不同类型的餐饮企业，包括餐厅、咖啡馆、快餐连锁店等，了解它们的经营模式、特点和目标客户群体，也将研究和探索餐饮企业如何根据客户需求和营养标准设计菜单，选择合适的食材和烹饪方法，以提供营养均衡的餐饮服务。学习基本的营养知识，包括食物组成和不同人群的营养需求差异，了解餐饮企业中的营养配餐原理和实际操作。在本项目的最后阶段，将应用所学知识和技能，设计宴会菜单，并考虑客户的口味偏好、饮食限制和营养需求。

通过本项目的学习，培养创新思维、团队协作和问题解决能力，获得对餐饮企业营运的深入了解，掌握设计营养配餐的技巧，并具备为不同人群提供营养均衡餐饮服务的能力。

学习目标

1. 知识目标

(1) 了解餐饮企业营养配餐的概念。

(2) 掌握餐饮企业营养配餐的原则。

(3) 了解餐饮企业中常见用餐形式的配餐要求。

(4) 熟悉各种宴会中对于配餐的要求，并制定出菜单。

2. 能力目标

(1) 能够分析和评估餐饮企业的市场需求和竞争情况，为餐饮企业配餐提供针对性的方案。

(2) 能设计营养均衡的菜单，考虑客户的口味偏好、饮食限制和营养需求。

(3) 能运用营养知识，评估和调整宴会菜单，以满足不同人群的营养需求。

(4) 在餐饮企业营养配餐过程中能遵守食品安全和卫生规范,确保菜品和服务的质量和安全性。

3. 思政目标

(1) 培养学生对食品安全、健康饮食和可持续发展的意识,使其成为具有社会责任感的餐饮从业者。

(2) 培养学生对社会多元文化和饮食习惯的尊重和包容,促进文化交流和融合。

任务 6.1 认识餐饮企业

任务引入

(1) 什么是餐饮及餐饮业?

(2) 餐饮企业的种类有哪些?

6.1.1 餐饮的概念

餐饮的概念主要有两种:一是指饮食,如经营餐饮、提供餐饮;二是指提供餐饮的行业或机构。餐饮行业,其主要内容是从事该行业的组织(如餐厅、酒店、食品加工厂)或个人通过对食品进行加工处理,满足食客的饮食需要,从而获取相应的服务收入,由于不同地区、不同文化、不同人群饮食习惯和口味的不同,因此,世界各地的餐饮表现出多样化的特点。

6.1.2 餐饮业的分类

餐饮业是通过即时加工制作、商业销售和服务性劳动等,向消费者专门提供各种酒水、食品、消费场所和设施的食品生产经营行业。按西方国家《标准行业分类法》的定义,餐饮业是指以商业营利为目的的餐饮服务机构。在我国根据《国民经济行业分类注释》的定义,餐饮业是指在一定场所,对食物进行现场烹饪、调制并出售,主要供顾客现场消费的服务机构。

1. 以服务方式分类

1) 餐桌式服务餐饮

全世界使用最多的服务方式,就是餐桌式服务。餐桌式餐饮是服务人员为宾客提供从引座、上茶、点菜、上菜、斟酒、桌边服务直至结账、送客的全过程服务。正餐基本上都属于餐桌式服务。

2) 柜台式服务餐饮

许多日式餐馆采用此种服务方式。在一长条形的柜台两侧,分别是消费者和提供膳食及服务的厨师。消费者从点菜、等候直到就餐,始终位于柜台的一侧,而厨师为消费者所需菜肴的烹饪加工过程就在消费者的注视之下完成。此类餐馆注重供餐的速度，且能让消费者目睹自己的菜肴被加工出来，对厨师也是一种激励和鞭策。

3）自助服务式餐馆

自助式餐饮是将各类菜肴、点心、酒水和餐具事先准备好，收费标准固定，客人根据自己的口味自行选择，服务人员无须在桌边服务，只需提供引导和辅助服务。自助式餐饮最早在西餐厅比较流行，目前越来越受到广大消费者的喜爱和欢迎。

4）外卖式餐饮

外卖式餐饮即宾客将提供的菜肴带出店外或由服务人员根据客人预订将所点菜肴送到指定地点。外卖式餐饮是家庭厨房的延伸，因其便利呈现出市场日趋增大的趋势。

2. 以经营方式分类

社会的发展和进步，使社会分工越来越细致和明晰，以各种方式经营的餐馆也越来越多。其主要包括以下三类。

1）独立经营

独立经营是指具有独立注册资本和法人资格的单体餐饮企业。相对于连锁或连号经营而言，该餐馆独立经营，有自己一整套经营思路和管理方法。

2）连锁经营

连锁经营由连锁餐饮经营企业组成，有特许、直营和合同经营三种具体形式。

3）附属经营

附属经营是指星级酒店的餐饮系统，如酒店中的餐饮部。

3. 按餐饮产品分类

1）正餐餐饮

正餐餐饮能提供比较全面的菜肴，如各类冷菜、热炒、海鲜、煲类、汤类和各种酒水饮料，菜单结构和菜肴种类比较丰富，顾客选择余地大。大部分餐饮企业属于这种类型。

2）快餐餐饮

快餐餐饮由各式西式快餐和中式快餐组成。随着工作和生活节奏的加快，快餐餐饮在餐饮市场中占有越来越大的比例。

3）茶点餐饮

茶点餐饮主要是各类茶坊和茶馆，经营的产品从简单的茶饮到讲究的茶道，通常也会供应一些简单的小吃和菜肴。目前茶点餐饮店正成为人们休憩放松和商谈闲聊的好去处。

4）酒吧餐饮

酒吧主要供应各类酒水和小食品。在有些城市，各种形式的酒吧形成酒吧一条街。作为城市餐饮和夜文化的重要组成部分，酒吧正被越来越多的人尤其是年轻人所接受。

4. 按就餐时间分类

1）早点餐饮

早点餐饮以提供早餐为主。如酒店的各类早茶、自助早餐，以及遍布市巷的早餐店和街头摊位。

2）正餐餐饮

正餐餐饮以提供午餐和晚餐为主。一般情况下，有一定规模和档次的酒店餐饮、纯餐饮店均属此类型。

3）休闲餐饮

休闲餐饮包括各类茶点、小吃和饮品，在供应时间上通常与正餐时间错开。

4）消夜餐饮

消夜餐饮为客人提供各类菜肴、茶点和小吃，供应时间通常在晚餐后至凌晨。

6.1.3 餐饮企业运营的目标

1. 营造怡人的进餐环境

餐饮服务设施应营造一个舒适、怡人的进餐环境，以便给客人留下一个良好的第一印象。例如，餐饮服务设施的装饰、布局要与饭店等级协调一致，灯光、色彩应柔和、协调，家具、餐具须配套并与整体环境相协调，环境卫生必须符合卫生标准，服务人员的仪容仪表和仪态应符合饭店服务标准，餐饮服务设施的温度和湿度应舒适宜人等。

2. 供应适口的菜点酒水

宾客的口味需求各异，应了解市场需求及宾客的消费趋向，供应的菜点酒水品种应符合目标市场的需求，食品原料的采购必须符合饭店的规格标准；厨房制作兼顾宾客的口味要求；原料采供、厨房生产、餐厅服务等环节密切配合。

3. 提供优质的对客服务

适口的菜点酒水，只有配以优质的对客服务，才能真正满足宾客的餐饮需要。优质的对客服务包括良好的服务态度、丰富的服务知识、娴熟的服务技能和高效的服务效率等。

4. 取得满意的三重效益

餐饮服务与管理的最终目标是获取效益，效益是衡量经营成败的依据。餐饮服务与管理的三重效益是指社会效益、经济效益和环境效益。社会效益是指餐饮经营给企业带来的知名度和美誉度，它可为企业赢得客源，并增强企业的竞争能力。经济效益是指餐饮经营给企业创造的利润（绝对效益）及由餐饮带来的企业其他设施的宾客消费（相对效益）。而环境效益是指餐饮企业因采取各种节能环保而带给自己的效益，同时也使企业具备可持续发展的能力，也是企业社会责任感的具体体现。

6.1.4 餐饮产品特点

1. 餐饮生产特点

1）餐饮产品规格多，生产批量小

餐饮产品的生产与销售基本同步，不能先生产后销售。因此，菜肴与其他工业产品大批量、统一规格的生产不同。

2）餐饮生产过程时间短

餐饮产品的生产、销售与客人的消费几乎同时进行，因此，客人从点餐到消费的时间相对短暂。这对厨师的经验与技术是一个很大的考验，对服务员的菜品营销和对客服务也是一大挑战。

3）生产量难以预测

餐饮消费客人大多数不通过预订而是直接进店消费，因此，客人的消费需求很难精准预估。

4）餐饮原料及产品容易变质

相当一部分餐饮产品是用鲜活的餐饮原料制作的，具有很强的时间性和季节性，若处理不当极易腐烂变质，因此，必须加强原料管理才能保证产品质量并控制餐饮成本。

5）餐饮产品生产过程环节多、管理难度大

餐饮产品的生产从餐饮原料的采购、验收、储存、加工、烹制、餐厅服务到收款，整个生产过程的业务环节较多，任一环节的差错都会影响餐饮产品的质量及企业的效益，因此，餐饮产品生产过程的管理难度较大。

2. 餐饮服务的特点

餐饮服务是餐饮企业的员工为就餐客人提供餐饮产品的一系列活动。餐饮服务可分为直接对客的前台服务和间接对客的后台服务。前台服务是指餐厅、酒吧等餐饮企业中直接为客人提供的服务，而后台服务则是指仓库、厨房等客人视线不能触及的部门为餐饮产品的生产、服务所做的一系列工作。前台服务与后台服务相辅相成，后台服务是前台服务的基础，前台服务是后台服务的继续与完善。

1）无形性

无形性是服务产品的共性。尽管餐饮产品是具有实物形态的产品，它仍具有服务的无形性特点，即看不见、摸不着，且不可能数量化。

2）一次性

餐饮服务的一次性是指餐饮服务只能当次享用，过时则不能再使用。这就要求餐饮企业应接待好每一位客人，提高每一位就餐客人的满意程度，才能使他们一再光临。

3）直接性

餐饮服务的直接性是指餐饮产品的生产、销售、消费几乎是同步进行的，即企业的生产过程就是客人的消费过程。这也是餐饮产品的销售场所，这就要求餐饮企业既要注重服务过程，还要重视用餐环境。

6.1.5 餐饮企业的主要职能

1. 掌握市场需求，合理制定菜单

要满足客人对餐饮的需求，必须首先了解餐饮企业目标市场的消费特点与餐饮要求，掌握不同年龄、不同性别、不同职业、不同民族和宗教信仰的客人的餐饮习惯与需求，并在此基础上制定出能够符合客人需求的菜单，作为确定餐饮企业经营特色的依据与指南。

2. 广泛组织客源，扩大产品销售

客源是餐饮企业生存和发展的基础与前提，只有广泛组织客源，才能扩大餐饮产品的销售，因此，餐饮企业必须采取各种方法招徕客人前来就餐，从而提高餐饮企业的知名度、美誉度和经济效益。

3. 加强原料管理，保证生产需要

餐饮原料的质量直接影响餐饮产品的质量：而其价格又直接关系到餐饮企业的经济效益，因此，加强对餐饮原料的采购、验收、储存管理，既可保证厨房的生产需要，又可降低餐饮成本。

4. 搞好厨房管理，提高菜点质量

厨房是餐饮产品的生产场所，其管理水平的高低直接影响餐饮产品的质量和客人满意程度。因此，餐饮企业应做好厨房管理，根据客人需要，合理加工餐饮原材料，组织厨师及时烹制出适销对路，色、香、味、形俱佳的餐饮产品，并加强生产过程的控制，努力提高餐饮产品的质量。

5. 抓好餐厅管理，满足宾客需要

餐厅是餐饮企业的销售场所，又是为客人提供面对面服务的领域，它使餐饮产品的价值最终得以实现。因此，抓好餐厅管理，既可满足客人的物质和精神需要，提高客人满意程度，又可体现并反映餐饮企业的管理水平与服务质量。

6. 加强成本控制，提高经济效益

餐饮企业应根据等级、客源市场的消费水平和经营目标等因素制定相应的成本标准，按规定的毛利率确定菜肴的售价，在满足客人需求的前提下，保证餐饮企业的经济利益。因此，餐饮企业应建立餐饮成本控制体系，加强对餐饮生产全过程的控制。

6.1.6 认识酒店餐饮部

餐饮部(food & beverage department，F&B)，是酒店主要营业部门之一，其经营情况已成为评价酒店经营管理和服务水平高低的标志。

1. 餐饮部的作用

1）餐饮部是宾客的社交活动中心

餐饮部下属的各类餐厅、酒吧、茶室、会议室及多功能厅等，是宾客进行商务洽谈、联谊交友、亲朋聚会的理想场所，因而餐饮部不仅是住店宾客进行交际活动的首选之地，也是当地居民节假日的聚集地和社区活动的中心。

2）餐饮收入是酒店收入的重要组成部分

我国酒店的餐饮收入一般占酒店总收入的 1/3，有的酒店餐饮收入甚至接近或超过其客房收入。尽管酒店的餐位数相对固定，但由于日接待人数、人均消费金额不定，且餐饮部可以通过提高工作效率、延长营业时间、提高菜肴与服务质量等措施，来提高餐位周转率和人均消费水平，从而增加餐饮总收入。

3）餐饮部的管理水平、服务水平直接影响酒店声誉

餐饮服务是一种面对面的服务，餐饮部的工作人员，尤其是餐厅服务人员直接与客人接触，其言行举止会在客人心目中留下深刻印象，决定着客人对酒店服务水平的评价，影响酒店的声誉。而决定服务水平高低的因素是酒店的管理水平。管理水平的高低制约了服务水平的高低，高水平的餐饮服务则可折射出酒店先进的管理理念和务实的管理行为。

4）餐饮部的经营活动是酒店营销活动的重要组成部分

餐饮部是酒店的窗口，通过提供优质的餐饮产品和服务，可吸引更多宾客来酒店消费。餐饮部还可根据自身优势和特色，通过举办各种美食节来树立酒店形象、促销餐饮产品，满足本地消费者的需要。相较酒店其他营业部门而言，餐饮部在竞争中具有灵活性、多变性和可塑性。

2. 餐饮部的地位

1）餐饮部是饭店最重要的部门之一

餐饮部主要是解决宾客“饮食”的问题。无论是对住店客人还是对就餐客人，烹制各种可

口美味的菜肴，提供体贴周到的服务，创造一个优美的就餐环境，满足宾客对餐饮产品和服务的要求，都是饭店经营的基本内容。从经济效益方面，餐饮收入是饭店收入的重要组成部分。餐饮部也是饭店用工最多的部门，为社会提供了较多的就业岗位，在一定程度上减轻了就业压力。

2）餐饮服务代表饭店的管理水平及声誉

美国旅游饭店业的先驱斯塔特勒（Statler）曾经说过："饭店从根本上讲，只销售一样东西，那就是服务（service）。"饭店的目标应是提供最佳服务，想方设法满足宾客需要，给宾客带去舒适和便利。

餐饮产品从总体上讲由三个部分组成，即餐饮环境、餐饮实物（菜肴、酒水、点心）和餐饮服务。随着人们生活水平的提高，消费者在物质满足的同时，越来越注重精神的享受，从这个意义上讲，与其说宾客在消费一份"餐食"，不如说是在消费"环境、技艺和服务"。从就餐前的预订、迎领、点菜、点酒，到就餐中的上菜、斟酒、分菜、换碟，再到就餐后的结账、送别等，服务人员的仪容仪表、行为举止、语言谈吐、服务技能及处理问题的能力都会给宾客留下深刻的印象，宾客也会据此来判断一个饭店服务质量的优劣和管理水平的高低。

从营销角度来说，在日趋激烈的饭店市场竞争中，餐饮部占有极其重要的地位。不同饭店的客房类型，创新余地不大，但餐饮部则表现出较强的灵活性、多变性和可塑性，可以在环境氛围、菜肴种类、特色菜品、服务方式、烹调手法等方面进行设计、创新和再造。餐饮经营好，不仅能留住住店客人，还会吸引本地居民，同时带动饭店其他部门（如娱乐部、会议部、商场部等）的销售。因此，餐饮服务的水平、餐饮经营的好坏，不仅直接影响饭店的经济效益和形象，也影响饭店的声誉和品牌建设。

3）餐饮产品是一项宝贵的旅游资源

中国饮食文化源远流长、博大精深，具有浓烈的民族风情和文化特色，如今更是进入了一个崭新的历史时期。饭店业提供的各种餐饮产品，从菜系历史之悠久、食品种类之繁多、烹饪技术之精湛、加工配料之讲究、色香味形之丰富、雕刻造型之逼真，到餐厅环境之优雅、餐具用品之别致、餐饮设施之先进，都达到了一个新的高度。广大国内外旅游者在品尝各种菜肴的同时，还能领略中国各地方的食文化、酒文化、茶文化，了解有关饮食方面的人物轶事、文献典籍、文学艺术、历史典故、诗文佳作等，增长了阅历，陶冶了情操。

因此，餐饮产品不单是旅游得以顺利进行的必要手段，也是旅游的目的之一，具有旅游设施和旅游资源的双重性质。随着人类保健意识的加强，各种餐饮旅游（如美食旅游、减肥旅游、食疗旅游）已经逐步成为一种时尚。饭店餐饮部应适时开发名菜、名点和设计特色餐饮，以丰富餐饮旅游资源，吸引更多的宾客。

3. 餐饮部各部门主要工作任务

餐饮部生产运行过程相似，无论规模大小，都至少有采保部、厨房部、餐厅服务部和后勤保障部四大部门。其中，餐厅服务部是餐饮部的直接对客服务部门，一般又分为餐厅部、宴会部和酒水部，见图 6-1。

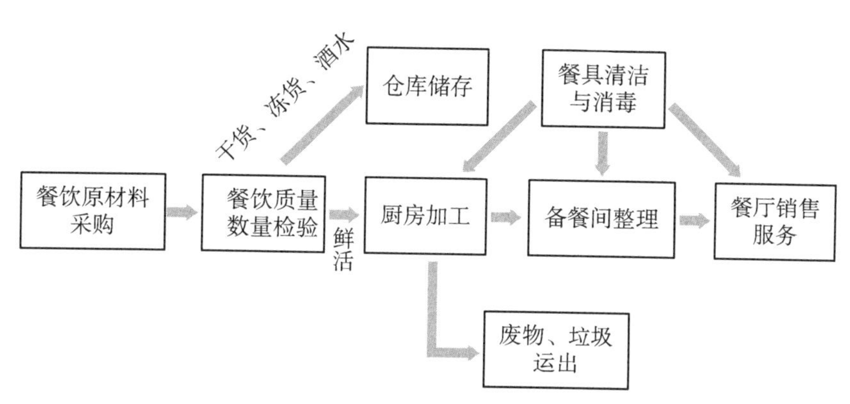

图6-1　餐饮部生产运行过程

1）采保部

采保部是餐饮部的物资供应部门，负责餐饮部所需原料的采购与保管工作，其目的是保证原料及时、保质、保量地供应。大型酒店设采保部（与餐饮部平行，负责酒店所有物资的采购），中小型酒店的采保部可设在餐饮部内部或直接由厨房负责。采保部的主要工作任务如下。

（1）以最有利的价格购买质量合适、数量合适的各种餐饮原材料。

（2）定期做出市场价格、原料质量的调查分析。

（3）负责监督采购、验收、库存和领用等制度的执行。

（4）负责餐饮成本控制和仓库存货控制。

2）厨房部

厨房部是餐饮部的主要生产部门，是餐饮生产的中心基地（核心），可分为生产性厨房和服务性厨房。厨房部的主要工作任务如下。

（1）负责整个酒店所有中、西菜点的准备与烹制，以满足不同宾客的需求，推陈出新，创新菜式。

（2）控制餐饮制品的质量及成本。

（3）负责厨师的培训。

（4）负责制订食品原料的采购计划。

3）餐厅部

餐厅部的主要工作任务如下。

（1）按照规定的标准和规格程序，用娴熟的服务技能、热情的服务态度为宾客提供餐饮服务及各类餐厅、酒吧、宴会厅和客房送餐服务，保证宾客餐饮需要。

（2）推销餐饮产品，扩大销售，正确计算和收取价款，保证经济利益。

（3）加强对餐厅财产和物品的管理，控制费用开支，节约经营成本。

（4）及时检查餐厅设备的使用状况，做好维修保养工作、餐厅安全和防火工作。

4）宴会部

宴会部负责宴会推销、预订和协助服务。其中，宴会部下属营业部的主要工作任务如下。

（1）负责业务推广，宣传、销售不同种类的宴会产品。

（2）负责洽谈预订，设计宴会程序、宴会菜单。

（3）负责宴会的现场督导。

(4) 控制宴会成本，增加效益。

宴会部下属服务部的主要工作任务如下。

(1) 根据客人要求制订菜单、布置厅堂、备餐铺台，并提供完整的宴会服务。

(2) 与厨房、公关、工程、绿化、人力资源等各部门联系，协调人力资源，组织并做好宴会餐饮服务工作。

5) 酒水部

酒水部的主要工作任务如下。

(1) 保证整个酒店的酒水供应。

(2) 负责控制酒水成本。

(3) 负责酒水的销售，增加收入。

(4) 负责酒品的创新。

6) 后勤保障部

后勤保障部主要是指为前后台运转提供物资用品、清洁餐具和保障餐饮后台环境卫生的管事部，其主要工作任务如下。

(1) 负责所有餐具、器皿的请领、供给、洗涤、消毒、存放、保管和控制。

(2) 负责营业区域及机器设备的正常使用、清洁卫生和维护保养。

(3) 负责收集和清运垃圾，送洗布单，可回收垃圾的收集和处理。

4. 酒店餐饮部类型

1) 中餐厅

我国星级酒店大多设一个至数个中餐零点厅提供中式菜肴，主要经营鲁菜、川菜、粤菜、淮扬菜、浙菜、闽菜、湘菜、徽菜等，装饰主题突出中式风格，使用中式家具，演奏中国民乐，服务人员穿中国式服装，一般提供午、晚两正餐服务。

2) 西餐厅

我国星级酒店大多设一个或多个西餐厅，西餐大致可分为法式、英式、意式、俄式、美式、地中海等多种不同风格的菜肴，价格较为大众化，多采用自助形式，菜品以西餐为主，兼顾日式、韩式、印度、东南亚等和当地餐饮特色；价格较昂贵的为零点西餐厅，主要经营法、意、俄式菜系，是西方饮食文化的缩影。西餐一般以刀叉为餐具，以面包为主食，多用长形桌台。西餐的主要特点是主料突出，形色美观，口味鲜美，营养丰富，供应方便等。正规西餐应包括餐汤、前菜、主菜、餐后甜品及饮品。

法式餐厅也称“扒房”，以供应法式菜为主，属高档西餐厅，多在高星级的酒店出现，布置豪华，环境优雅舒适，富有浪漫情调，背景音乐以钢琴、小提琴、萨克斯管、竖琴等西洋乐器现场演奏为主，餐桌用蜡烛或油灯照明。传统的扒房，要求以男性服务员为主，西装革履，具有绅士风度，注重礼节，用餐节奏缓慢。

3) 咖啡厅

为了方便客人用餐、会客和非用餐时间段的餐饮消费，三星级以上的饭店都在一楼大堂附近提供简单西餐、当地风味快餐，并设置有自助餐服务的咖啡厅。咖啡厅的装饰主题以西式风格为主，并采用西式服务，如美式服务或自助式服务等。

4) 多功能厅(宴会厅)

大型多功能厅是宴会部面积最大的活动场所，功能齐全，既可举办大型中餐宴会、西餐宴会、冷餐酒会、鸡尾酒会，还可根据需要举办记者招待会、新闻发布会、时装展示会、学术会议等。

小宴会厅通常又称为包间，一般可以满足 1～3 桌小型中餐、西餐宴会和其他餐饮活动的需求，不受外界打扰，很受客人欢迎。每个小宴会厅都有自己的名称，装饰风格可以根据厅名而异。

5）风味特色餐厅

风味特色餐厅是高星级饭店为了让客人就餐有较大的选择余地，满足人们追求个性化生活、品味异域文化和满足好奇心等的需求，开设的主题鲜明、各具特色的餐厅。

6）酒吧

酒吧是公众休息、聚会、品味酒水的场所。一般配备种类齐全和数量充足的酒水、各种用途不同的载杯和供应酒品必需的设备及调酒工具。饭店内常见的酒吧类型有：主酒吧（main bar），酒廊（lounge），服务酒廊（service bar），宴会酒吧（banquet bar）。

7）酒店餐饮部所属厨房

（1）中式厨房。中式厨房与中餐厅配套，烹制有中国特色的各种菜肴及点心，包括烹制各大菜系的分厨房。

（2）西式厨房。西式厨房与西餐厅配套，包括扒房与西点房，烹制法式菜点，而扒房一般多为开放式，把烹制过程展示在宾客眼前。

（3）宴会厨房。宴会厨房承担大型的宴会、酒会及庆典活动的茶点。一般在大型酒店均设有宴会厨房，有些中小型酒店也设有宴会厨房，但平时不启用，遇到大型宴会时，才从其他厨房抽调人员进行烹制。

（4）咖啡厨房。咖啡厨房一般提供西式糕点。有时当咖啡厅担当西餐厅角色时，它也承担相应角色的任务。

（5）风味厨房。风味厨房一般烹制具有特别风味的食品，如烧烤、火锅、手抓等食品，所配备的厨师根据供应品种的变换而变动。

任务 6.2　探究餐饮企业营养配餐

任务引入

营养配餐员是劳动保障部于 2002 年 2 月 26 日颁布的一种新型职业，其职业代码为 4-03-04-01，为第 42 种职业。中国已有职业培训机构从事营养配餐员的培训，其资格考核标准已经颁布，并有指定培训考核教材。根据用餐人员的不同特点和要求，运用营养学的基本知识配制适合不同人群合理营养要求的餐饮产品的人员。

近年来，中国许多地区因营养不良造成的疾病正在减少，但是，高血压、心脑血管病、糖尿病等各种“文明病”正在逐年上升。这给解决了温饱问题，走向富裕的国人提出了一个新的课题——建立科学的饮食习惯。营养配餐员现由国家劳动和社会保障部推出《营养配餐员国家职业标准》，并纳入国家职业分类大典，是保证公众营养与健康的国家职业准入工种。营养配餐员是我国实行职业资格证书制度以来第一个营养类的职业资格证书，也是中国建立营养配餐员职业资格准入制度，提高中华民族健康素质，推动 21 世纪健康工程的重要标志。按照中国烹饪协会统计，中国的餐馆、食堂、快餐、配餐企业等经营单位约有 40 万个，注册厨师 1 200 万人，然而懂得专业营养知识的人才却不足万名。据估算，中国对专业营养人才的需求缺口达到 400 万人。

6.2.1 餐饮企业营养配餐的意义

随着经济的发展，人们生活水平的不断提升，人们在外就餐成了司空见惯的事。人们的膳食结构发生了变化，在酒店餐厅和社会餐厅就餐往往注重大鱼大肉，忽略了蔬果，造成了膳食结构不合理。由吃而引起的富贵病越来越多。越来越多的人开始注重饮食的健康，范围也从老幼人群向中青年人群中扩展，这说明国民的营养膳食观念的进步，并且有极大的提升空间。

餐饮企业注重饮食营养是大势所趋，是国民膳食观念进步的标志。餐饮企业营养配餐员在各类型餐饮厨房中协助厨师改善菜品结构，添加营养标识，宣传饮食营养常识及改善膳食结构。餐饮企业采用标准化现代企业管理模式，设有冷库、中央厨房及配送中心，实现统一集中采购，控制食品原材料源头，保障食品安全可靠；部分餐饮企业也可以为各企事业单位、学校、工业区、车站、会展、大型活动提供工作快餐、商务套餐、自助餐、企业宴会、食堂承包等提供安全配餐服务。

6.2.2 餐饮企业营养配餐的概念

餐饮企业营养配餐是指将现代营养理论、烹饪基础理论及中医食疗理论与烹饪技术相结合，以顾客心理学为基础，考虑不同地区和人群的饮食习惯，利用现代科技手段和餐饮企业现有的厨房设备，针对前来就餐的人群的特点，设计营养菜点和营养菜单，制作营养菜点及销售营养菜点的过程。

餐饮企业进行营养配餐包括营养菜点的设计、营养菜单的设计、营养菜点的销售和营养菜点的质量控制四个方面。

6.2.3 餐饮企业营养配餐的原则

1. 原料丰富，食物多样

在进行点菜服务中，不但要注意推荐营养丰富的原料和食物，还要选择合适的烹调方法，以不同口味的菜肴和面点来激发用餐者的食欲，最终达到理想的营养配餐效果。

1）注意色、香、味、形、器的合理搭配

菜肴和面点对人体的影响是由多种刺激产生的，其中色彩和造型及盛器的外观对用餐者产生的是视觉刺激。如果一味注意营养的搭配而忽略了菜点的色、香、味、形、器的搭配则会影响用餐者的食欲。

2）食物品种丰富，口味多样

中国的饮食文化有着深厚的底蕴，中国菜点品种丰富，风味独特。在点菜服务中，既要推荐酒店的特色营养菜点，还要考虑地方菜点的介绍和推荐，丰富菜点种类，满足不同食客的要求，使用餐者既能享受进食美味的满足感，又达到从多种食物中获取足够营养素的目的。

保证食物多样，选料多样是最基本的要求。在选择主食原料（主要提供碳水化合物、膳食纤维和蛋白质）时，除了选择大米和面粉外，还应注意选择一些杂粮和薯类，避免推荐的主食单调。在选择蛋白质来源的食物时，除蛋类、肉类、鱼虾类、奶类等动物性食物外，还应注意选择大豆及其他豆类等。为了保证酸碱平衡，并满足维生素和矿物质的摄入量，一定要选择多种蔬菜水果和野菜、菌藻类食物。

除保证选料多样、食物多样外，烹调技法和菜式也要多变。比如热菜与凉菜、炒菜与汤菜、爆炒与红烧、滑熘与炖煮；馒头与米饭、包子与水饺、蛋炒饭与豆沙包、馅饼与馄饨、面包与蛋糕等。

2. 适应季节特点，满足食客生理需要，推出应季养生菜点

中国人的养生法则一向遵循自然，配合天地万物的变化，当然也包含四季更迭，因此有“春生、夏长、秋养、冬藏”及“春温、夏热、秋燥、冬寒”等说法。餐饮企业应根据季节的不同推出应季养生菜点。

1）春季滋补养生

（1）春季饮食重点：①春季肝气旺盛，容易影响脾胃消化，饮食以清淡为宜；②食用当季绿色蔬菜，补充冬季摄取不足的维生素和矿物质。

（2）春季养生食补：①不宜过度进补，以免造成体内多余的热气无法排除；②若需食补，建议选用莲子、百合、花生、白果等平性食物；③银耳可防发炎，亦可促进肝脏蛋白质合成，适合春天食用；④过敏气喘体质者，应少吃冰冷或寒性食物，例如瓜类或蟹。

2）夏季清热解毒

（1）夏季饮食重点：①夏季人体出汗多，容易造成电解质不平衡，应随时注意水分补充；②气温偏高，食物容易变质、滋生细菌，因此务必特别留意食物的保存、清洁卫生；③夏季饮食宜清爽，避免油炸、油煎等烹饪方式，以免加重身体负担。

（2）夏季养生食补：①适量食用清淡且带有苦味的食物，如苦瓜、芥蓝等。这些食物具有清热、降火等效用，能帮助舒缓夏日不适；②每餐宜定时定量，避免贪凉、过度摄取冰品和寒凉性食物；③钙和锌常随汗液排出，建议从瘦肉、乳制品、核果类、鱼类与蛋类等食物中适量补充；④天气燥热容易使人缺乏食欲，可适当运用葱姜蒜等辛香料或柠檬、柳橙等甜酸食物，为菜肴提味，促进食欲；⑤丝瓜、冬瓜、小黄瓜、绿豆、四季豆、芦笋、芦荟等当季食材，有清热利尿之功效，适合夏天食用。

3）秋季滋阴润肺

（1）秋季饮食重点：①少吃辣椒、葱、蒜等刺激性食物，以免加重体内的燥气。此外，寒凉性的食物也应少吃；②最佳进食方式为少量多餐，选择便于咀嚼、消化的食物，同时也应减少油脂的摄取；

（2）秋季养生食补：①选用具有“助肝气、敛肺气”效用的食物，借以强化呼吸道，例如水梨、百合、莲藕等；②多吃酸性食物，例如苹果、葡萄、杨桃、柠檬、柚子、山楂等，有助于生津滋润；③芝麻、核桃、糯米、蜂蜜、甘蔗、银耳等食物，可润燥养阴，适合在秋天食用；④秋天的燥气容易对肺部造成负担，可多吃银耳、水梨、山药、百合、莲藕等有滋润呼吸道作用的食物；⑤热粥护胃补气，是秋天的理想早餐。

4）冬季温润补元

（1）冬季饮食重点：①适度增加热量摄取，以维持身体运作所需，提高耐寒能力；②冬季应多吃生鲜蔬果，除了补足水分，也可提高维生素的摄取量；

（2）冬季养生食补：①无论是食补或药补，均应视个人体质进行，按照“虚则补之，寒则温之”的基本原则；②摄取足量的蛋白质、脂肪，可以提升免疫功能；③羊肉、鸡肉、牛肉、深海鱼、蛋类、奶类，都是冬季最佳的蛋白质来源；④胡萝卜、韭菜、香菜、洋葱、红豆、芝麻、核桃、桂圆、辣椒、葱、姜、蒜，属于温热性食物，有助于御寒，可达到防病强身的效果；⑤现代人营养充足，不一定要进补。均衡摄取六大类食物（五谷根茎类、油脂类、蛋豆鱼肉类、奶类、蔬菜类、水果类），才是食补养生的最佳原则。

3. 了解各地的饮食习惯，尊重不同食客的饮食爱好

我国幅员辽阔、人口众多，饮食文化源远流长，不同地域的人群有着不同的饮食习惯。餐饮企业一线工作人员应掌握不同地区的饮食习惯，根据不同人群进行科学配餐。

4. 控制油脂用量

许多消费者担心脂肪摄入过多会造成肥胖，因为伴随肥胖而来的就是“五病综合征”，即肥胖、高血压、高血脂、心脑血管病与糖尿病，这是一组相互关联、互为因果的疾病。中国营养学会对于油脂的推荐量是每人每天 25 g。

饭店与餐馆烹饪以追求美味为主，菜肴中高油、高盐、高糖的情况经常发生。其实有好多窍门可以减少食用油的摄入，例如可以采取焯、蒸、烤、凉拌的方式做菜；煲汤后去掉表层的浮油；把肉类煮至七成熟后再切片炒；禁止在菜肴装盘时加明油；另外还可以做“滑菜”，就是把肉上浆、用淀粉“穿衣”，水滑后再烹调，不仅使肉质鲜嫩，也能减少脂肪的摄入。一些餐馆把新鲜蔬菜焯熟以后，再浇上用淀粉调好的芡汁，制作出的菜肴色、香、味俱佳，烹饪用油却很少。

6.2.4 不同用餐形式的配餐要求

1. 零点餐

1）向客人推荐菜肴

（1）尊重客人的个人喜好和饮食习俗。

（2）考虑顾客身体特点，因人而异进行推销。

（3）做好营养菜点的搭配工作，比如原料种类的选择，菜肴味型的搭配，烹调方法的运用等。

2）推荐营养菜点的方法

（1）先让客人了解餐厅所供应的菜点品种，请客人自己点菜，这样既有礼貌又可以观察客人的喜好。

（2）当客人要求服务人员帮助点菜时，服务人员应热情地根据客人的需要推销菜品。

（3）当客人所点的菜点在原料、口味等方面出现雷同时，服务人员应用婉转的语言提醒客人加以调换，并主动推销其他菜品。

2. 团体餐

团体餐要求菜式多变、原料丰富、口味多样、烹调方法齐全，满足不同人群的需求。具体做到以下要求。

1）冷菜

可用什锦拼盘或四双拼、花色冷盘，配上四个、六个或八个小冷盘。

2）热菜

采用滑炒、煸炒、炸、爆、烩等多种烹调方法，达到菜肴口感软嫩、干香、酥脆、酥烂和外形的饱满、整齐的不同要求。

3）主菜

由整只、整块、整条的原料烹制而成，装在大盘或大碗中上席。采用烧、烤、蒸、熘、炖、焖、叉烧、氽等多种烹调方法。

4）素菜

经炒、烧、扒等方法制作而成，起到解腻和营养平衡的作用。

5）甜菜

采用蜜汁、拔丝、熘炒、冻和蒸等多种烹调方法而成，多数是趁热上席，在夏季也有供冷食的。

6）汤菜

选用营养丰富的原料调制基础汤，再配以其他原料制作营养丰富、味道鲜美的汤菜。

7）点心

常用糕、团、面、粉、包、饺等品种，采用的种类与成品的粗细视宴会规格的高低而定。

8）水果和饮品

根据季节选择合适的水果和饮品，增加维生素和膳食纤维的摄入。

3. 自助餐

原料种类丰富，食物之间不能存在相克相反的情况，烹调方法多样，干稀搭配合理，口味多变满足不同就餐人群的要求。

自助餐菜点食品虽然面广、品种多，但要组合得精巧、合理，在菜单制定时必须遵循以下原则。

1）菜点品种要适合消费者需求

在制定自助餐菜单时，其菜点品种的选择至少应适合该餐厅消费层次、当时季节消费者大致趋同的需求。饭店自助餐厅装修档次、饭店星级标准，常常给消费者一定心理印象，这往往决定自助餐消费客人的层次，即客源市场。

2）充分分析饭店生产技术、设备力量

饭店厨师技术水平、厨房设备设施条件在很大程度上影响和限制自助餐菜点品种、档次和翻新节奏。一般规模大、规格高的自助餐，菜点种类都比较齐全，冷菜、羹汤、热菜、烧烤菜肴、点心、甜品、水果等一应俱全。

3）菜点数量适当，结构均衡

自助餐是将若干品种、系列菜点食品提供给消费者自由选择的就餐方式。因此，不论自助餐消费标准高或低，就餐人数多还是少，只要决定以自助餐方式经营，其菜单的制定就必须考虑菜肴、点心以及冷菜、热菜、汤类、荤菜、蔬菜、甜品、水果等食品的结构比例和具体道数。

4）突出高身价或特色菜点

自助餐虽为菜品全部陈列出来让消费者自选的形式，但菜单制定时也应有意识安排一些高身价或本店的特色菜点，以吸引客人、扩大口碑、增加客人消费的认同感。一餐自助餐应该穿插供应一些本地流行或客人推崇的菜点。

5）依据消费标准，把握成本构成

制定自助餐菜单既要安排适合客人口味的菜点，又不能无原则、不考虑成本消耗，提供超标准的菜点组合。固定经营的自助餐也好，专题、专场自助餐也好，都应根据饭店规定的毛利率及成本率，严格核算，准确计划和使用成本，在不突破总成本的前提下，逐步按照菜品结构分解成本，开列具体菜品名称，规定主、配料名称及用量，最后再均衡、调整品种，完善确定菜单。

4. 外包配餐

餐饮企业的外包配餐在国外（如美国、日本、欧洲等国家）发展较早，它首先是从集体配餐开始的。例如，在美国，由农业农村部统一制定营养配餐标准，建立集体食堂，统一餐具，国家给予财政补贴，供给平价原料，以中小学生、老年人等为主要对象，设有营养师配餐；日本颁布了《中小学生午餐法》，建立中心配餐工厂统一提供原料，学校设有营养师配餐，保证学生的身体健康。

我国从 20 世纪 90 年代前后开始进行营养配餐的试验，随着社会的重视与需求，发展越来越迅速。餐饮企业也可以为各企事业单位、学校、工业区、车站、会展、大型活动提供工作快餐、商务套餐、自助餐、企业宴会、食堂承包等提供安全配餐服务。虽然目前还存在一些问题，如还没有一整套完善的、科学的、摆脱传统手工操作的工艺流程和良好的操作规范标准，营养配餐的专业人员还很短缺等，但是随着人们对膳食质量要求的提高，相关法规规范的完善，餐饮企业的营养配餐将有很大的发展空间。

餐饮企业外包配餐的原则主要包括以下几点。

1）食品安全原则

确保外包配餐过程中的食品安全，包括选用符合食品安全标准的食材，遵循正确的储存、加工和处理方法，保持食品的卫生和新鲜度。

2）营养均衡原则

要有营养师对配餐进行指导，能够根据不同人群的营养需求，提供营养均衡的配餐方案，包括合理的膳食搭配和食物多样性，确保供应的食物能够满足人体所需的各类营养素。

3）客户需求原则

根据客户的口味偏好、饮食习惯和特殊需求，提供个性化的配餐服务，如素食、无麸质、无乳制品、低盐、低脂等，确保客户的满意度和健康需求得到满足。

4）质量控制原则

建立严格的质量控制体系，确保配餐过程中的食品质量，包括供应链管理、食材采购、加工环节的监控以及菜品的口感、质量和外观等方面的把控。

5）环境可持续原则

在外包配餐过程中，注重环境保护和可持续发展，选择环保的食材和包装材料，减少食物浪费，推行节能减排的措施，为社会和环境负责。

任务 6.3 设计宴会菜单

任务引入

在举办宴会时,合理设计菜单是确保宾客满意和健康的重要环节。食品营养配餐作为宴会菜单设计的重要考量因素,旨在提供均衡、营养丰富的菜肴,满足宾客的口味需求和饮食健康要求。宴会菜单的设计涉及菜品选择、烹饪方法、调味品搭配以及视觉呈现等诸多方面。

设计宴会菜单的任务包括以下内容。

1) 考虑宾客需求

了解宾客的饮食偏好、特殊膳食需求(如素食、无麸质、无乳制品等)以及过敏食物情况,确保菜单能够满足多样化的口味和饮食需求。

2) 营养平衡

根据宴会的性质和规模,设计菜单时要考虑提供均衡的营养组合,包括蛋白质、碳水化合物、脂肪、维生素和矿物质等,以满足宾客的营养需求。

3) 菜品搭配

根据菜品的口味、风味和食材特点,合理搭配菜品,注重菜品之间的平衡和协调,以营造丰富多样的味觉体验。

4) 烹饪方法选择

根据菜品的特点和宴会场地的设备条件,选择合适的烹饪方法,如炒、烤、蒸、炸等,以保持菜品的口感、色泽和营养价值。

5) 调味品搭配

合理选择和搭配调味品,使其能够提升菜品的风味,但同时避免过度使用盐、糖和油脂等不健康的调味品。

6) 视觉呈现

注重菜品的摆盘艺术,合理搭配色彩和形状,使菜品在视觉上更吸引人,增添宴会氛围。

7) 食材选择与质量控制

选择新鲜、优质的食材,并确保其安全和卫生。与供应商建立良好的合作关系,进行食材的采购、储存和处理控制,以确保菜品的质量和食品安全。

通过精心设计宴会菜单,考虑食品营养配餐的角度,可以提供美味健康的菜肴,满足宾客的口味需求,同时关注饮食健康,为宴会增添成功和满意的元素。

6.3.1 宴会的分类及其特点

宴会的种类有便宴、家庭宴会、婚宴、生日宴会、酒会、冷餐会、高档宴会等。其特点见表 6-1。

表 6-1　宴会的分类及其特点

宴会的分类	宴会的定义	宴会的特点	营养特征
便宴	便宴是朋友小聚、社交活动、商务活动中的一种，通常比较随意，不过分强调礼节，标准略高于便餐和工作餐。因餐后要继续工作或有其他活动，通常不用烈性雪，只饮用一些饮料，多选择可口的饭菜和主食。	就餐标准不高，没有高档海鲜和工艺造型菜；体现随意放松的气氛。	菜肴品种比较丰富；注重主食和小吃的安排；可能存在脂肪、蛋白质偏高，膳食纤维偏少的问题。
家庭宴会	家庭宴会是以家庭成员为主的宴会。分为假日家宴、团圆家宴、老人寿宴、新生儿满月宴席等。由于宴会的主题不同，菜点的安排上要突出特色菜点，反映家宴的主题特色。	成本高低比较随意，菜点安排针对性强，气氛随意放松。	注重安排主食，膳食纤维比较丰富，三大产能营养素比较均衡；可能存在总能量仍然偏高、主食品种偏少的问题。
婚宴	婚宴是庆祝恋人成婚的宴会。参加婚宴人员是新郎、新娘及其父母双亲、亲朋好友等。	婚宴大多就餐标准较高，要求菜点色彩绚丽，菜点名称喜庆吉利，冷菜、热菜、面点、汤羹、果盘、蛋糕一应俱全。通常由于品种多、数量大，会造成一些浪费。	海产较多，动物性原料多；可能存在酸碱不够平衡、蛋白质偏多、能量偏高、碳水化合物和膳食纤维不足的问题。
酒会	酒会主要是以社交为目的，参加的人员通常已用过餐。一般安排各种净菜小点和葡萄酒以及少量威士忌。酒会通常更加重视色彩的和谐及气氛的渲染。	以社交活动为主题；以冷菜、小点为主；突出视觉艺术，渲染酒会气氛。	营养素比较全面；沙拉生食维生素损失小；可能存在煎炸食品略多、甜品略多的问题。
冷餐会	冷餐会一般参加人员较多，适宜露天场所，场面比较宏大，它通常适用于招待会、新闻发布会等。冷菜、冷点、甜品、水果品种较多；一般只备软饮料，不需要许多下酒的菜。	冷菜、冷点品种多样，各取所需；注重点缀渲染气氛，气氛优雅、平和、随意；但易污染环境，有些人不适应。	能量不高。冷餐会基本上以格调高雅、风味独特的冷菜、饮料、低度酒为主，并非以进餐为主要目的。
高档宴会	所谓高档宴会，即有重要的人员参加或餐费标准较高的宴会。其不同特点：前者更重视宴会的环境气氛，注意和重视主人及主宾的饮食需要；后者重视的是豪华高档，多选用数目众多的高档菜。高档宴会一般都安排较多的高档海味原料和高档工艺菜肴，对餐厅设备、设施以及服务都有较高的要求，通常采用分餐制服务。	就餐标准高，品种丰富；讲究礼仪，服务规范；豪华、隆重；采取分餐制。	高档原料和海味菜肴较多；冷菜、热菜、面点、小吃兼顾；可能存在总能量偏高、蛋白质偏高、脂肪高、膳食纤维略少的问题。

6.3.2　宴会菜单的设计要求

1. 用料要广泛，色彩多样

选择不同种类的食材，包括蔬菜、水果、肉类、海鲜等，以确保菜品的多样性和色彩鲜艳，给宴会增添视觉上的吸引力。

2. 烹调方法多样，口味丰富

运用不同的烹调方法，如炒、烤、蒸、炸、煮等，以满足宾客对口感和风味的不同需求，使菜品口味丰富多样。

3. 酸碱平衡，营养均衡

在宴会菜单设计中，应注意酸碱平衡，合理搭配酸性和碱性食材，确保饮食的平衡性。同时，关注菜品的营养均衡，包括蛋白质、碳水化合物、脂肪、维生素和矿物质等的充分供应。

4. 主食、菜品兼顾，力争做到三大产能营养素平衡

在宴会菜单中，主食和菜品应该兼顾，主食可以选择米饭、面食、粥等，提供能量和碳水化合物，而菜品则应包括各类蔬菜、肉类、海鲜等，提供蛋白质、脂肪、维生素和矿物质等多种营养素，力求实现三大产能营养素的平衡。

5. 理性消费，注重美食、营养、隆重、节俭并重

在设计高档宴会的营养菜单时，应以理智消费为原则，不盲目追求多品种、多数量、高档奢华的菜品。应注重菜品的美味和营养，同时考虑宴会的隆重氛围和节俭原则，使设计的菜单能够平衡各方面的需求，体现时代进步的理念。

6.3.3　中餐宴会菜单的设计

我国的筵席文化源远流长。按照宴会的社会性质可分为国宴、公宴、家宴等；按照宴会主题可分为婚宴、寿宴等；按照宴会原料可分为全鱼宴、素宴等；按照宴会区域可分为四川田席、洛阳水席等。正因为中式宴会种类繁多、形式多样，在菜单设计时应把握一定的原则。

1. 中餐宴会菜单设计原则

1）因人配菜

设计中式宴会菜单首先要考虑的是“因人配菜”问题。从宾客的年龄、身体状况、禁忌等方面考虑菜品的选配。例如，宾客中若有患慢性胃炎、十二指肠溃疡的，因其胃酸分泌过多，为了使这些宾客不致因赴宴而引起疾病或加重病情，应设计出对胃酸分泌具有抑制作用的菜肴。名菜“炒鸡淖”是用大量油脂将鸡肉、蛋清、淀粉和水制作成鸡浆再炒出来的一款风味菜，由于脂肪在胃中停留时间可达五六个小时，具有抑制胃酸分泌的作用，适宜胃炎患者食用。

2）应时配菜

一方面，在不同的季节有不同的新鲜原料上市，如早春的蒜薹、韭黄、蚕豆、香椿，夏季的豆类、瓜类，秋季的鱼类，冬季的大白菜、萝卜、青菜等。这些都是菜单设计应考虑使用的原料。另一方面，在不同的季节适宜不同的菜肴。如炎热的季节配以凉拌、卤制、汤类，寒冷的季节里烧、蒸、烩、焖等多一些。“秋冬季进补”已是民间常识，菜单设计要掌握一定的保健、食疗常识，顺应天时的养生之道。

3）因事配菜

根据实际情况，如设宴目的、主人具体要求、习俗、档次等设计菜单。在设计菜品时应考虑一些忌讳，例如，丧宴一般忌讳双数，最好是 7 个菜，而喜宴一般要双数。

4）随价配菜

根据宾客预订宴会的金额来确定宴会的等级，从而确定菜肴品种。按照宴会等级可分为高级宴会、中级宴会、普通宴会等。不同等级的宴会,其定价原则有所不同。

2. 中餐宴会菜肴设计

中餐宴会菜肴设计应考虑色、香、味、形、器、意的整体配合。

1)色的配合

根据一定的审美知识,考虑到菜肴的色调和光泽,使菜肴色泽搭配层次分明、和谐美观。原则上,在炎热的季节应考虑多用冷色系列,寒冷季节宜多用暖色调。在现实生活中,菜肴冷暖色的处理相当灵活。例如,在四川、重庆,即使炎热的夏季,人们仍然爱吃色泽红亮的麻辣火锅。这种暖色调和麻辣烫鲜的感受更容易使食客兴奋、胃口大开,进食过程中有一种酣畅淋漓的感觉。

2)香的配合

烹饪原料很多都含有不同的醇、醋、酚、酮等呈香物质,经过烹饪尤其是加热,使它们释放出来,再经过化学反应使之相互作用,从而构成诱人的香气。一桌菜肴散发出不同的香气,加上形、色、味等的巧妙搭配,使人食欲大增。

3)味的配合

中国菜肴讲究"吃味",味美是中国菜肴的核心。味在不同的季节有不同的侧重,《礼记》从四时五味须合五脏之气的角度提出"凡和,春多酸,夏多苦,秋多辛,冬多咸,调以滑甘"。中医五行学说认为酸入肝、苦入心、甘入脾、辛入肺、咸入肾,五味入口,各有所归。

4)形的配合

菜肴的形状包括天然形态,如整鸡、整鸭、整鱼等整形原料;经过加工的形态,如丝、丁、片、条、块等;还有经过艺术手法加工的形态,如花刀、食雕等。中高档宴会菜单设计中要考虑工艺性较为高级的形态配合。

5)器的配合

餐具的搭配是中国菜肴的一大亮点。对餐具的要求一般符合三个条件:一是要配套,二是要多种多样的专用餐具,三是要质地优良。

6)意的配合

意的配合在中餐宴会菜单设计中是很重要的一环,其实在色、香、味、形、器中就有了体现。如果在意的配合上给人联想,让人思绪回味无穷,那么中餐宴会菜单设计就达到了一种意的境界。

3. 西餐宴会菜单设计

由于中西文化的差异性,与中餐宴会文化崇尚"和"不同的是,西餐宴会讲究个性突出,以"独"为美,并通过各种方式追求形式美。按照地方风味分,西餐宴会分为法式宴会、美式宴会、英式宴会等。在宴会格局上,强调以菜为中心、酒与菜配合,菜点讲究简洁实用,菜单设计突出个性。

1)西餐宴会菜单的内容

西方人的生活节奏较快,早餐、午餐内容通常较为简单,晚餐作为正餐比较重要,周末晚宴更为重要,通常持续四五个小时,菜肴数量通常为6~11道不等,注重营养搭配,菜肴质地偏鲜嫩。传统的西餐宴会菜单内容比较繁杂,包括冷前菜、汤类、热前菜、鱼类、大块菜、热中间菜、冷中间菜、冰酒、炉热菜、蔬菜、甜点、开胃点心及餐后点心13道程序,种类繁多,现代西餐宴会进行改良和简化,减少油脂的用量,注重菜品的外观设计,强化工艺造型,菜式精美,主要包括前菜类、汤类、鱼类、主菜类、冷菜、点心类及饮料7项，除此之外，西餐宴会酒水单也是菜单的重要组成部分。

2）西餐宴会菜单设计的原则

西餐宴会菜单设计应依据宴会主题，突出个性化设计，具体原则如下。

(1) 突出主题。西餐宴会菜单设计首先要考虑宴会主题，再结合实际情况与酒店条件来设计。

(2) 考虑原料供应。原料是西餐菜单设计的关键点。如果原料数量和质量能满足供应、价格合理，那么菜肴便可列入菜单，否则只能舍弃。尤其是进口的原料，要考虑季节性、储藏的难易程度及库存情况等。

(3) 提升烹饪技术。烹饪技术是制订宴会菜单的关键。菜单菜品的设计依赖于厨师的技术，先培养厨师，再更新技术，才会有新的菜品推出。

(4) 控制成本。西餐原料及配料成本一般较高，如果不控制成本，设计菜单时价格就缺乏市场竞争力，企业利润率就不能得到保证。

(5) 讲究菜品文化性。菜品既要体现传统风味，又要不断推陈出新，突出文化性、季节性等。

3）西餐宴会菜单设计

西餐宴会菜单十分灵活，没有固定的模式。以下就早餐、正餐和自助餐的菜单设计做一简单介绍。

(1) 早餐菜单设计。西方人的早餐比较讲究搭配，要求有荤、有素、有果、有茶，口味有咸有甜，质地有脆有软，色彩丰富，营养合理。

(2) 正餐菜单。西餐根据不同国家和地区，可分为法式、意式、美式、俄式、英式正餐，菜单使用可灵活搭配，但程序一定不能乱。

(3) 自助餐菜单。自助餐是目前世界各国酒店常用的一种餐饮方式。自助餐中冷菜的比例较大，其次是热菜、主食、汤品、甜品和水果。菜品的选择可根据宴会的主题、宴会举办的季节来搭配。国内酒店的自助餐基本上由西餐厅来承办，菜品通常是中西合璧，以丰盛、营养、便捷的特点赢得消费者的青睐。

6.3.4 宴会营养菜单的设计过程

宴会营养菜单的设计要以客人的就餐标准为依据，以科学合理的营养搭配为主要目标，要通过丰富的菜点品种、适宜的口味、合理的营养供给和多样的烹饪技法，使客人满意。

1. 宴会营养菜单的制定方法

首先要了解宴会人数及其性别、年龄和工作性质，然后根据参加人的基本情况计算能量供给量，最后再依据就餐标准制定出主副菜单。

2. 宴会能量和营养素的核定

宴会能量和营养素的核定是设计宴会菜单的工作重点，要依据宴会的时间、参加宴会人员构成等因素进行准确的计算。

高档宴会能量和营养素的核定，是营养配餐员需掌握的一项关键技术。不掌握能量和营养素的计算方法，就无法进行高档宴会营养菜单的设计工作。能量和营养素的核定，主要是应用营养配餐的专用软件，对每一种菜点的主料、副料、调料进行计算和累加，得出整个宴会菜点的营养数据。

3. 宴会菜单的营养分析与调整

首先要对菜单进行分析，可凭经验直观分析，也可利用计算机软件进行比较准确的定量分析。根据分析结果，调整菜单，直至符合膳食平衡要求。

虽然因多年的习惯，有些菜单已经形成定式，但菜肴搭配、能量及各类营养素的供给仍不尽合理。营养配餐员应与厨师等有关人员共同研究，调整主辅料比例，努力使膳食营养趋于平衡。

6.3.5 宴会菜单实例

下面分别列举10人量的便宴菜单和高档宴会菜单，并进行分析。

1. 便宴菜单

便宴菜单如表6－2所示。

表6－2 便宴菜单

冷菜	灯影牛肉，红油鸡片，葱油鱼条，麻辣肚丝，糖醋菜卷，鱼香腰片
热菜	干烧鲤鱼，香菇鸡丝，虫草鸭子，烧元宝肉，清炒虾仁，烧二冬，盐煎肉，番茄菜花
汤菜	三鲜汤
主食	担担面，扬州炒饭豆沙包

1）分析

菜肴品种比较丰富，注重主食和小吃的安排，但脂肪偏高，蛋白质偏高，膳食纤维偏少。

2）调整

通过分析，应对菜单做如下修改和调整。

(1) 灯影牛肉改为五香牛肉，红油鸡片改为姜汁扁豆，干烧鲤鱼改为清蒸鱼，烧元宝肉改为麻婆豆腐。其重要的作用是减少脂肪。

(2) 鱼香腰片改为蒜蓉番杏，香菇鸡丝改为银芽鸡丝，清炒虾仁改为瓜仁炒虾仁，番茄菜花改为清炒西蓝花。其重要的作用是增加膳食纤维。

(3) 烧元宝肉改为麻婆豆腐，还从整体上改善了蛋白质的结构，补充了植物蛋白。

调整后的便宴菜单如表6－3所示。

表6－3 调整后的便宴菜单

冷菜	五香牛肉，姜汁扁豆，葱油鱼条，麻辣肚丝，糖醋菜卷，蒜蓉番杏
热菜	清蒸鱼，银芽鸡丝，虫草鸭子，麻婆豆腐，瓜仁炒虾仁烧二冬，盐煎肉，清炒西蓝花
汤菜	三鲜汤
主食	担担面，扬州炒饭豆沙包

2. 高档宴会菜单

高档宴会菜单如表 6-4 所示。

表 6-4 高档宴会菜单

冷菜	火腿拼芦笋,白鸡拼烤鸭,美鲍拼胗肝,卤肚拼扎蹄
热菜	油爆响螺片,干煎明虾碌,大地鹌鹑脯,蒜子瑶柱脯,蟹黄烧鱼翅,蚝油网鲍片,明炉烤乳猪,鳖肚炖鼋鱼,江南百花鸡,云腿科甲鳜
汤菜	冰糖炖燕窝
主食	鸿图伊府面
点心	莲蓉甘露酥,海南椰丝盏,鸡蓉鲜虾角,鱼蓉蒸烧卖
水果	香蕉木瓜,荔枝杨桃

1) 分析

此菜单连同水果有 24 个品种之多,动物性原料过多,蔬菜类太少。

2) 调整

通过分析,对 9 款冷热菜肴进行了调整:白鸡拼烤鸭改为白鸡拼龙豆,美鲍拼胗肝改为美鲍拼鲜蘑,卤肚拼扎蹄改为凉瓜拼扎蹄,干煎明虾碌改为菜远明虾碌,蚝油网鲍片改为竹荪扒鲍片,鳖肚炖鼋鱼改为淮山炖鼋鱼,江南白花鸡改为江南玉树鸡,云腿甲鳜改为西芹鳜鱼球,大地鹌鹑脯改为水蛋滑豆腐。

通过调整,增加了大量的膳食纤维和植物蛋白,减少了过多的动物蛋白,使膳食的营养趋于平衡。

调整后的高档宴会菜单如表 6-5 所示。

表 6-5 调整后的高档宴会菜单

冷菜	火腿拼芦笋,白鸡拼龙豆,美鲍拼鲜蘑,凉瓜拼扎蹄
热菜	油爆响螺片,菜远明虾碌,水蛋滑豆腐,蒜子扣瑶柱,蟹黄烧鱼翅,竹荪扒鲍片,明炉烤乳猪,淮山炖鼋鱼,江南玉树鸡,西芹鳜鱼球
汤菜	冰糖炖燕窝
主食	鸿图伊府面
点心	莲蓉甘露酥,海南椰丝盏,鸡蓉鲜虾角,鱼蓉蒸烧卖
水果	香蕉木瓜,荔枝杨桃

6.3.6 设计菜单的注意事项

(1) 设计和调整菜单要征得宴会主人的同意。

(2) 设计和调整后的菜单如影响到就餐标准,不管是超过还是低于就餐标准,均应告知宴会主人。

(3) 修改和调整的菜单要及时通知餐厅、厨房等相关部门。

(4) 餐饮企业要通过经营活动实现利润。在设计高档宴会时,为达到宴会预定餐费标准,容易出现凑菜品、凑餐标的现象,结果是菜点吃不完,能量超标,大量浪费,对人体机能也造成不良影响。因此设计高档宴会,必须力求达到营养和美味的协调统一,菜品既高档丰富又浪费少,配餐应向低盐、低脂、低糖和平衡膳食营养的方向努力。

6.3.7 传统宴会与营养宴会的供能对比

传统宴会经常运用的10人量有四冷菜、八热菜、一汤、一主食、一果点的模式与食量。经过大量的统计和长期的实践考核,这相当于营养宴会12人量。传统宴会的动物性食物和用油量偏多,主食量偏少。传统宴会的三大供能比,通常蛋白质20%左右,脂肪30%左右,而碳水化合物只有50%左右。

人们都知道不合理的膳食是促使心脑血管疾病和代谢性疾病发生的罪魁祸首,膳食对这些疾病的形成有渐进或突进两种形式。营养宴会的特点是运用营养配餐的科学方法,在满足好吃的基础上确保人体健康不受负面影响。通常营养宴会或聚餐每人的能量为1 000 kcal,根据营养宴会菜单中的就餐人数确定总能量。三大供能营养素的能量分配为:蛋白质14%～19%,脂肪24%～26%,碳水化合物56%～61%。

6.3.8 传统宴会菜单向营养宴会菜单的过渡与衔接

(1) 挑选、采用传统宴会菜单和习惯的制作方法。

(2) 在宴会食物结构的编制中,适当增加大豆制品、壳果、种子制品、奶制品、健身减肥的食物和主食的量。

(3) 在满足人体营养需求的情况下,减少菜点的数量。每人每餐650 g左右的食量,能满足人体的营养需求,同时简化了烹饪操作。

(4) 宴会中的胆固醇推荐量是300 mg,考虑到宴会菜单中选用的鱼虾贝类、肉禽蛋类、内脏较多,宴会中每人每餐的胆固醇供给量要控制在300 mg以内。这相当于每人每天胆固醇的推荐量。

6.3.9 菜单营销新思路

菜单营销,即通过各种形式的菜单向来餐厅就餐消费的宾客进行餐饮推销。营销既是一门学问也是一门艺术,因此,菜单营销可通过各种形式各异、风格独特的固定式菜单、循环式菜单、特选菜单、保健菜单、儿童菜单、情侣菜单、女士美容菜单、双休日菜单、美食节菜单等来进行宣传和营销。

中餐利用菜单营销时,一定要注重形式创新、图文并茂,设计出意境不同、情趣各异的封面;格式、大小可灵活变化,并可分别制作成纸垫式、台卡式、招贴式、悬挂式、帐篷式等;色彩或艳丽或淡雅;式样或豪华气派或玲珑秀气,让宾客在欣赏把玩之中爱不释手,甚至想将它作为珍藏品，无意识中产生了购买欲，并付诸行动。可以说，这些菜单实际上起到了无言的广告作用，无形中调动了顾客的消费欲望。根据中餐特点和消费者的需求，下面对菜单营销中的四类主题菜单略作说明。

1）保健功能菜单

保健功能菜单可用简洁易懂的语言介绍菜品组成、各成分的营养价值及其保健功能、食用的最佳方法和注意事项，甚至可以写出主要营养素的含量及人体每日需要量等，以此来指导宾客消费，既突出了餐厅的特色，又普及了保健知识，还可以供客人等菜时阅读，填补等菜时的空闲时间，增添餐厅的文化内涵。

2）女士养颜菜单

当代女性关注自己的美丽与健康，根据这些需求特点，可以设计出具有减肥功能、美容养颜功能等符合女士需求特点的菜单，以赢得广大女士的喜爱。例如“美白汤”，其主要原料有富含淀粉、脂肪、蛋白质、钙、磷、铁、维生素、磷脂等，清热解毒、祛斑的绿豆；有富含淀粉、脂肪、蛋白质、钙、磷、铁、维生素、植物皂素等，能利水消肿、解毒排脓、清热祛湿、通利血脉的赤小豆；有富含淀粉、脂肪、蛋白质和多种维生素，能清心安神、润养肺经、养肤、润肤、美肤的百合。绿豆与百合所含的维生素能使黑色素还原，具有美白作用。因此，这个菜肴不仅养颜美容，更可在炎热的气候中消暑解渴，促进血液循环，一举多得。

3）儿童趣味菜单

某五星级餐厅，备有精美的儿童菜单，列在菜单上的食品和饮料品种并不是很多，都集中印在一张色彩鲜艳的纸上，字体活泼，而且字号较大，便于儿童阅读，原来菜单的封面是请曾在餐厅用过餐的小客人设计的，活泼可爱。儿童菜单里还有一本当月的《儿童××画报》，每次有儿童客人在父母的带领下来餐厅用餐时，服务员都会先为小客人送上干净整洁的儿童菜单，令小朋友们喜出望外。

4）情侣菜单

情侣菜单从名称到寓意、从造型到口味都要符合年轻人需求特点，要给情侣们留下深刻的印象和好感。菜单可设计成影集式的或贺卡式的，并配有优美的音乐，让情侣们一开始就能感受到餐馆刻意营造的温馨甜蜜气氛。菜肴的名字也要起得有韵味，给人以浪漫动听的感觉，还可配以浪漫的爱情故事、经典传说、幽默笑话等，以增添饮食乐趣，留下美好的回忆。例如，广东人的喜宴上，最后一道甜品一定是冰糖红枣莲子百合，取其“百年好合、早生贵子”之意。用百合、枣、莲子蜜制的甜菜，可以命名为“甜蜜百合”，在菜单上注明其用料的寓意，还可配上几句浪漫情诗、美好祝福，直奔爱情的主题。

项目 6
知识拓展

项目小结

本项目中，我们对餐饮企业及其营养配餐进行了深入了解。我们认识到餐饮企业是专门从事餐饮服务的商业机构或组织，其目标是提供美味的食物和良好的用餐体验，同时追求经济效益和客户满意度。我们了解到餐饮企业在满足客户需求的同时，还需要考虑食品安全、卫生标准、供应链管理和人员培训等方面的要求；着重研究了餐饮企业的营养配餐，营养配餐是根据客户的饮食需求和营养要求，设计提供符合营养平衡的菜肴和餐饮方案的过程。在设计营养配餐时，我们需要考虑不同人群的营养需求，如儿童、成人、老年人以及特殊人群。我们研究了不同营养素的功能和来源，并学习了如何进行食材搭配和控制食品加工方法，以确保餐饮企业提供的食物具有营养均衡和健康的特点；在设计宴会菜单时，我们需要考虑多样性、口味丰富性和营养均衡性。我们学习了如何选择季节性和地域性的食材，以确保食物的新鲜度和营养价值。我们还了解到在设计宴会菜单时，需要考虑不同饮食要求和限制，如素食、无麸质或无乳制品。

通过本项目的实施，我们深入了解了餐饮企业营养配餐和宴会菜单设计的重要性。我们掌握了一些关键概念和技能，如营养需求分析、食材选择、菜肴组合和食品安全等。这些知识和技能将有助于我们设计出满足客户需求、健康营养且美味的餐饮方案，提高餐饮企业的竞争力和客户满意度。

项目6
思考复习

参 考 文 献

[1] 中国营养学会.中国居民膳食营养素参考摄入量(2023版)[M].北京:人民卫生出版社,2023.
[2] 中国营养学会.中国居民膳食指南[M].北京:人民卫生出版社,2022.
[3] 中国营养学会.中国居民膳食指南(科普版)[M].北京:人民卫生出版社,2016.
[4] 林玉桓.食品营养与配餐[M].3版.北京:中国人民大学出版社,2023.
[5] 侯丽萍,李明宇.食品营养与酒店配餐[M].北京:清华大学出版社,2017.
[6] 胡敏,周小军.食物、营养与健康[M].北京:化学工业出版社,2021.
[7] 眭红卫.烹饪营养学[M].武汉:华中科技大学出版社,2017.
[8] 程小华.烹饪营养与配餐[M].2版.北京:北京大学出版社,2023.
[9] 范志红.食物营养与配餐[M].2版.北京:中国农业大学出版社,2022.
[10] 顾景范,杜寿玢,郭长江.现代临床营养学[M].2版.北京:科学出版社,2015.
[11] 中国营养学会.食物与健康:科学证据共识[M].北京:人民卫生出版社,2016.
[12] 杨月欣.中国食物成分表[M].北京:北京大学医学出版社,2019.
[13] 王尔茂,马丽萍.食品营养与健康[M].3版.北京:科学出版社,2020.
[14] 邓泽元.食品营养学[M].4版.北京:中国农业出版社,2016.